ANNE&DUBNDIDU

LA FORCE D'ÊTRE SOI !

SPORT, MÉDITATION, YOGA, FÉMINITÉ...

W0242192

LAROUSSE

SOMMAIRE

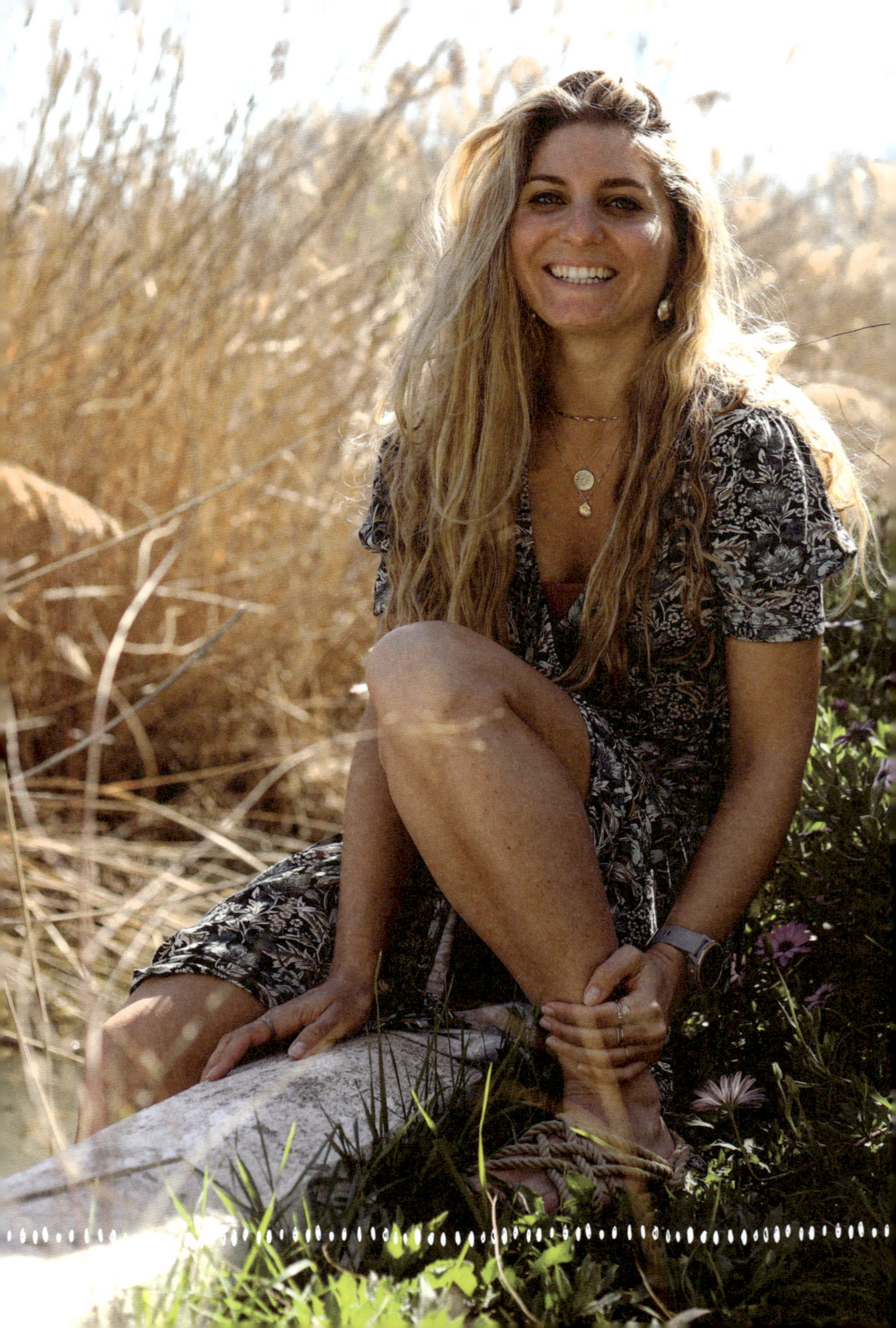

INTRODUCTION

Ce guide est entre vos mains, ça y est. Peut-être est-ce un achat personnel ? Peut-être est-ce un cadeau ? Sachez qu'en tous les cas, j'ai mis dans ces pages tout mon cœur et ma passion afin de vous transmettre cette force qui m'a animée et continue de me pousser au quotidien à me réaliser. Vous ne trouverez pas de formules toutes faites ni un mode d'emploi de la femme parfaite, au contraire.

Je n'ai rien d'exceptionnel, mais j'ai décidé de partager avec vous mon itinéraire de femme normale vers une vie accomplie, équilibrée, indépendante et épanouie. Au travers de mon expérience, j'ai souhaité vous transmettre tout ce que j'ai appris et tout ce que j'aurais voulu savoir quand j'ai rencontré certaines difficultés. J'aimerais que vous voyiez dans ce livre la parole d'une grande sœur, emplie de bienveillance et de soutien.

Laissez ce guide vous accompagner pour vous trouver et vous donner la force d'être ce que vous souhaitez être.

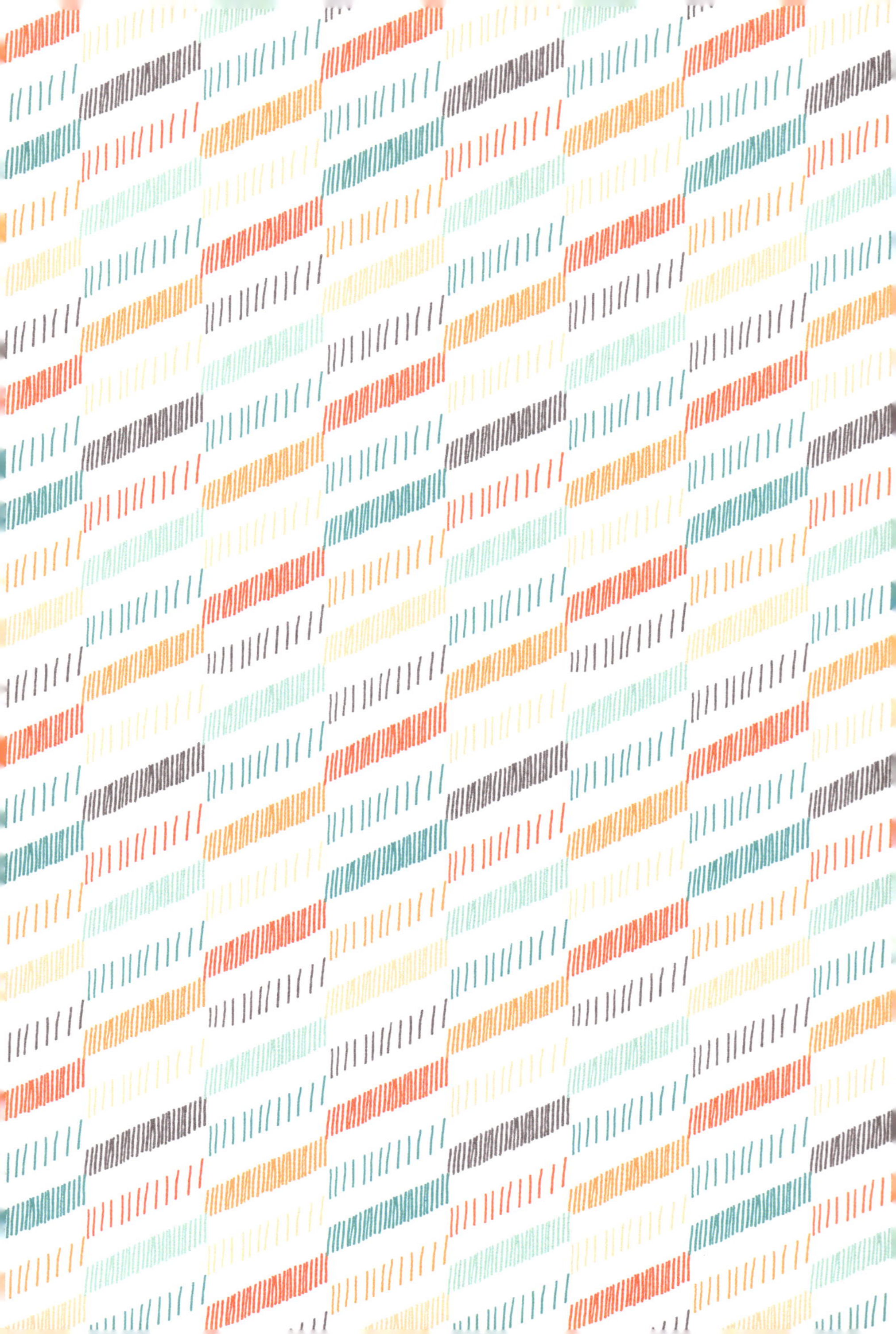

CHAPITRE 1

S'éveiller

Nous ne naissons pas femmes, nous le devenons. Et même si c'est bien trop souvent encore dans la douleur, c'est parfois grâce à de belles expériences qui jalonnent notre vie. Dans ce chapitre, j'aimerais vous éveiller à ces opportunités, à ces aventures qui nous font prendre conscience de nous-mêmes, de notre « vrai » nous qui sommeille et qui attend d'éclore et de s'épanouir. Aucunement besoin de détox ou de voyage initiatique à l'autre bout du monde : au fil de ce livre, vous trouverez naturellement en vous le même éveil que d'autres femmes ont eu avant vous. Fort heureusement, nous ne sommes pas obligées de « souffrir » pour le découvrir, tout comme nous avons toutes notre manière personnelle d'y parvenir. **Pas d'injonction au bonheur ou au nirvana, s'éveiller à soi-même, c'est seulement et enfin se rencontrer.**

Ce livre n'est aucunement autobiographique, au contraire. Comme vous allez le constater, je me suis attachée à donner la parole à d'autres femmes. Cependant, je vais partager avec vous mon parcours de façon détaillée, car je crois qu'il est bon de vous expliquer mon itinéraire pour que vous compreniez que cet ouvrage n'est pas le fruit du hasard, mais qu'il est fait de sueur (forcément), de doutes (beaucoup), de confiance (il en faut) et d'énormément de passion (surtout !).

Nous avons toutes des vies différentes. Je ne souhaite ni ne prétends être une grande prêtresse qui va vous hurler dessus : « Si je l'ai fait, vous pouvez le faire ! » C'est totalement faux. Il y a certainement beaucoup de choses que vous réalisez et que je serais bien incapable de faire. Je ne vais pas non plus vous donner les clés de votre bonheur. Je n'en ai pas le mode d'emploi. En vous communiquant mon « CV », j'aimerais juste vous montrer qu'à votre niveau, vous pouvez changer, même seulement des

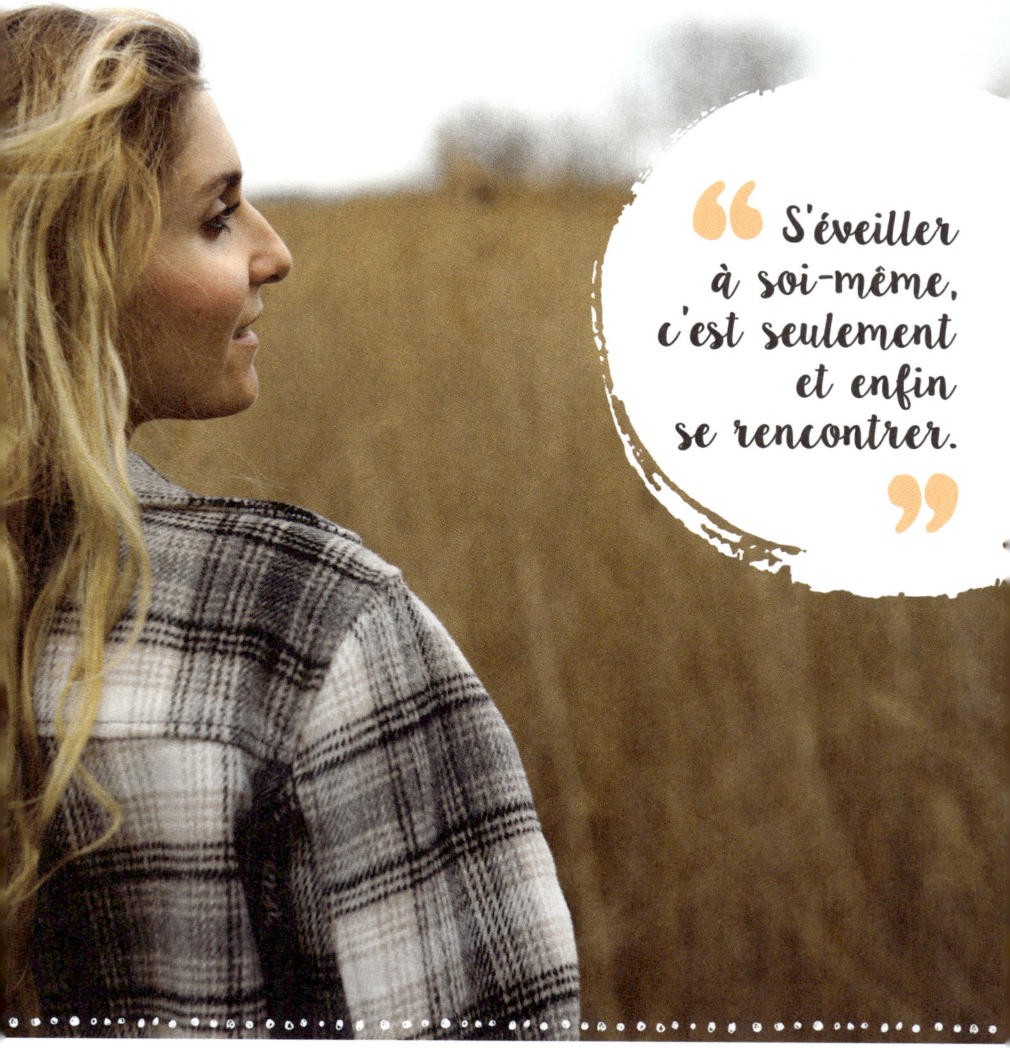

petites choses, pour améliorer votre quotidien et être plus épanouie, du moins en phase avec ce que vous souhaitez vraiment, comme j'ai pu le faire. Si le bonheur n'est pas au bout, c'est plutôt un sentiment de confiance et de pouvoir sur vous que je voudrais vous transmettre.

LE SPORT, mon outil de réappropriation

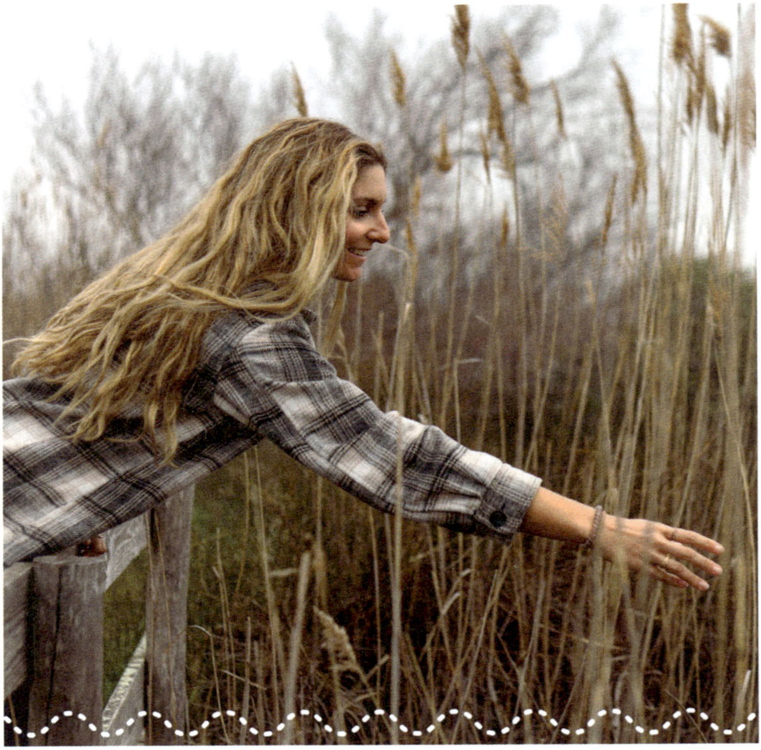

Nous n'avons pas à subir un choc, un trouble, une maternité, attendre des années pour changer notre regard sur notre corps. Le sport est un outil magique dans ce sens, et nous en avons été éloignées pendant bien trop longtemps, car nous ne nous appartenions pas. Notre corps a le droit de transpirer, de s'exposer, et c'est en bougeant que l'on découvre à quel point il est beau, à quel point nous devons apprendre à l'aimer, à quel point il n'appartient à personne d'autre qu'à nous-mêmes. Au fil des mouvements, ce corps devient notre meilleur ami. Ici, je ne vais pas vous énumérer toutes les astuces pour vous lancer dans le sport, mais comment il peut devenir un réel outil dans de nombreuses facettes de votre vie. Le sport n'est pas une torture, c'est au contraire un ami discret qui vous veut du bien. OK, cet ami est assez antipathique au début, mais avec patience et écoute, vous ne pourrez plus vous passer de lui.

DE ZÉRO À L'ULTRA DISTANCE

« Mais comment fais-tu pour courir 100 km ? » « Comment es-tu arrivée à faire un Ironman ? » À ces questions, je rougis souvent, car je ne pourrai jamais oublier d'où je viens et qui j'étais avant de faire la plus belle rencontre de ma vie : celle avec le sport. Avant, j'étais une jeune femme complexée, qui comptait les calories et se scrutait dans le miroir pour vérifier que ses cuisses ne se touchaient surtout pas. J'avais 20 ans, j'aurais dû me sentir libre et insouciante. Pourtant, à chaque repas, je me privais. Chaque matin, je me pesais. Je ne dirais pas que je n'aimais pas mon corps, mais clairement, depuis mon adolescence, et comme pour beaucoup de jeunes filles, je ne m'entendais pas bien avec lui. Je le détestais parfois, je le punissais souvent.

Je le voulais plus comme ci, plus comme ça. Il n'était pas comme j'imaginais qu'il devait être. Encore aujourd'hui, alors même que je n'ai jamais été plus à l'écoute et fière de mon corps, j'ai ce petit pincement, ce petit regret : « Si seulement mes seins étaient plus comme ci, mes épaules plus comme ça. » Puis j'en ris, car je me suis acceptée, pleine et entière. J'ai surtout accepté mon corps.

Notre corps, c'est aussi notre santé et notre bien-être. J'en ai pris conscience lors de ce fameux premier run, comme si je le rencontrais pour la première fois, à 20 ans. Cet essoufflement qui me coupait les poumons, cet air qui me manquait, ces jambes si lourdes, ce goût de sang dans ma bouche, cette frustration et cette conscience extrême de mon corps douloureux au bout de 10 minutes de course.

C'est là d'où je viens, c'est là mon point de départ. **En 2011, 10 minutes de course seulement ont changé ma vie.** Bon, c'est un gros trait, certes, mais c'est surtout un point de départ, une ligne de départ même vers une aventure sportive et de vie totalement imprévisible.

Comme pour celles d'entre vous qui ont voulu se lancer dans la course, j'ai commencé par quelques kilomètres, dans la douleur, puis progressivement, j'ai suivi mon chemin avec fierté. **La progression a été et est toujours mon leitmotiv.** Ma première marche, mon premier objectif, a été de courir 10 km sur route, ensuite, sans trop me poser de question, j'ai enchaîné de nouveaux challenges, plus gros ou juste plus fous pour la jeune fille que j'étais.

Franchement, si vous m'aviez dit qu'à 27 ans, je serais Ironman et qu'à 28 ans, j'aurais couru mon premier 100 km, je ne vous aurais pas crue. J'aurais ri. J'en ris encore aujourd'hui, car il m'arrive de ne pas réaliser tout ce que j'ai accompli, tout ce que mon corps me permet de vivre et d'atteindre. Je ne vous dirais pas qu'il n'y a pas eu d'accidents de parcours, j'y reviendrai, bien entendu, mais j'ai fait les choses dans l'ordre avec patience et surtout bienveillance envers moi-même. Semi-marathon, marathon, petit triathlon, triathlon de plus en plus gros, petit trail, trail de plus en plus gros. Le plaisir a toujours été au rendez-vous. Il me semble que

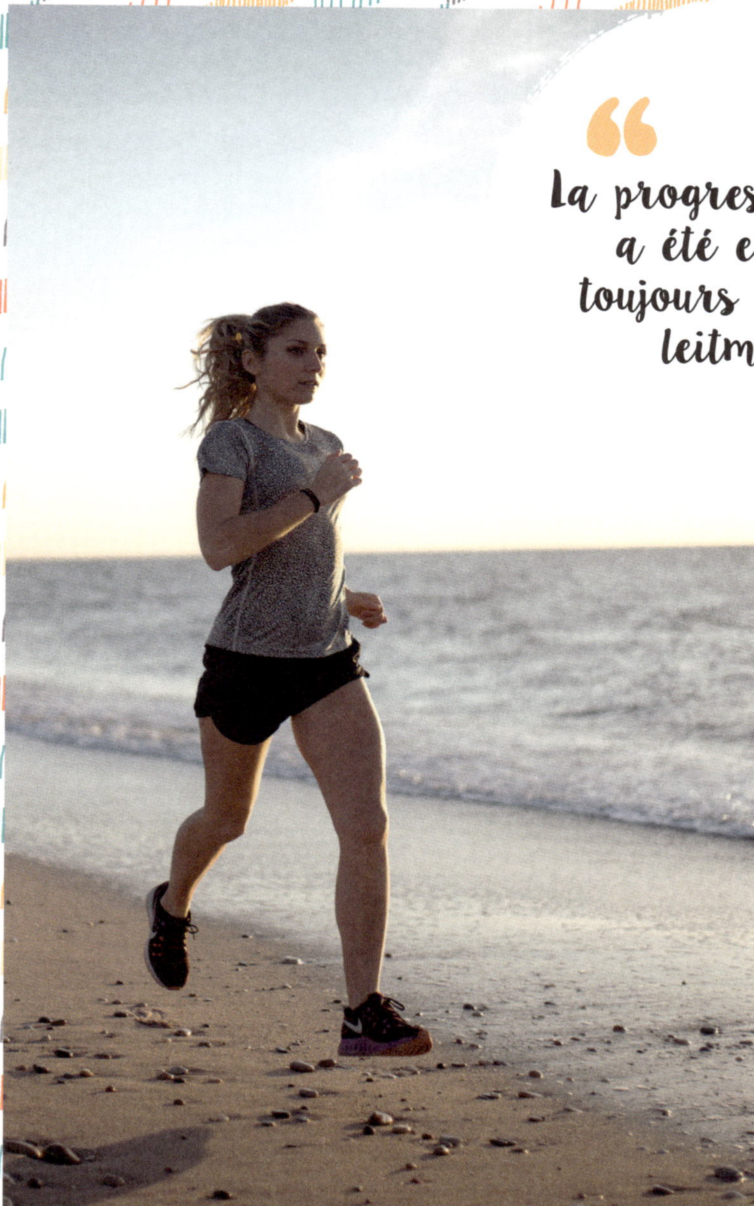

La progression a été et est toujours mon leitmotiv.

c'est bien pour ça, pour ces émotions, ce bonheur de faire ce que j'aime que je ne peux pas m'empêcher de continuer.

Je suis mon cœur, je suis mes envies, j'écoute mon corps. Est-il d'accord ? Es-tu d'accord ? Allons-y. C'est ainsi qu'après mes débuts, il y a 8 ans, je suis là où j'en suis.

COMMENT Y SUIS-JE ARRIVÉE ?

Mes premières années de pratique de la course à pied ont été consacrées exclusivement à la route. D'abord des 10 km et des semi-marathons, puis au bout de 2 ans, très vite, le Graal du marathon m'a appelée. J'ai couru le marathon de Paris. Ce fut mon premier, définitivement pas le dernier. J'en garde encore des souvenirs indescriptibles, entourée de mes proches, à mi-chemin entre la fierté et la douleur. Je me souviens surtout d'avoir mis 30 minutes à remonter à mon appartement situé au 7e sans ascenseur. Quelle horreur, ces courbatures ! Mais j'étais si fière, j'avais envie de porter non-stop ma médaille de *finisher*. J'avais envie de crier : « JE SUIS MARATHONIENNE », comme si j'avais rejoint une sorte de secte ou, du moins, un club très fermé, très sélect, le club de celles et ceux qui avaient couru cette distance mythique.

Sauf que la chute a été terrible ! J'ai subi une petite déprime « post-marathon ». Je me demandais ce que j'allais pouvoir faire après. Je n'avais plus d'objectif, je me sentais vide, sans aucune envie de courir de nouveau des 10 km ou des semi-marathons. C'est là que le triathlon est entré dans ma vie, grâce à Maud, une amie de ma mère. Elle m'a prêté un vélo, inscrite au triathlon XS de La Grande-Motte que son club organisait, elle m'a initiée rapidement à cette discipline que j'ai tout de suite trouvée fun. Oui, « fun », c'est bien le terme : 3 sports différents, je n'avais pas de quoi m'ennuyer après mon marathon.

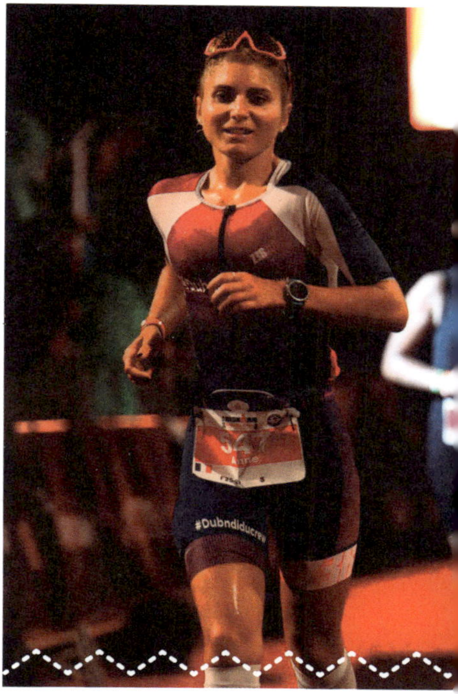

Franchement, malgré ses conseils et quelques entraînements, j'ai été très nulle lors de ce premier triathlon. Mais comme pour toute chose qui me résiste, j'ai persévéré.

Bien entendu, mon compagnon, Matthieu, a, lui aussi, été rapidement un mordu de cette discipline. Comme pour la course à pied, on a doucement testé des petits, puis progressivement de plus gros formats. À la fin de chaque triathlon, je me disais souvent : non, je ne pourrai pas faire plus. Vous savez quoi ? Avant de courir mon premier marathon, je me disais aussi à la fin de mes semi-marathons : impossible de faire le double.

Impossible ? Jusqu'à ce que je valide frénétiquement un dossard pour un Ironman à l'automne 2017, avant de le regretter... puis de commencer à planifier ma préparation.

J'en ai fait du chemin depuis 2011, mais ne croyez pas que chaque marche vers un nouveau défi a été facile à gravir, surtout en trail ! Il m'a fallu des heures d'entraînement, des sacrifices financiers, personnels, amoureux pour vivre ces événements. Ce n'est pas en claquant des doigts que l'on devient triathlète ou *finisher* d'un ultra trail. C'est en suant, en courant, en nageant, en roulant, en dormant, en mangeant.

Mes dates clés

- **Novembre 2012 :** premier 10 km sur route Paris Centre
- **Mars 2013 :** premier semi-marathon de Marseille
- **Avril 2015 :** premier marathon de Paris
- **Juin 2015 :** premier triathlon XS de La Grande-Motte
- **Avril 2016 :** marathon de Brighton
- **Septembre 2016 :** premier Ironman 70.3 de Miami
- **Mars 2017 :** marathon de Barcelone (fracture)
- **Août 2018 :** trail de 50 km OCC
- **Octobre 2018 :** Ironman de Barcelone
- **Août 2019 :** trail de 100 km CCC

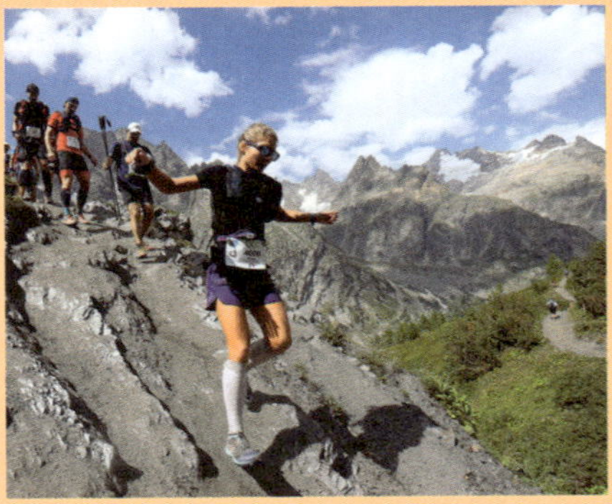

C'est un grand équilibre, mais c'est un équilibre de vie si merveilleux.

Bien évidemment, vous n'avez pas à être aussi « extrême » que moi dans les distances pour savourer ce bien-être que nous apporte le sport.

Depuis, mon métier est devenu influenceuse sportive. Je crée du contenu autour du sport et travaille avec des marques qui m'accompagnent sur des courses. Je peux organiser mon emploi du temps plus facilement pour m'entraîner et atteindre des objectifs très gourmands en temps de préparation (notamment Ironman). Cela ne signifie pas que c'est impossible pour un métier plus conventionnel, avec des horaires de bureau. Vous aurez d'autant plus de mérite que moi.

Les bienfaits du sport se manifestent bien avant d'acheter un dossard et se poursuivent sans avoir besoin d'aller chercher des médailles dans le fin fond des Alpes.

COMMENT LE SPORT M'AIDE ET A CHANGÉ MON QUOTIDIEN ?

Quand je partage mon parcours, peu de personnes parviennent à me croire, d'autant que le sport et moi, ça faisait 2... voire 3. J'aime parler de mon itinéraire pour montrer que, vous aussi, vous pouvez faire le vôtre en partant de très loin, voire de rien.

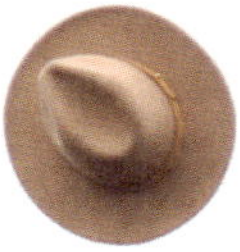

Mes études

Quand j'étais au lycée, le sport n'était clairement pas un centre d'intérêt. À vrai dire, je sortais avec des petits amis sportifs tout en critiquant ouvertement (bêtement, je dirais à présent) leur pratique. Matthieu, mon compagnon depuis 11 ans maintenant, était handballeur de haut niveau à Montpellier. Il s'entraînait chaque soir et partait faire des matchs chaque week-end. Je trouvais que c'était toujours trop et je m'empressais de le lui dire. Je ne comprenais pas sa passion dévorante. Comment pouvait-il aimer ça ?

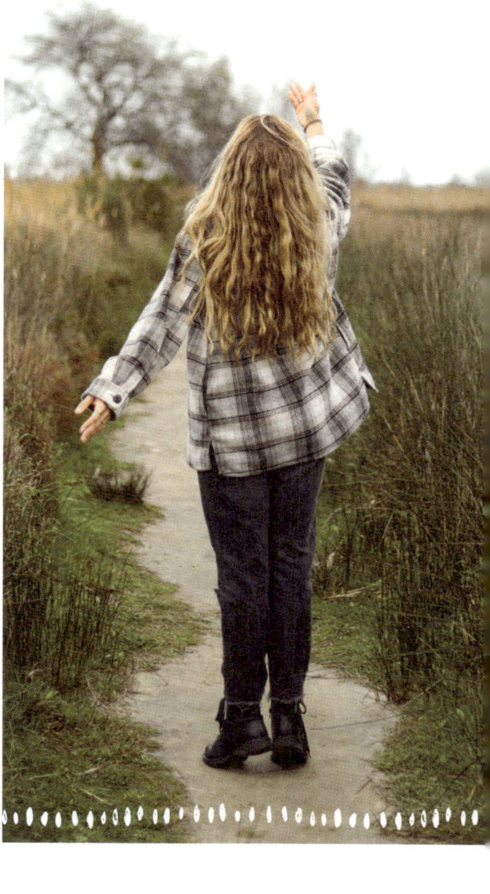

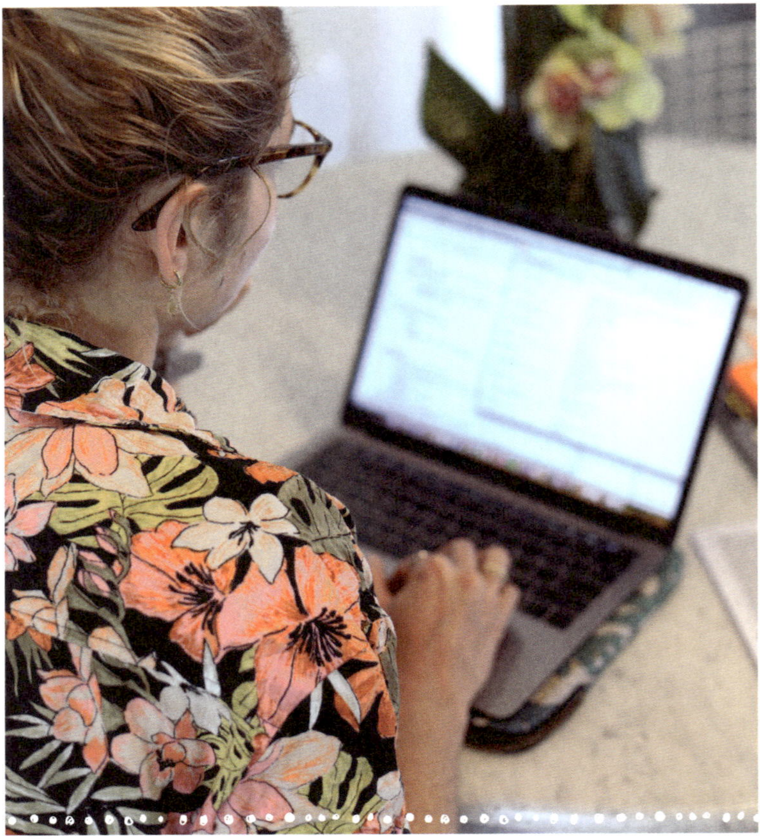

J'étais très cérébrale. J'adorais me plonger dans les livres, j'adorais étudier, débattre, mais sortir, transpirer, bouger... pour quoi faire ? Qu'est-ce que ça allait bien m'apporter si ce n'est perdre du temps dans mes révisions ?

Je ne comprenais pas et j'acceptais malgré moi. J'allais encourager mon compagnon tout en me disant que c'était bien ridicule tous ces hommes qui s'agitaient derrière une balle. Qu'est-ce que j'étais loin du compte à l'époque ! Tant mieux peut-être, car mes révisions acharnées m'ont permis d'intégrer Sciences Po Aix tout de suite après mon bac, après avoir réussi le concours d'entrée que j'avais préparé pendant des mois. J'en pleurais même la nuit. Je manquais tellement de confiance en moi. Matthieu me consolait, mais j'étais hyper ambitieuse, je ne voulais pas rester à Montpellier, je ne voulais pas devenir « femme de handballeur ». J'avais bien des « plans B » si je ne réussissais pas, mais ils ne correspondaient vraiment pas à ce que je voulais faire. Mais qu'est-ce que je voulais faire ? Je voulais me garder autant de portes ouvertes que possible. C'est l'unique raison qui m'a poussée vers Sciences Po. Je pouvais faire des études prestigieuses tout en continuant à ne pas choisir ce que je deviendrai plus tard. **Je n'avais aucune idée, tout ce que je savais, c'était que j'adorais étudier. J'allais être servie.**

Je n'ai jamais regretté mes semestres de droit constitutionnel, d'histoire des constitutions, de culture générale et autres matières qui sont bien loin de mon travail actuel. Ces enseignements ont été le fondement de nombreuses réflexions ou tout simplement ont participé à l'ouverture de mon esprit bien étroit d'intello de 18 ans. Et le sport est obligatoire à Sciences Po Aix. « Un esprit sain dans un corps sain. » Ça m'énervait tellement de perdre 1 heure de mon temps, chaque semaine à aller à une séance de sport. Quelle erreur de me plaindre ainsi, car ces cours de sport étaient hyper variés et gratuits pour tous les étudiants ! J'ai pu faire de l'escrime, de l'escalade, du qi gong… tout ça pour valider mon UE sport.

A posteriori, j'ai adoré ces études, car plus que me « garder des portes ouvertes », elles m'ont permis d'en ouvrir d'autres. Même si la charge de travail était assez lourde, j'ai pu travailler en parallèle, notamment au service communication de l'école, tout en commençant à tenir un blog. Je jonglais habilement entre tout ça et j'ai compris que communiquer me plaisait énormément. Je ne me suis jamais vue comme journaliste, peut-être par manque de confiance en moi et de curiosité, J'étais aussi trop centrée sur moi. Mon premier grand voyage à Los Angeles dans le cadre de mon année de licence fut, après le sport, un autre déclencheur.

Mon année à Los Angeles

Je n'avais jamais quitté l'Europe, mais j'ai pu décrocher un stage aux États-Unis. J'y ai surtout découvert qui j'étais. C'est fou comme les mois que j'ai passés là-bas sont ancrés en moi. Chaque jour, chaque week-end, j'ai l'impression de tout revoir comme si je regardais un petit film. J'ai chaque fois un pincement au cœur le jour qui correspond à celui où je partais en week-end au Yosemite Park pour camper dans la Death Valley.

Pour moi, l'intello, moi qui étais débrouillarde, mais pas aventurière, cette année à l'étranger a été le pivot dans ma petite existence d'étudiante, tant personnellement que professionnellement. C'est à ce titre que je vous exhorte, si vous en avez encore la possibilité, de partir à l'étranger, de choisir l'aventure pour quelques mois, aussi douloureuse soit-elle. Je me souviens encore très clairement des jours précédant mon départ. J'avais l'impression de vivre au-dessus d'un trou noir qui m'avalerait le jour où j'allais devoir prendre l'avion pour Los Angeles (mon premier long courrier, la première fois que j'utilisais un passeport).

En théorie, ça fait rêver ; en pratique, je partais à 10 000 km loin de chez moi pour un an, seule, dans une mégalopole où je ne connaissais personne. J'ai survécu aux larmes, au

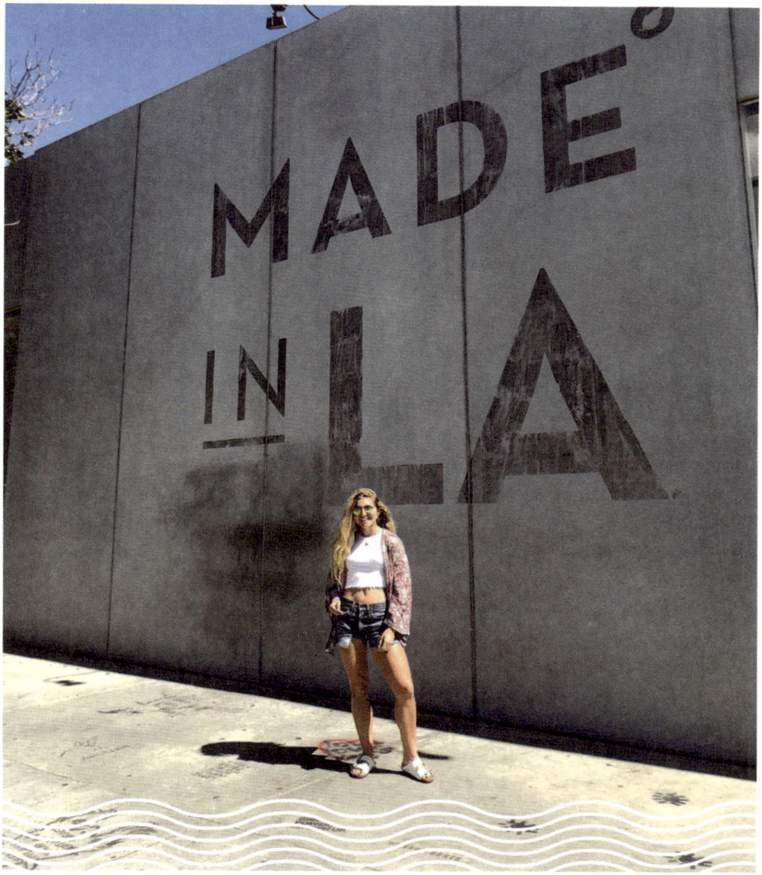

stress, aux angoisses des premiers jours. J'y ai vécu l'une des plus belles années de ma vie.

Au-delà de l'aventure à l'étranger, le sport a joué un rôle important sur place. Je devais me débrouiller toute seule pour tout. J'avais toujours été quelqu'un de timide, d'introverti, mais je savais me prendre en charge, gérer mon quotidien. Je suis issue d'une famille de trois enfants, avec une mère divorcée qui nous a élevés seule. Ce n'était pas évident pour

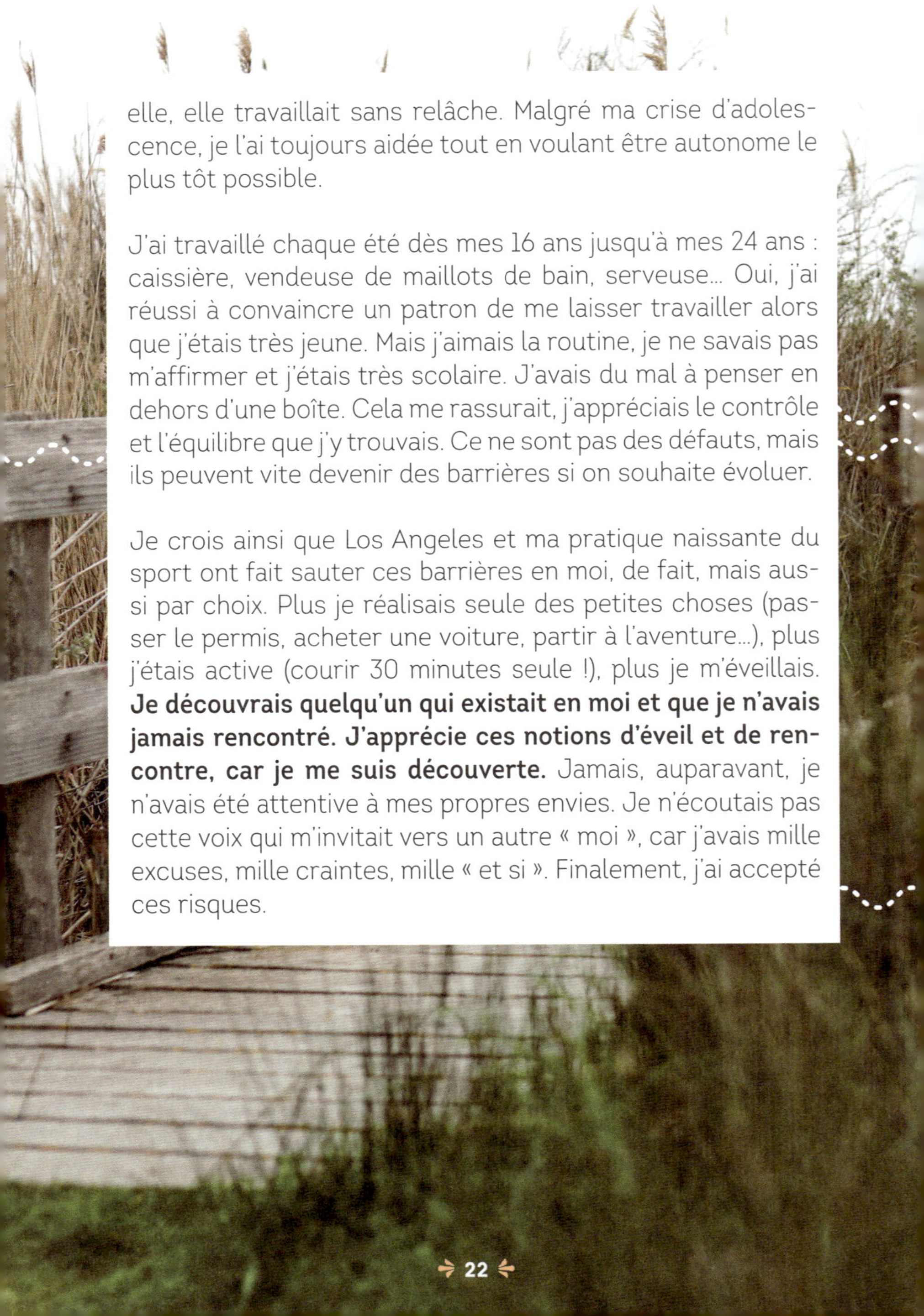

elle, elle travaillait sans relâche. Malgré ma crise d'adolescence, je l'ai toujours aidée tout en voulant être autonome le plus tôt possible.

J'ai travaillé chaque été dès mes 16 ans jusqu'à mes 24 ans : caissière, vendeuse de maillots de bain, serveuse... Oui, j'ai réussi à convaincre un patron de me laisser travailler alors que j'étais très jeune. Mais j'aimais la routine, je ne savais pas m'affirmer et j'étais très scolaire. J'avais du mal à penser en dehors d'une boîte. Cela me rassurait, j'appréciais le contrôle et l'équilibre que j'y trouvais. Ce ne sont pas des défauts, mais ils peuvent vite devenir des barrières si on souhaite évoluer.

Je crois ainsi que Los Angeles et ma pratique naissante du sport ont fait sauter ces barrières en moi, de fait, mais aussi par choix. Plus je réalisais seule des petites choses (passer le permis, acheter une voiture, partir à l'aventure...), plus j'étais active (courir 30 minutes seule !), plus je m'éveillais. **Je découvrais quelqu'un qui existait en moi et que je n'avais jamais rencontré. J'apprécie ces notions d'éveil et de rencontre, car je me suis découverte.** Jamais, auparavant, je n'avais été attentive à mes propres envies. Je n'écoutais pas cette voix qui m'invitait vers un autre « moi », car j'avais mille excuses, mille craintes, mille « et si ». Finalement, j'ai accepté ces risques.

Retour en France

En revenant en France pour terminer mes études, j'avais le cœur serré, car je savais dans le fond que Sciences Po, avec ces hautes études sclérosées pour moi, ne me correspondait plus. Je vibrais par les challenges, le sport. Je ne supportais plus ces enseignements qui me maintenaient dans une petite boîte. L'ironie est que ce constat a donné le sujet même de mon mémoire de master 1 : « Comment les normes de civilité et de politesse structurent notre société ? »

Je dois le reconnaître, je ne suis même pas sûre que ce soit le titre exact de ce master. J'ai passé énormément de temps à étudier et lire sur la civilité, sur les normes invisibles qui nous maintiennent quotidiennement, poliment, dans nos boîtes. Encore aujourd'hui, je trouve cela passionnant, car ces normes créent également du lien social. Néanmoins, ce fut, comme tout mémoire d'étude, un accouchement compliqué, car je ne comprenais pas quelle jeune fille j'avais été pour choisir un tel sujet, alors même que je vibrais maintenant pour l'aventure, les défis et l'affirmation de soi. La docilité est malheureusement le trait de caractère que nous, les femmes, avons quasiment toutes en commun. J'ai rendu ce mémoire, j'ai écouté mon maître de mémoire me poser des questions à côté de la plaque (contrairement à ma codirectrice), puis je me suis vite enfuie des murs de mon institut pour retrouver le monde anglo-saxon à Brighton. J'avais décroché une bourse pour mon master 2 et passer un double diplôme. Je pouvais enfin étudier le marketing… mais surtout le sport et le féminisme à gogo, sans qu'on me dise que ce n'était pas pour moi, que ce n'était pas ma place, que j'étais trop jeune, trop immature.

Je ne crache pas du tout sur le système français, cependant, il dévalorise trop les capacités individuelles de chaque étudiant. J'avais l'impression de suffoquer dans les amphis et de ne pas me trouver, de ne pas m'exprimer. Je devais disserter de façon extrêmement normée sur des penseurs qui n'avaient aucune idée du sport ou des femmes du XXIe siècle. Oh oui, me diriez-vous, les « idées » sont souvent intemporelles et il est bon d'avoir un socle de connaissances. Je suis d'accord, mais la pratique a son importance aussi. Ce n'est pas avec de grandes théories que j'ai pu me trouver, c'est bien en vivant l'expérience du sexisme, de la difficulté du sport ou de la vie en solitaire que j'y suis parvenue.

Cette année au Royaume-Uni était normalement la dernière de mon cursus. J'ai enfin pu écrire un dernier mémoire sur les femmes dans le sport. J'avais déjà ouvert les yeux sur notre situation dans le milieu sportif, car j'avais subi des réflexions sexistes, sur Internet principalement, mais aussi lors de courses auxquelles j'avais participé en France. Deux m'avaient marquée : celle d'un homme qui me demande dans le sas du semimarathon de Paris si je ne m'étais pas trompée, car « ce n'est

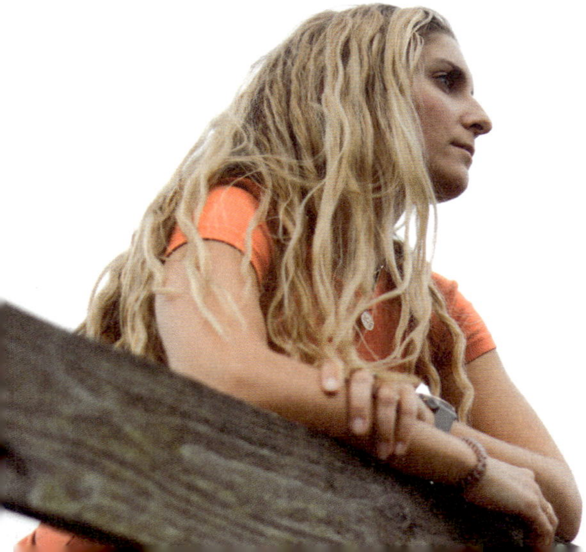

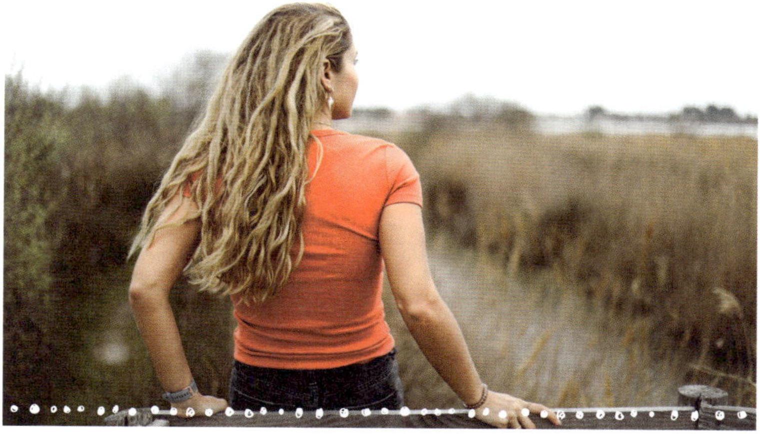

pas un peu rapide pour toi, ma petite ? », et celle d'un autre qui court derrière moi dans une des montées du parcours de cette même course et qui déclare : « Je vais rester derrière elle pour me motiver avec son petit cul. »

Cette dernière remarque m'avait glacée, mais aussi enragée. Que des hommes puissent à ce point me sous-estimer, faire publiquement des commentaires sur mon corps ! Dans quelle époque vivions-nous ?

Il est hors de question de généraliser ces comportements. Pourtant, lorsque j'ai validé mon double diplôme, je n'ai pas pris de décision brillante, je me suis dit que ma passion pour le sport ou mon intérêt pour le féminisme devaient être mis en sourdine. Ils devaient demeurer des hobbies. J'ai donc cherché un CDI. Le fameux. Cette licorne dont chaque étudiant rêve à la sortie de ses études. J'ai travaillé tout au long de mes études, effectué des stages… je connaissais le monde de l'entreprise. J'ai intégré dès la rentrée suivante une agence de publicité pour un salaire bien loin de mes espérances. Je gagnais plus en tant qu'hôtesse de caisse avec 2 jours fériés travaillés en été qu'après mes 5 années d'études. Le travail ne me passionnait guère, les horaires étaient fous, les heures de présence valorisées, les pauses cigarettes bien loin de mon état d'esprit de sportive. Heureusement, je me suis endurcie au contact de personnes formidables, de personnes moins formidables.

Un nouveau départ

J'ai quitté mon poste à la fin de ma période d'essai. J'ai eu la chance de partir à San Francisco pour participer avec Nike au semi-marathon exclusivement féminin organisé par la marque. Ce fut un électrochoc de revenir en Californie. Je n'avais pas emprunté le bon chemin en rejoignant cette agence. J'avais l'impression de trahir mes envies et mes rêves d'étudiante. À mon retour, j'ai pris mon courage à deux mains pour annoncer un nouveau départ. Bien sûr, pour mon travail, je vivais à Paris (je n'avais jamais vraiment aimé cette ville), il fallait vite que je trouve une solution, mais étrangement, je n'avais pas peur, car je savais que je serai enfin en ligne avec mes aspirations. Cette décision a été facile à prendre, finalement. C'est sa réalisation qui l'a moins été. C'était la première fois que je n'allais pas au bout d'un engagement. J'avais peur aussi de décevoir ma famille et de l'effrayer : je devenais free-lance à 23 ans ! Franchement, si vous aviez des enfants, ça ne vous paniquerait pas ?

Ma famille m'a fait confiance, car je montrais que je croyais en moi et en mes possibilités. J'ai eu cette chance d'avoir le choix, car j'étais en couple, Matthieu travaillait, il pouvait payer le loyer au début. J'ai totalement conscience que tout le monde ne peut pas se permettre ce genre de décision du jour au lendemain. Je n'avais aucune pression, aucune contrainte finalement. Si je devais saisir l'opportunité de vivre de ma passion, c'était maintenant.

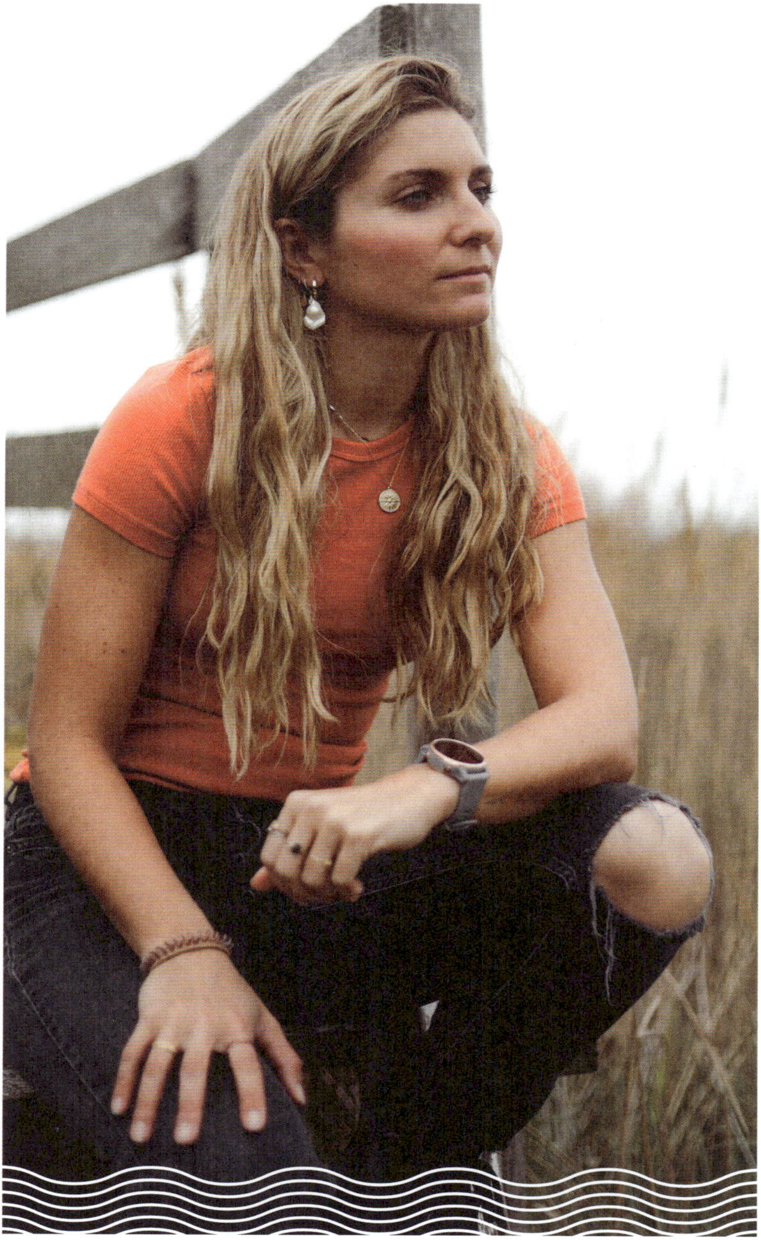

TÉMOIGNAGE
@MarionPhb, cheffe de projet

Il y a 5 ans, en mars 2015, j'ai obtenu mon diplôme, décroché un poste en CDI dans une super boîte, avec de super collègues et des projets intéressants. Je vivais en couple, mais je n'étais pas heureuse. J'avais pris beaucoup de poids durant mes études, et il était temps que je reprenne ma vie en main. J'ai entamé un programme de fitness, découvert la course à pied et changé mon alimentation. J'ai perdu 10 kg en 6 mois et j'ai retrouvé le sourire. Depuis, j'ai continué à courir pour le plaisir, me lançant des défis, augmentant les kilomètres ou améliorant mes chronos.

Aujourd'hui, j'ai plus d'une quarantaine de courses officielles à mon actif, dont une dizaine de semi-marathons en France et en Europe. Je m'entraîne régulièrement toute l'année et j'ai grand plaisir à suivre des plans d'entraînement rigoureux deux ou trois fois par an en vue d'une course spécifique. Je vais alors courir trois fois par semaine, tôt le matin, le soir après le travail, qu'il fasse chaud, froid, qu'il pleuve, qu'il neige ou qu'il vente.

J'ai donc appris à définir mes priorités, à dégager du temps là où je ne pensais pas en avoir, à m'organiser pour ce qui était important pour moi. Je fais au mieux pour gérer mon quotidien, ma vie de couple, mes amis, mes impératifs professionnels et mes entraînements, je jongle avec mon planning là où je me sentais débordée auparavant. Le matin, après être allée courir, je me sens bien, fraîche, réveillée, de bonne humeur et d'attaque pour commencer la journée ! Ça se ressent dans ma manière d'être, je suis détendue et beaucoup plus productive. Je me sens satisfaite de moi, d'être « sortie du lit » et d'avoir fait ma séance, je me sens invincible !

Après une mauvaise journée, je peux aussi enfiler mes baskets et je décompresse en courant, j'évacue le stress personnel ou professionnel, je relativise, je m'offre du temps pour moi, pour réfléchir et dédramatiser les problèmes que je rencontre. Ça me permet de garder mon sang-froid, d'être plus calme et moins sur la défensive, c'est ma soupape de sécurité.

Le sport a aussi changé ma personnalité et m'a aidée à m'affirmer. Au quotidien, cette discipline que je m'impose à mon niveau, ces milliers de kilomètres parcourus, j'en tire une force et une fierté, c'est devenu mon mantra : « Je suis capable de faire ça, donc je peux tout tenter. » Lorsque je doute de moi sur un projet, face à des collègues ou des clients, je me rappelle par quoi je suis passée pour mes entraînements, que j'ai réussi ma séance de fractionné long alors que je ne pensais pas avoir le niveau, et donc que je suis capable d'atteindre mes objectifs si je m'en donne les moyens.

Pour moi, réussir un entraînement ou atteindre un objectif de course, c'est la preuve que j'avance, que je suis « quelqu'un », que j'ai une valeur, et dans mon univers professionnel assez masculin, ça n'a pas de prix. Je sais que mes collègues me respectent, car eux ne sont pas capables de s'imposer cette discipline et ces entraînements.

La course est devenue un vrai plus dans mon quotidien et ma vie professionnelle, je ne pourrais plus m'en passer aujourd'hui, j'ai trouvé un vrai équilibre dans ma vie qui tient à cette simple paire de chaussures de sport.

LE SPORT, mon outil de changement professionnel et personnel

J'ai eu la chance que tout se soit bien passé pour moi, et j'en ai conscience. Peut-être qu'en me lisant, vous aurez aussi cette envie de lâcher prise pour vous réorienter, reprendre vos études ou changer de travail, puis surgiront alors des obstacles plus ou moins grands : financiers, familiaux, professionnels.

Je n'avais pas tout ça, hormis cette pression sociale dont nous allons beaucoup parler au fil de ce livre. C'est pourquoi il est essentiel de déconstruire chacun de ces obstacles pratiques comme moraux. Est-ce juste votre peur du risque ? Inévitablement, le changement fait peur. La routine est rassurante, mais enfermante. **Le sport est un outil qui vous pousse à sortir de votre zone de confort, physiquement, mais aussi mentalement.** Après mon premier semi-marathon, j'écrivais NOIR SUR BLANC sur mon blog que, jamais, je ne serai ni ne souhaiterai devenir marathonienne ! Si je m'étais écoutée ! Quelle ironie ! À l'époque, j'avais dans ma tête ces barrières, ces phrases qui m'emprisonnaient : « Ce n'est pas pour moi », « Je ne suis pas faite pour ça, » « Je ne peux pas le faire », « Je n'ai pas le niveau. » Finalement, je l'ai fait. Non pas du jour au lendemain comme je vous l'ai expliqué, cela m'a pris des mois et des années.

Le sport est le reflet de votre vie. Si vous pouvez vous dépasser en courant votre premier 10 km ou en participant à votre premier trail, pourquoi ne pourriez-vous pas sortir de votre zone de confort professionnellement ? Personnellement ?

LE SPORT, CETTE CLÉ POUR SE TROUVER

Pour moi, le sport est l'outil qui me permet, d'un côté, de m'échapper du quotidien et, de l'autre, d'ouvrir les yeux sur de nombreuses situations auxquelles je fais face et auxquelles vous aussi faites face.

Votre activité physique illustre vos capacités dans leur ensemble : patience, résilience, persévérance, détermination, discipline, volonté, bienveillance, confiance en soi, affirmation de soi.

N'est-ce pas ce que le sport nous apprend ? Quel que soit le sport que vous pratiquez, que vous avez choisi (ou celui qui vous a choisie), vous êtes passée par cette phase ingrate des débuts, des doutes, des déceptions, puis sans trop savoir pourquoi, cette fois-ci, vous avez tenu, vous avez pris l'habitude de faire du sport et y avez pris du plaisir. Le sport fait partie de vous.

À chaque séance de running, à chaque kilomètre, à pied, à vélo, en nageant, à chaque mouvement, ce sont ces qualités que nous développons et qui peuvent nous être utiles ailleurs qu'en transpirant. Il suffit d'en prendre conscience, le plus tôt possible bien entendu. Peut-être, sans le remarquer, vous les utilisez déjà dans votre quotidien.

C'est pourquoi, si l'envie d'un changement ou d'un nouvel objectif pointe le bout de son nez dans votre esprit ou dans vos tripes, je vous conseille de vous écouter, mais avec douceur et réalisme. Tout comme, malgré vos qualités, vous ne vous inscrivez pas au marathon qui aura lieu dimanche prochain, vous ne quitterez pas non plus tout de suite vos études, votre travail, votre famille. De prime abord, un but est lointain, avec des difficultés.

Indubitablement, chaque obstacle peut être franchi plus ou moins facilement, plus ou moins rapidement, l'un après l'autre. À chaque fois, j'ai suivi ces 10 étapes de réflexion pour y parvenir :

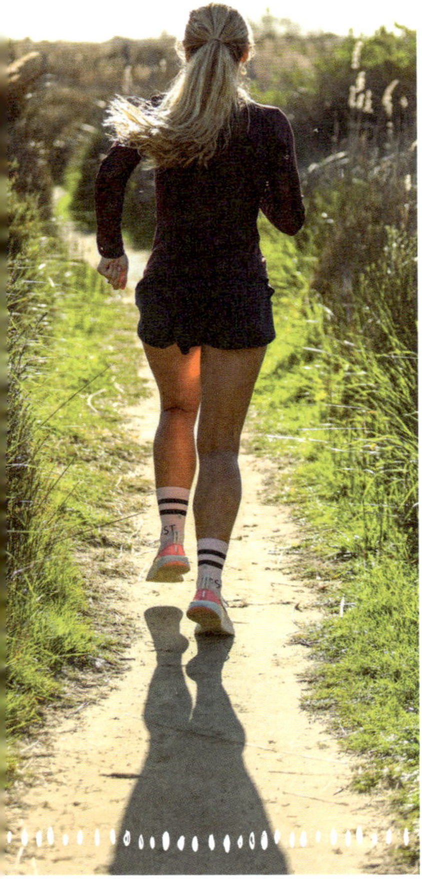

1. Quel est l'objectif que je souhaite atteindre ? Je le définis, je l'exprime clairement pour ne pas me perdre en chemin.

2. Je le fixe définitivement et de manière réaliste : je l'étudie et je l'envisage par rapport à ma situation pour être la plus pratique dans ma démarche. Souvenez-vous, il vaut mieux en sport débuter par des 10 km, puis des semi-marathons, avant de se lancer dans le marathon. C'est un savant mélange de prise de risque et d'évaluation des risques.

3. Je fais le constat du ou des obstacles : qu'est-ce qui m'empêche actuellement ou m'empêchera d'atteindre mon objectif ? Pour le marathon, par exemple : manque d'expérience, manque de temps, blessures.

4. Je déconstruis ce ou ces obstacles : puis-je atteindre seule mon objectif ? Ai-je besoin d'aide ?

5. Je réfléchis à des stratégies pour écarter ce ou ces obstacles.

6. Je mets en place progressivement ces stratégies. C'est là où la patience et la persévérance que nous apprend le sport vont intervenir, car rien n'arrivera du jour au lendemain. Cependant, vous le savez, comme en course à pied, la route est aussi belle que la destination !

7. Je redéfinis les stratégies ou l'objectif à chaque obstacle.

8. Je partage mon itinéraire pour me faire aider si j'en ai besoin. N'ayez jamais honte de parler de votre objectif, d'échanger avec d'autres personnes à ce sujet ou de demander de l'aide.

9. Je constate mes avancées. N'oubliez jamais de regarder par-dessus votre épaule, surtout lorsque vous aurez des doutes ou une perte de motivation. Constatez tout le chemin que vous avez déjà parcouru. Le chemin n'est jamais tout droit et tout plat pour atteindre un objectif. Ne l'avez-vous pas expérimenté un jour en sport ?

10. J'atteins mon objectif. Même si l'on pense souvent à l'après, une fois l'objectif atteint, il faut savourer sa victoire, il faut la célébrer, il faut être fière de sa réussite. Criez-le sur tous les toits. Vous avez toutes le droit d'éprouver ce sentiment, de pleurer, de rire, de partir en vacances après !

Bien entendu, ces 10 étapes ne sont pas un mode d'emploi pour atteindre tous vos objectifs de vie ou professionnels, car on ne pense pas sa vie de manière toujours aussi rationnelle et une existence n'est pas linéaire. Cependant, le sport m'a appris que rien n'est acquis et qu'il y a toujours une

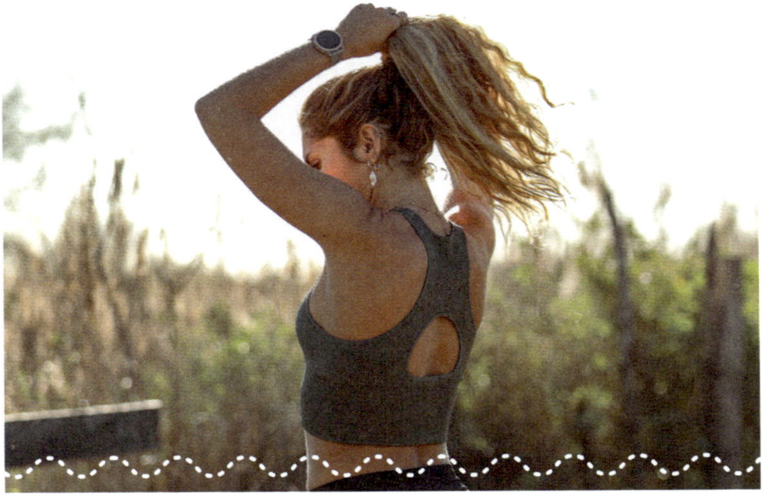

préparation à suivre, de la patience à cultiver, des obstacles à franchir ou des détours à prendre pour atteindre l'objectif qu'on s'est fixé. Cela prendra le temps qu'il faut, mais en gardant en tête votre but, vous y parviendrez. Il ne faut juste pas l'oublier et s'imposer… La pratique sportive cultive la discipline.

Maintenant que j'ai écrit cela, j'aimerais équilibrer la balance. N'oublions pas que nous devons aussi savoir nous adapter ou renoncer. J'ai longtemps été aveuglée par mes objectifs, par la culture du « quoi qu'il en coûte ». Vous savez où cela m'a menée ? À des béquilles et à l'impossibilité de faire quoi que ce soit pendant quelque temps. J'y reviendrai un peu plus loin. Vous devez penser que mes conseils sont contradictoires. C'est vrai, mais je préfère vous donner toutes les cartes afin de réussir et de ne pas être déçue. Le sport c'est un mélange de projection et de planification, mais aussi de lâcher-prise, de moment présent. Oui, oui, tout ça peut cohabiter sans conflit.

TÉMOIGNAGE
@Maïa D.

Petite, je n'avais pas la « fibre sportive ». Adepte des sports artistiques comme le patinage, la gymnastique, la danse, je voyais le sport comme la musique, une activité hebdomadaire qui me permettait de partager du temps avec mes amis. J'étais une jeune fille réservée, voire timide et très peu affirmée. À 10 ans, j'ai commencé le kayak en suivant mon frère et ma sœur, sans grande conviction. Petit à petit, j'ai apprécié ce sport et j'ai goûté à la compétition, qui me réussissait plutôt bien, jusqu'à rejoindre un centre d'entraînement national à 15 ans, les équipes de France jeunes, et finalement à faire de ce sport mon quotidien. Le sport a eu un réel impact sur mon caractère. Il m'a permis de m'affirmer davantage, de gagner en confiance et d'avoir une réelle détermination. J'avais un but, des objectifs, je souhaitais les atteindre. Il faut dire que, bien que je pratique un sport mixte, seulement 35 % des licenciés sont des femmes. Forcément, je partais en compétition, en stage avec une majorité de garçons. Si tu ne t'affirmes pas un minimum dans un tel groupe, ça peut devenir compliqué.

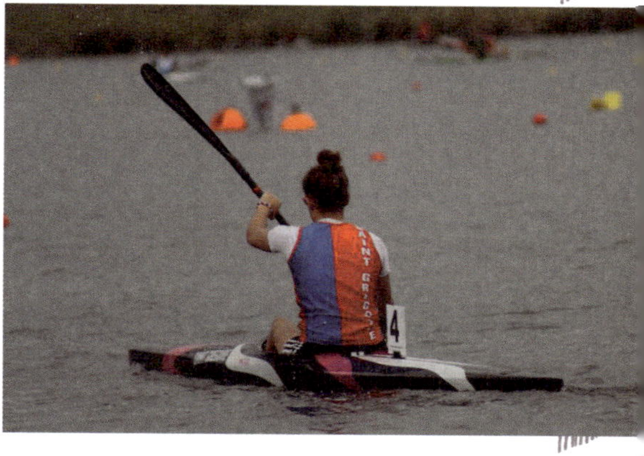

Le sport en compétition a également une spécificité importante : la gestion du stress. Être régulièrement au départ de courses importantes m'a fait développer une forte résistance à la pression. Je ne dis pas que, dans mes compétitions, c'est quelque chose que j'ai toujours su gérer. Mais pour les examens scolaires comme pour des événements importants tels le permis de conduire ou les entretiens d'embauche, j'arrivais à gérer le stress et à ne pas me démobiliser. Je suis persuadée que c'est le fait d'avoir connu le stress très tôt qui m'a permis d'y résister. Ça a été une réelle force pour moi ! De plus, à organiser son quotidien de manière à être le plus performant possible, on gagne en rigueur.

Le sport de haut niveau a la caractéristique ingrate de te prendre tout. Conséquences : des heures d'entraînement par jour, une vie sociale limitée, des sacrifices, des choix difficiles concernant les études... Dans les sacrifices, j'entends le fait de ne pas pouvoir aller aux soirées, boire de l'alcool, manger ce que l'on veut... Ou bien manquer des événements familiaux, des vacances entre amis, parce qu'il y a un entraînement, une compétition ou parce qu'il faut avoir une hygiène de vie irréprochable, se coucher tôt. Cependant, je n'ai pas mal vécu mon quotidien de sportive de haut niveau. Mes parents m'ont toujours soutenue dans ma pratique intensive, en gardant un œil sur mon double projet. Je me suis ainsi orientée vers un cursus universitaire qui me permettait de jongler entre sport et études, sans aménagement, avec simplement la reconnaissance de mon statut au sein de l'université qui me permettait de décaler des examens.

Parfois, je me demande comment j'en suis arrivée à faire du sport de haut niveau. Je n'étais pas bercée par le désir de devenir la meilleure, je crois que j'ai pris les choses comme elles venaient, sans trop réfléchir. On peut penser que ce type de pratique est porté par le dépassement de soi, mais c'est surtout par l'exploit, la gloire, par l'envie de faire partie de l'élite. Cependant, on peut être sous les projecteurs et, du jour au lendemain, n'être plus personne. Ça peut être très difficile à vivre. Mais ça forge. J'ai accumulé une quantité d'heures d'entraînement, de répétition de mouvements, d'efforts... Et j'ai accepté la douleur, la fatigue intense, la souffrance psychologique, les blessures, le jugement de l'encadrement. Je ne vais pas dire que c'était tous les jours facile, mais j'ai vite gagné en maturité. Également en autonomie, en organisation, car dès 15 ans, je partais en stage, en compétition dans toute la France et parfois même à l'étranger, et il fallait prendre le métro à Paris, le train, l'avion... Forcément, je suis devenue très vite autonome et ça m'a bien aidée par la suite. Toutes ces expériences ont été bénéfiques pour moi et je l'ai ressenti parfois plus tard, ou par comparaison avec d'autres personnes de mon âge.

En fait, je crois que c'est ce qui m'a permis, le jour où je l'ai décidé, de faire une reconversion professionnelle sans trop de difficulté. Forcément, ça a eu un impact sur moi. Tout d'abord physiquement : je suis passée de 25 heures d'entraînement par semaine à quelques heures, plutôt de sport plaisir Sinon, je considère que j'ai réussi ma transition vers le monde professionnel, car je n'ai pas décidé de mettre un terme à ma pratique brusquement ou à la suite d'une grosse déception. À la fin de mes études, j'ai tout de suite travaillé et, depuis, je m'éclate dans un domaine qui me passionne.

Aujourd'hui, j'utilise le sport comme un moyen d'évasion, de défouloir. J'ai réappris à aimer en faire. Bien sûr, parfois, je préfère rentrer et regarder des séries plutôt qu'aller nager, et c'est agréable, car j'ai le choix. Je reste quelqu'un de fonceur, motivé, qui adore relever les défis. D'ailleurs, je devrais parfois être un peu plus tolérante vis-à-vis des autres personnes, car je m'attends à ce que tout le monde soit comme moi, mais nous avons tous des parcours, des objectifs différents... Quoi qu'il en soit, le sport a été pour moi une réelle école de la vie et ça m'a permis de me forger, de grandir, avec une expérience incroyable. Je ne regrette rien.

ET CES PHASES DE DÉCOURAGEMENT ?

Tout comme une préparation à une course peut être lassante, la motivation peut s'envoler. En tant qu'entraîneuse sportive, j'encourage toujours mes élèves à revenir à l'essentiel : quel est leur but ? Pourquoi ?

Écrivez-le, rappelez-vous-en. Moi-même, je me suis oubliée. Face aux doutes, aux critiques, aux échecs, j'ai parfois perdu mon but, puis je me suis reposé cette question : pourquoi ? Pourquoi ai-je entrepris tout cela ?

Parce que je veux vivre de ma passion.

Parce que je veux transmettre ma passion.

Parce que je veux rendre d'autres femmes heureuses et bien dans leur peau.

Parce que je veux me prouver que je peux le faire, moi aussi.

N'hésitez pas à noter sur votre smartphone ou sur un carnet vos itinéraires, vos envies, vos raisons et vos motivations. Soyez douce et indulgente envers vous-même. Utilisez cette liste dès que vous en ressentirez le besoin. Et aussi, ne gardez jamais pour vous les moments un peu plus sombres que vous traverserez. **Vous n'êtes pas seule.**

VOUS VOUS DEMANDEZ, ET LE BLOG DANS TOUT ÇA ?

En effet, je ne l'ai pas mentionné beaucoup précédemment dans mon parcours, car il a toujours été là, comme un journal intime vers lequel je me suis tournée quasi quotidiennement depuis novembre 2009. Je l'ai ouvert juste pour écrire,

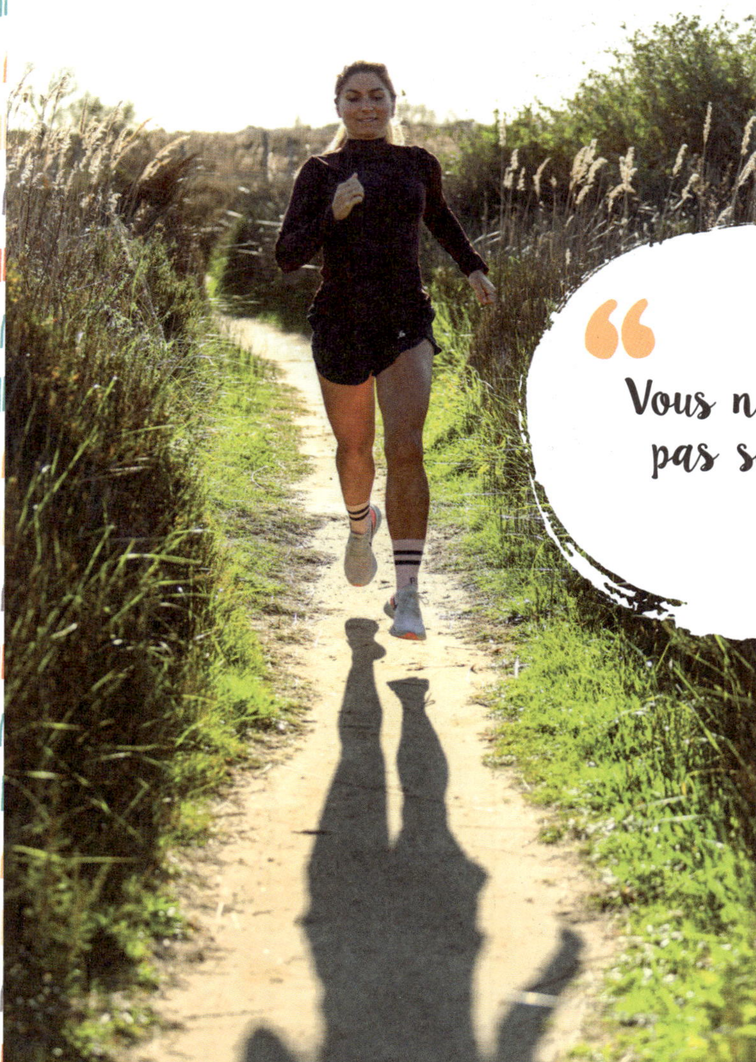

“ Vous n'êtes pas seule. ”

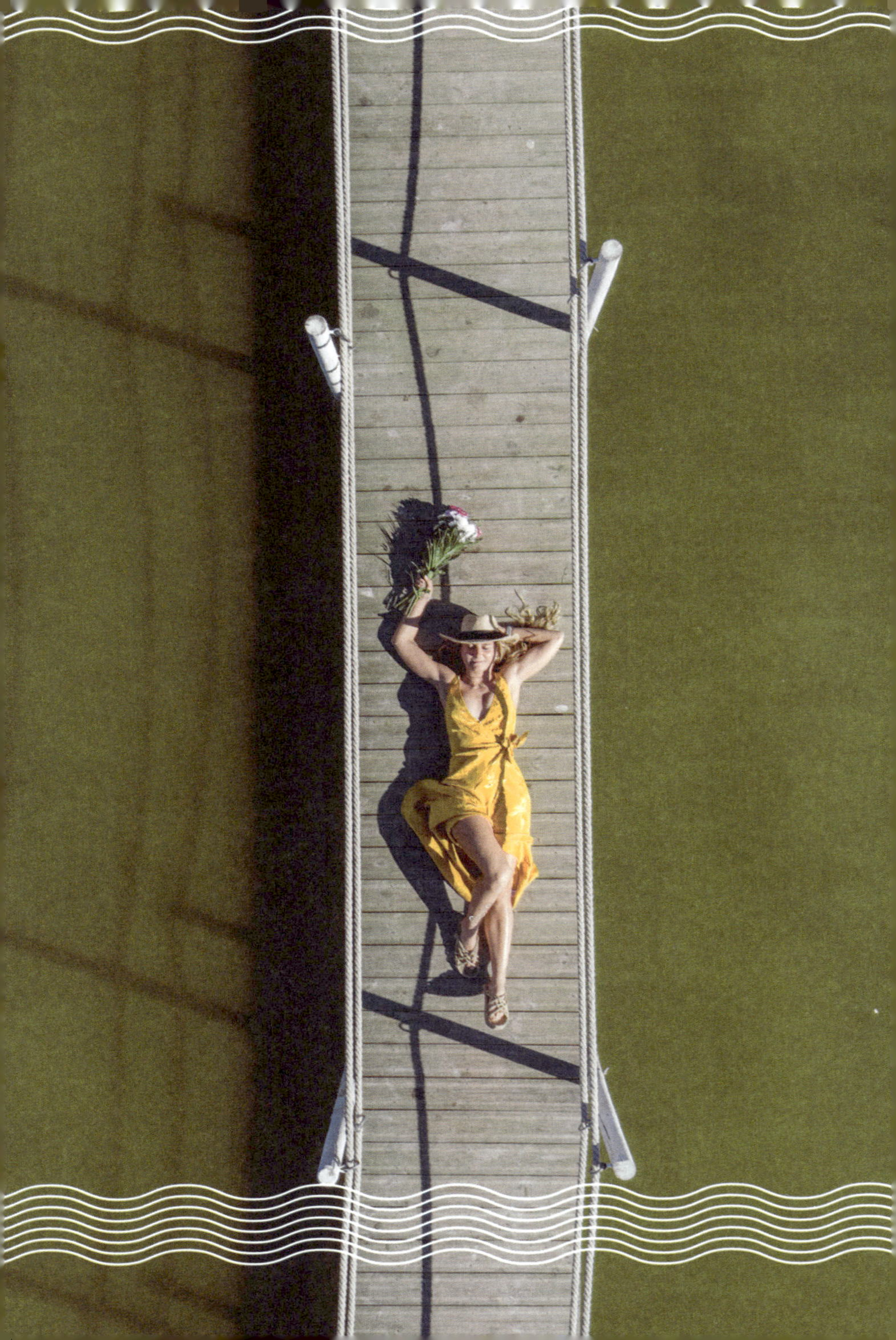

pour exprimer tout ce qui me passait par la tête. L'univers des blogs, des réseaux sociaux n'était clairement pas ce que c'est devenu aujourd'hui. Il était fou et difficile d'en vivre. J'ai donc préféré choisir la sécurité d'un CDI au lieu de me lancer dans une aventure sur les réseaux. Pourtant, mon blog avait son petit succès et il était vraiment le reflet de mon âme. Je crois que ce qui me passionne réellement dans la vie est la transmission de mon énergie, de mon expérience, de ma force à celles et ceux qui en ont besoin. L'écriture et la photo sont devenues les meilleurs médiums pour cela.

J'y ai parlé de mode, puis de voyage, j'ai partagé des analyses sociologiques personnelles sur ma vie à l'étranger, puis naturellement sur le sport et mes interrogations féministes. J'aime penser que chaque mot, chaque photo faisait écho dans l'esprit et le cœur d'un lecteur ou d'une lectrice. J'aime penser que mon blog change ou influence à sa manière le quotidien de quelqu'un qui en a besoin. C'est pour ces raisons que j'ai sauté le pas et que, rapidement, je me suis lancée à mon compte. Je n'ai jamais travaillé et ne travaille toujours pas à 100 % sur la création de contenu pour mon blog. J'aime être stimulée par des missions auprès d'entreprises ou de marques en lien avec l'univers sportif ou du féminisme.

C'est toujours ce que je fais aujourd'hui, d'une part, pour être totalement libre de signer les contrats que je veux pour mon blog et, d'autre part, pour m'assurer une sécurité financière, car maintenant, j'ai une maison, un crédit, une voiture, un chien ! D'autres contraintes, en somme… **Mais si c'était à refaire, je referai exactement la même chose, car j'ai appris de chaque étape et de chaque obstacle.**

RESTER DANS SA ZONE DE CONFORT ?

Notre société est fondée sur la course en avant, la croissance et la performance à tout prix, à chaque instant de notre vie. Être immobile n'est clairement pas valorisé. Personnellement, je subis quasi quotidiennement des critiques sur mes performances qui ne sont pas assez comme ci ou comme ça. Puisque je suis influenceuse et entraîneuse, je devrais limite avoir un niveau olympique pour être reconnue et légitime. Je devrais à chaque course battre des records et repousser mes limites. Moi-même, en tant que coache, je pousse mes élèves toujours plus loin et cherche à les faire sortir de cette fameuse zone de confort. C'est un travers inhérent au sport : une recherche continue de progression. Y compris au cœur de notre vie, nous projetons nos envies et notre futur sur des chemins à parcourir sans répit. J'ai souvent cette impression que mes pieds sont attachés à un tapis de course, que je n'ai pas le droit de ralentir la vitesse de ma vie, que je n'ai pas le droit de m'arrêter et de contempler.

Sauf que vous avez le droit de dire stop, de dire non : au niveau sportif, personnel, professionnel. Vous avez le droit de vouloir progresser professionnellement, mais de rester là où vous vous sentez bien personnellement. La beauté de notre époque est cette liberté grandissante du lâcher-prise et du choix. Le retour au cocooning, canapé-chaussettes. J'ai mis du

Pas encore...

- Pas encore de petit ami (ou de petite amie) ?
- Pas encore mariée (ou marié) ?
- Pas encore de CDI ?
- Pas encore de maison, d'appartement ?
- Pas encore d'enfant ?
- Pas encore de marathon ?
- Pas encore de triathlon ?
- Pas encore de sommet ?
- Et toi, c'est pour quand ?

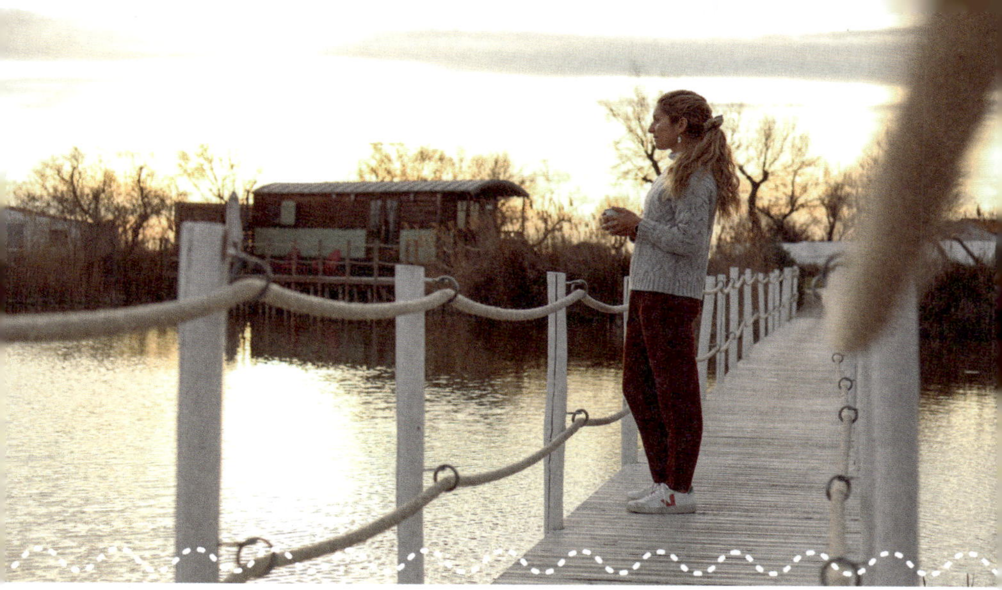

temps à l'intégrer, car nous culpabilisons toutes face à cette pression sociale sans visage, face à ces mots qui nous touchent et nous renvoient à notre immobilité.

Je vous ai parlé auparavant d'objectifs, car il faut constamment progresser. La stagnation, pire, le recul sont sanctionnés et encore mal compris. Je crois pourtant qu'il est essentiel de valoriser des périodes de calme dans nos existences, car elles nous donnent le temps de la réflexion, de la contemplation, de savourer nos acquis, d'apprécier tout ce qui nous entoure déjà sans vouloir toujours plus. Quand j'utilise le prisme du sport, je rappelle que le corps est fini, qu'il ne peut offrir une fuite en avant perpétuelle. Il ne peut préparer 50 objectifs par an, il ne peut enchaîner les marathons, les records. Un jour ou l'autre, il vous rappellera à quel point il a besoin de récupération et de moments calmes. Cela fait partie d'un cycle sportif, mais plus largement de nous. C'est à ce titre qu'au fil des mois de pratique, vous devez apprendre à trouver ce savant équilibre entre objectif et moment présent, tout en ne vous laissant jamais influencer ou toucher par les réflexions ou les critiques.

Votre corps est un corps de femme

Au-delà de notre corps physique, nous avons un corps de femme pris dans une société profondément patriarcale. Moi la première, je ne souhaite pas être réduite à mon sexe, et pourtant…
Les univers de la famille, de l'entreprise et du sport n'y échappent pas. La sphère du sport, même si elle évolue et se colore, demeure encore trop aux mains d'hommes aux idées passéistes, réactionnaires et dévalorisantes. Rabaisser nos performances, s'insurger de notre présence, se permettre des comportements déplacés ou sexistes, être dans l'impossibilité d'exercer sa passion, car après la 2e journée de travail, il n'est pas possible d'en avoir une 3e pour le sport, sont autant d'obstacles à la présence de femmes dans le Sport, le sport avec un grand « S », quel qu'il soit ou quel que soit le niveau. C'est un cercle vicieux, dont nous essayons toutes de sortir depuis des dizaines d'années. Ce n'est qu'en 1967 qu'une femme, Kathrine Switzer, a bravé les interdits pour courir le marathon de Boston. Il faudra attendre 1984 pour que le marathon sur route pour femme soit enfin au programme des Jeux olympiques de Los Angeles.
C'était hier, il y a près de 40 ans ! On retient souvent des citations humanistes de Pierre de Coubertin alors que, dans les faits, c'était un homme réactionnaire. Il a dit, lors des Jeux olympiques de 1912 à Stockholm :

« Une petite Olympiade femelle à côté de la grande Olympiade mâle. Où serait l'intérêt ? […] Impratique, inintéressante, inesthétique, et nous ne craignons pas d'ajouter : incorrecte, telle serait à notre avis cette demi-Olympiade féminine. Ce n'est pas là notre conception des Jeux olympiques dans lesquels nous estimons qu'on a cherché et qu'on doit continuer de chercher la réalisation de la formule que voici : l'exaltation solennelle

et périodique de l'athlétisme mâle avec l'internationalisme pour base, la loyauté pour moyen, l'art pour cadre et l'applaudissement féminin pour récompense. Le véritable héros olympique est, à mes yeux, l'adulte mâle individuel. Les JO doivent être réservés aux hommes, le rôle des femmes devrait être avant tout de couronner les vainqueurs. »
Pierre de Coubertin, « Les femmes aux Jeux olympiques », *Revue olympique*, n° 79, juillet 1912, p. 109-111.

N'est-ce pas encore la situation actuelle sur le Tour de France où les femmes sont exclues et n'apparaissent que pour enchaîner les bises, la remise des maillots, les coupes et les bouteilles de champagne ?
Heureusement, la situation évolue et je ne souhaite pas vous décourager, mais au contraire, éveillez votre engagement et votre conscience sur le poids et l'influence que vous-même pouvez avoir en allant tout simplement reconquérir cet univers du sport.
Vous êtes un exemple pour toutes les femmes qui ne peuvent pas ou qui n'osent pas. Vous franchissez des barrières pour permettre à leur tour de le faire. C'est ce sens que je donne à mon métier.
Sortir de votre zone de confort, en tant que femme, a donc un double poids.
Nous en reparlerons un peu plus tard…

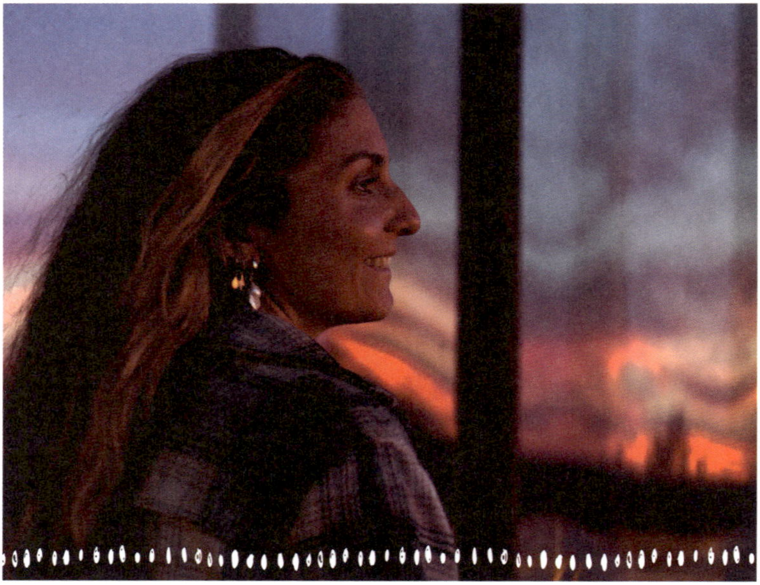

La notion de zone de confort prend donc pleinement son sens. Ce qui est confortable procure un bien-être psychologique. Le risque, la peur, l'anxiété, inhérents à la course aux objectifs, ne peuvent vous assurer cette stabilité rassurante. C'est pourquoi il est bon de vous détacher autant que possible de ce cercle parfois vertueux, parfois vicieux, des objectifs ou de la pression sociale.

Acceptez la douceur de cette période, faites-en le plein autant que vous le souhaitez. Si, un jour, une envie ou une force vous attire hors d'elle, suivez-la avec sérénité non pas parce qu'« on » vous a dit de le faire, mais bien parce que vous aurez décidé qu'il était temps de quitter votre zone de confort. La quitter sera doublement une épreuve, de par l'objectif fixé, mais aussi toutes les autres difficultés évoquées : sociale, professionnelle ou inhérente à votre sexe ou statut.

TÉMOIGNAGE
@Alix Alléguède, professeure de yoga

J'ai fait de longues études littéraires. De ces études où on valorise l'intellect. De toute façon, j'avais entendu tout au long de ma scolarité que je n'étais pas faite pour faire du sport. Courir dans un stade, sauter au-dessus de haies ou rattraper un ballon : je n'y arrivais pas. Je ne faisais pas partie de ces filles que les garçons admiraient en cours de sport. Alors pourquoi m'acharner sur quelque chose qui me donnait l'impression d'être empotée ?

J'ai donc délaissé mon corps au profit de mon esprit, car lui, on ne le critiquait pas. À la sortie du lycée et pendant ma période étudiante, je ne faisais plus aucun sport. J'étais coincée dans ma tête, dans mon esprit. Je ricanais en haussant les épaules quand on me demandait si je faisais du sport.

Et puis, j'ai décroché un CDI (le fameux Graal). Je travaillais dans la communication assise derrière un ordinateur. Je voulais « communiquer », mais je ne faisais qu'écrire des mails aux mêmes personnes. J'étais à l'étroit dans mon corps. Et en colère contre moi, mais je ne le savais pas encore. On me reprochait d'être « trop sensible », de ne pas assez « foncer » comme le faisait apparemment si bien mon collègue masculin.

Alors, en cadre bien stressée, j'ai testé le yoga. C'était il y a quasiment 9 ans maintenant. J'ai bravé ma peur d'essayer quelque chose de nouveau, pour la première fois et toute seule. J'ai détesté mon premier cours, mais pour une raison inconnue, je me suis accrochée et en ai tenté un deuxième.

Cela a été une sorte de déclic immédiat. En sortant de cours, je me demandais quand je pourrais y retourner. J'ai commencé à pratiquer de plus en plus régulièrement jusqu'à aller au yoga quasiment cinq ou six fois par semaine.

J'ai découvert que mon corps pouvait accomplir des choses, et non seulement mon esprit. Je me suis vue progresser, gagner de la force, réussir des choses que je ne pensais pas possibles pour moi. Et plus je reprenais possession de mon corps, plus je reprenais confiance en moi. Alors j'ai voulu voir ce que je pouvais faire d'autre avec ce corps. À cette époque-là, j'ai testé plusieurs cours de yoga différents, plusieurs lieux, plusieurs professeurs, mais j'ai aussi testé plusieurs autres sports et disciplines, juste parce que j'avais envie d'essayer. Tout d'un coup, je n'avais plus peur de faire ou d'échouer. J'ai repris la danse classique et commencé le contemporain, tenté l'escalade, le vélo, la course à pied, le skate...

Je n'avais plus peur d'essayer.

Alors j'ai essayé de devenir professeure de yoga en parallèle de mon job pendant 9 mois et j'ai réussi. Je ne pouvais désormais plus rester immobile sur ma chaise de bureau alors que j'avais envie de bouger et de transmettre à d'autres ce que je venais de découvrir.

En 2014, je suis devenue professeure de yoga à temps partiel, puis à temps complet sans vraiment me rendre compte que je me lançais seule dans l'aventure de l'entreprenariat, avec les enjeux que cela supposait.

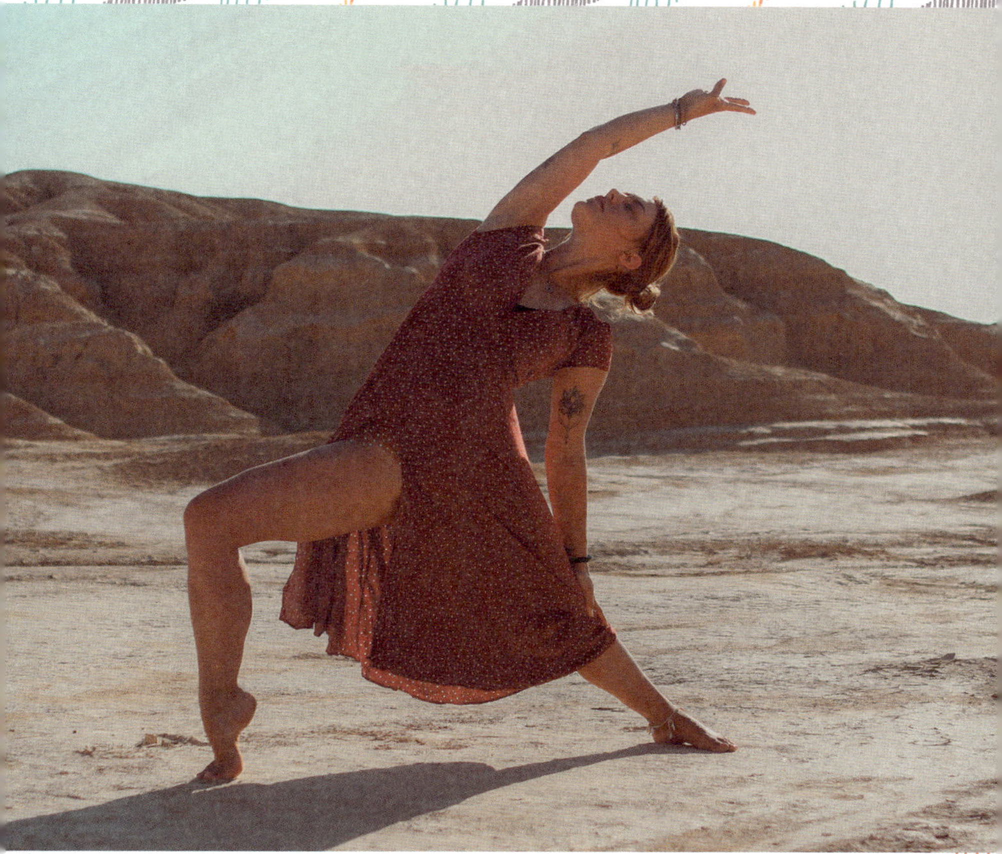

En 2015, je suis partie l'été dans les Landes pour enseigner le yoga à des surfeurs. Sans connaître personne ni la discipline. Et ce fut un coup de foudre.

J'osais prendre les choses en main et tenter des chemins différents.

En retrouvant mon corps, j'ai aussi redécouvert mon corps de femme. Et tout ce que cela impliquait. La colère était toujours là.

Je travaillais essentiellement dans un milieu de femmes et avec des femmes. Et sur leur corps. Et j'ai fait encore le même constat : les femmes ne connaissent pas leur corps. Personne ne leur en apprend le fonctionnement. On leur demande quotidiennement de prendre moins de place, mais dans une salle de yoga, la place est prise en grande (grande) majorité par les femmes. Pourquoi devraient-elles alors se faire petites ?

Et me voilà désormais enseignant le yoga, mais aussi le yoga de la femme pour les aider à redonner à leur corps sa place, reprendre confiance. Le yoga m'a permis de brandir haut et fort mon étendard féministe. Et celui de la sororité aussi.

Le yoga m'a fait changer de carrière et je suis aujourd'hui cheffe d'entreprise. Mon corps est désormais aussi important que mon esprit, je sais que je dois soigner les deux au quotidien. Et tant que ce corps est en bonne santé et me porte, je ne regarde ni son poids ni ses petites imperfections. Je n'ai plus fait de régime depuis 10 ans.

Bien sûr, le monde et le monde du yoga ne sont pas tout roses et tout parfaits. Et la vie de professeure de yoga non plus. À la moindre défaillance de mon corps, c'est mon travail que je perdrais. Il y a toujours un risque d'épuisement physique et mental.

Et croyez-le ou pas, le monde du yoga reste sexiste. Les hommes y sont si peu nombreux qu'ils y sont parfois davantage mis en avant.

On me demande souvent ce que je voudrais faire et être dans 10 ou 20 ans. Je crois que je ne sais pas. Mais je sais qu'il y aura encore beaucoup de travail du corps et du féminin à faire pour moi.

Influenceuse vs créatrice de contenu

Lorsque j'ai débuté mon blog, les réseaux sociaux démarraient à peine et n'étaient aucunement liés aux sites Internet. Mon blog se faisait connaître par le bouche-à-oreille, les forums ou les sites de curation de contenu type Hellocoton. Je me suis donc longtemps considérée comme une blogueuse qui tient un blog. Sauf que cette passion a évolué avec YouTube et les réseaux sociaux : Instagram, Facebook, Twitter, Snapchat, Strava, TikTok Il y en a plein, et de plus en plus. Au fil des années, même si le blog reste au centre de mon activité en ligne, les réseaux sociaux ont pris une part importante de ma création de contenu : photo, texte, vidéo. J'y passe un temps fou. C'est pourquoi je qualifie mon activité de « créatrice de contenu ». Je ne suis plus que blogueuse ou qu'auteure, je conseille, je m'engage, je crée : photo, vidéo, concept, opération de communication, sensibilisation.

L'autre part de mon métier, c'est vous, mon lectorat. Il est clair que, sans vous, je n'aurais jamais pu vivre de ma passion et faire ce que je fais. Je vous considère comme mes amis qui comptent pour moi. Néanmoins, mes partenaires commerciaux (marques, agences de communication), qui signent avec moi des contrats, se posent la question de mon influence. Elle se chiffre : combien de personnes me suivent ? Combien m'écoutent ? C'est à ce titre que l'on me qualifie d'« influenceuse » en ne voyant que « ma portée »... mais en oubliant tout mon travail et mon message. Je ne souhaite pas remettre en cause ce titre. L'INSEE n'a pas créé une catégorie pour ce job, mais il est essentiel pour moi d'être transparente et de vous expliquer cet univers.

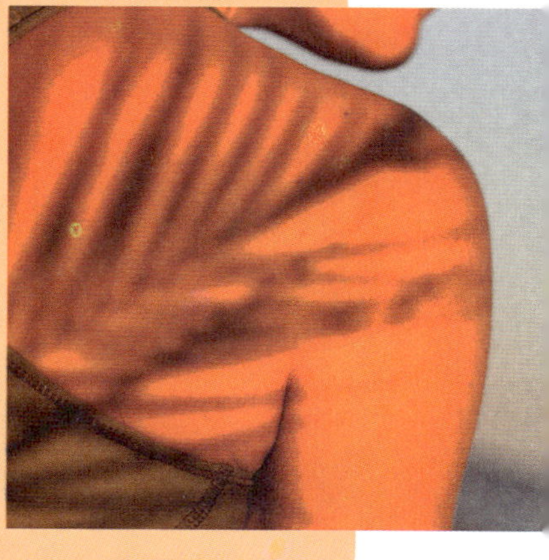

MA FORMATION D'ENTRAÎNEUSE : QUELLE LÉGITIMITÉ ?

Après m'être lancée à mon compte, j'ai souhaité aussi reprendre mes études et passer une licence STAPS Entraînement sportif afin d'avoir une formation reconnue.

C'est paradoxal de vouloir repasser un diplôme, mais j'avais besoin de ce savoir pour mieux partager et conseiller dans le domaine sportif parce que le sport implique de connaître des notions importantes sur la santé et la forme physique. Quand je partage mon expérience sur mon blog ou Instagram, cela peut ne pas s'appliquer à toutes les sportives. Un conseil qui est bon pour moi peut vous blesser, car il peut ne pas vous être adapté. J'en ai eu très tôt conscience, car rapidement, je me suis sentie frustrée dans mon envie de partage. Je ne pouvais, par manque de connaissance, assister toutes les femmes et les aider dans leur itinéraire sportif.

Je dois dire que ce fut la plus belle année sur les bancs de l'école : chaque matière me passionnait. Je ne regrette pas mes études à Sciences Po, car j'ai ce fameux socle de culture générale et cette vision un peu institutionnelle qui structure tout de même mon travail au quotidien. J'aurais adoré poursuivre en master 1, mais j'étais « trop vieille ». Ce fut déjà dur d'intégrer en licence 3, mais on m'a donné ma chance. Je n'aurais jamais cru prendre autant de plaisir avant des partiels. Une totale révélation et surtout une envie renouvelée de transmettre cette joie que j'avais pour la pratique sportive ainsi que ces « super pouvoirs » que le sport me donnait. Je n'étais plus invisible, je n'étais plus un objet dans mon quotidien, je suis devenue un vrai sujet qui s'assume et qui assume ses engagements.

Vous pourriez croire que je suis une personne imbue d'elle-même pour donner mon parcours comme un exemple à suivre. C'est faux, je crois néanmoins à cette notion d'influence (ce fameux métier), qui vous montre que si moi, petite femme de 28 ans (je fais 1,65 m), ai pu faire quelque chose dans mon quotidien grâce au sport, vous pouvez aussi vous lancer. Prendre conscience de vos obstacles afin de ne pas subir votre quotidien est surtout l'objectif de ce premier pas. Il est temps de poursuivre votre itinéraire à la recherche de vous-même.

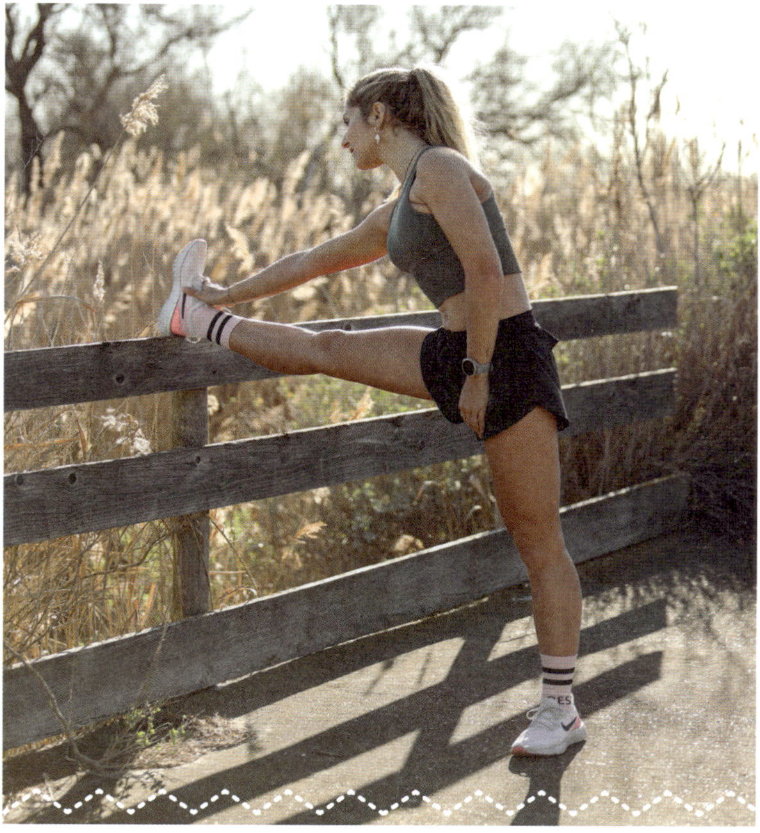

LA BLESSURE :
les remises en question en sport

Ce serait vous mentir que de vous dire que mon parcours s'est fait sans détour ni accident. J'ai eu beaucoup de chance, j'ai aussi énormément travaillé, mais j'ai subi des revers. J'aime à penser que chaque expérience, surtout négative, est riche d'enseignement. Bien entendu, comme tout le monde, j'aurais voulu ne jamais passer par-là et cela m'agace profondément que la souffrance fasse plus « vendeur ». Plus la souffrance est importante, plus nous devrions être admirées. Je rêverais que chaque petite fille n'ait pas besoin de passer par une phase de déconstruction et d'erreurs pour se trouver. Malheureusement, à peu d'exceptions près, il semblerait que nous avons toutes besoin de faux pas pour mieux réaliser ce qui est important pour nous, notre bien-être, notre épanouissement et notre santé. Dans ce raisonnement, j'inclus le sport, mais aussi l'amour, la famille, les études ou le travail. Tout ce qui a un impact profond sur nous.

L'épreuve la plus récente qui a remis les pendules à l'heure pour moi est clairement celle de ma fracture de fatigue apparue durant mon 3e marathon, celui de Barcelone. Toute blessure en sport, quelle qu'elle soit, est source de remise en question, car elle vient interroger votre pratique sportive tout en vous exprimant nettement que VOUS, oui, VOUS, avez fait quelque chose de mal et votre corps vous le signale de manière assez violente. Votre tête n'a pas vu le mur, il est trop tard une fois la blessure présente. Il est alors temps de se remettre en question. **Une blessure peut aussi être une opportunité.**

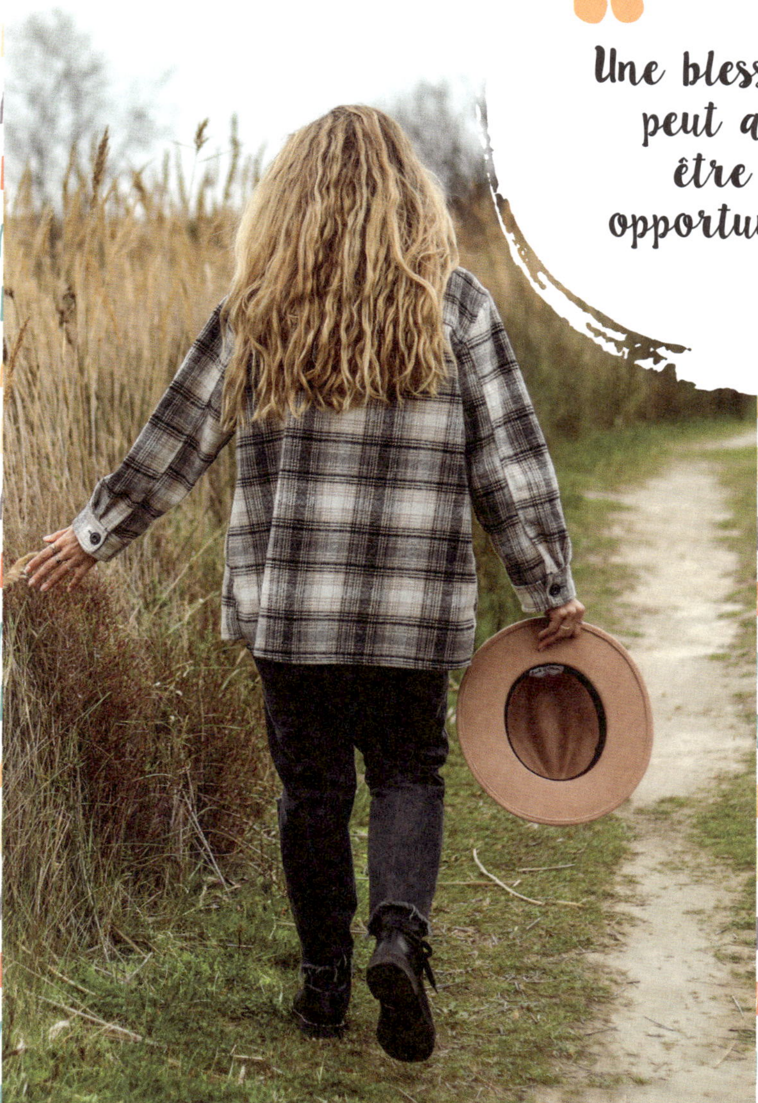

“ Une blessure peut aussi être une opportunité. ”

Une blessure incarne la fin d'un cycle et le début d'un nouveau. Ce genre de choses, surtout en sport, n'arrive pas par hasard. C'est tout votre être qui, inconsciemment, vous force à l'immobilité, jusqu'à l'empêchement physique de poursuivre ce fameux chemin. Au cœur de ce repos forcé, le calme se fait et vous comprenez enfin le pourquoi, vous aurez enfin le temps de comprendre ce que votre corps souhaite. Nous sommes souvent submergées par diverses sollicitations. Nous devenons sourdes à nous-mêmes. Une blessure, aussi malheureuse soit-elle, est une opportunité pour renouer contact avec nous-mêmes.

LA FRACTURE DE FATIGUE : UNE BLESSURE DOUBLE

Une fracture de fatigue est un os ni cassé ni sain, il est en fait un peu fissuré. Mon médecin aime la décrire ainsi : l'os est comme un toit, la fracture est un toit qui s'est effondré, une fracture de fatigue est un toit abîmé, des tuiles se sont envolées, des poutres sont fendues. Il peut s'effondrer si on ne le répare pas rapidement. C'est aussi douloureux qu'une fracture ordinaire, mais plus frustrant, car on ne peut rien faire concrètement, hormis prendre du repos.

Ce repos doit passer par une décharge complète du membre abîmé au moyen d'une botte ou de béquilles. C'est une blessure grave qui affecte plus de sportifs amateurs que l'on se l'imagine. Contrairement à beaucoup de on-dit et de sites spécialisés, le surentraînement n'est pas la cause unique et principale de cette blessure. Nous faisons toutes des erreurs dans nos entraînements, dans notre rythme, mais il est essentiel de ne pas culpabiliser lorsque l'on se blesse en se demandant « ce que nous avons pu faire mal ». La fracture de fatigue s'installe en général doucement, on la sent arriver, un peu comme une tendinite, mais en plus douloureux. Dans mon cas, elle est arrivée d'un coup, une claque qui m'a fait passer d'une vie très intense (des déplacements à droite à gauche, des décalages horaires fous, une charge importante de travail, beaucoup de sport) au port de béquilles pendant 2 mois. J'ai perdu une partie de mon autonomie, de nombreux contrats, j'ai subi des moqueries, des réflexions extrêmement blessantes de gens de mon milieu professionnel.

> **“ N'affrontez pas votre blessure. N'affrontez pas votre échec. Acceptez-les. ”**

J'étais impuissante et prisonnière. J'étais en colère au début. Comment mon corps avait-il pu me trahir ? Moi qui l'écoutais, moi qui m'alimentais si bien, faisais du sport, représentais sur les réseaux sociaux et mon blog la femme sportive, active avec une vie à 100 km/h équilibrée. Le vide s'est fait.

Puis j'ai compris que la vie que je menais ne me convenait pas, je n'aurais jamais pu continuer de la sorte. On peut s'imaginer cette période de vide, de néant. Or, ce n'est pas parce que vous ne courez pas, que vous ne pratiquez pas le sport que vous aimez qu'il ne se passe rien dans votre vie. Votre identité ne se définit pas par le sport, le métier ou un objectif. Je l'avais oublié.

LAISSER LA PLACE AU DOUTE

Je n'ai pas eu un accident grave, j'ai retrouvé l'usage de ma jambe. Ce n'était qu'une période transitoire. Si j'y reviens, c'est pour que vous appreniez à ne pas commettre les mêmes erreurs. Paradoxalement, cette période a été extrêmement enrichissante sur un plan professionnel et personnel. J'ai décidé de déménager à Montpellier. Je ne supportais plus Paris. J'ai créé ma société afin de développer et pérenniser mon activité. J'ai traversé quelques épreuves sentimentales.

N'affrontez pas votre blessure. N'affrontez pas votre échec. Acceptez-les. Que ce soit les béquilles d'hier ou le confinement Covid que nous subissons, la frustration fait partie de ce processus d'acceptation. L'immobilité nous apprend la patience et l'écoute de notre corps. Quoi qu'il arrive, le corps est notre meilleur ami. Nous sommes des enfants très chanceux et gâtés de pouvoir à ce point le pousser et emporter des challenges. Il ne faut pas l'abîmer. Aujourd'hui, je le chouchoute, je l'écoute. Ce n'est pas une relation linéaire. Le miroir révèle cette relation. Ces cuisses trop grosses, mais musclées pour finir un trail, on les aime, on les déteste. Au final, tout est une question d'équilibre, même s'il est très fragile. C'est essentiel de prendre ce temps pour vous resituer par rapport à vous, à ce que vous aimez. C'est pourquoi tout ce que j'énonce si facilement est, dans les faits, bien plus complexe. Cela relève d'un processus, d'un travail quotidien qui, j'espère, deviendra facile et simple au fil du temps. Plus de jours d'acceptation, moins de jours sans.

Prenez du temps pour vous demander ce que vous aimez vraiment. Trop longtemps, j'ai repoussé mes envies de reprendre le piano, de me mettre à la méditation, de lire davantage. J'ai eu l'occasion de repartir de zéro, car cette blessure m'y a forcé. J'aurais aimé avoir le courage de faire tout ça sans infliger à mon corps la douleur de cette fracture. La blessure n'est pas une trahison de notre corps. Une blessure en sport peut aussi renvoyer à une mauvaise passe dans notre vie. Si vous trouvez la clé pour la surmonter, si vous trouvez le moyen de prendre plus facilement du recul et de faire le tri entre ce qui est important et ce qui ne l'est pas tant que ça pour vous, vous vous en sortirez.

Blessure ou pas, échec ou pas, évacuez ce sentiment de culpabilité. Ne vous posez plus cette question : qu'est-ce que j'ai mal fait ? Qu'est-ce qu'il ou elle fait mieux ou plus que moi ?

Nous n'avons qu'une santé, qu'un corps, la vie est faite d'innombrables opportunités, sportivement, professionnellement, personnellement. Ayez le courage de tourner rapidement une page pour recommencer, car autre chose vous attend. Croyez en vous comme vous croyez en vous lorsque vous faites votre sport. Cette confiance est riche.

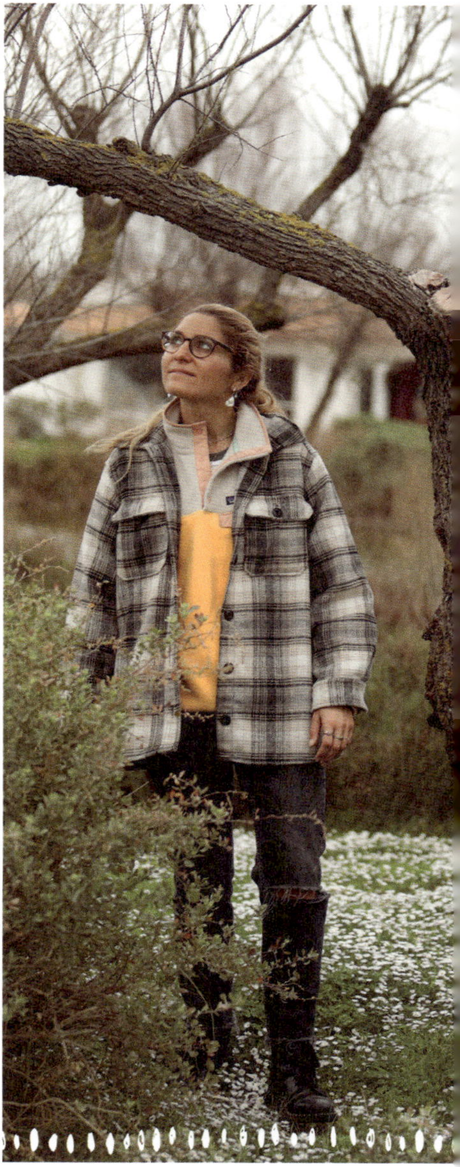

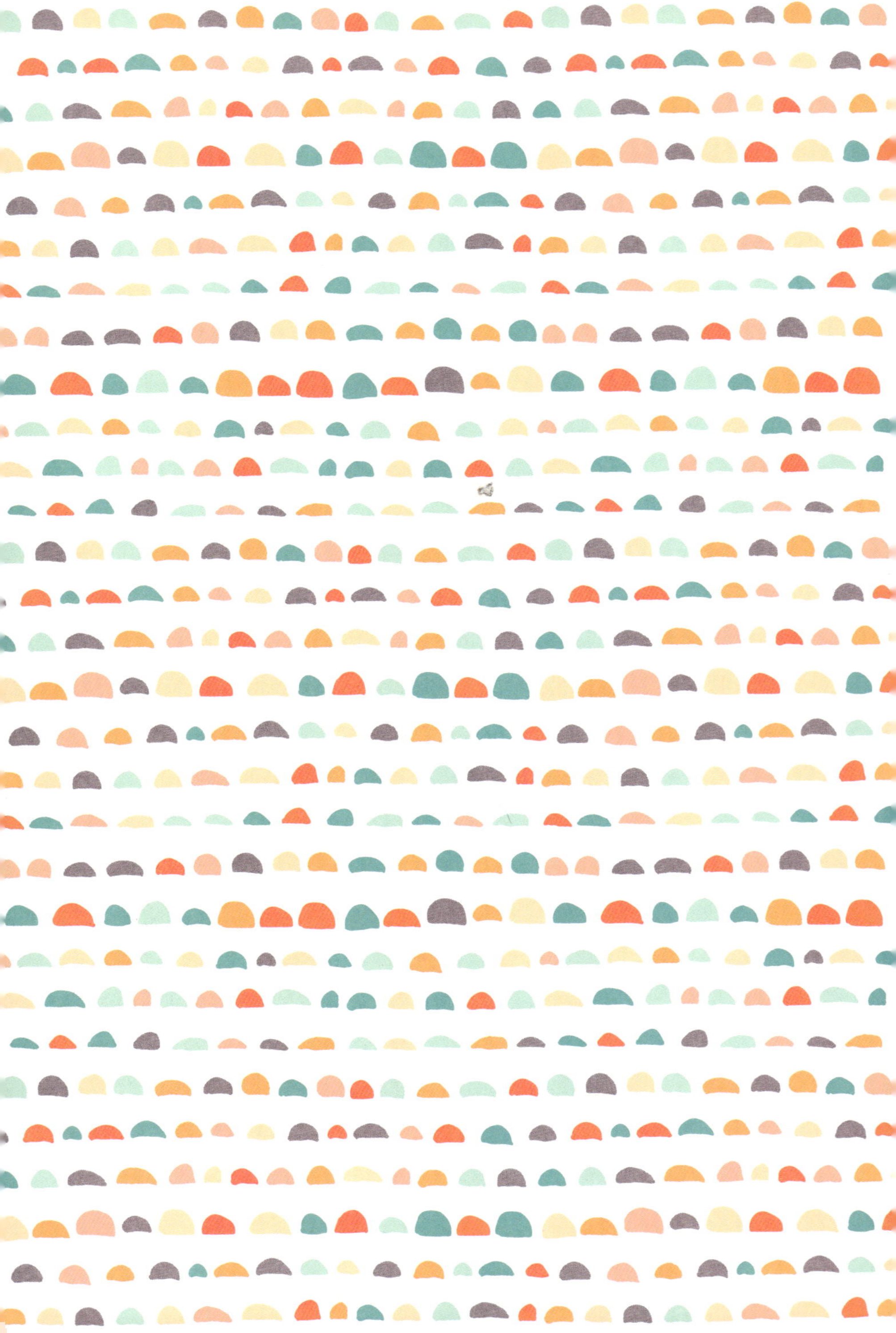

CHAPITRE 2

Se chercher

Le sport utilise particulièrement les données GPS. Votre application traduit chaque séance de sport en statistiques et en un tracé sur une carte autour du point de départ de votre course. Impossible de se perdre. Et pourtant, quel que soit le sport que nous pratiquons, je crois qu'il y a toujours un moment suspendu durant lequel le vide se fait en nous. La petite voix dans notre tête s'arrête. Nous avions enfilé nos baskets à la recherche de quelque chose. Finalement, nous ne trouvons pas ce que nous espérions. C'est différent, mais nous l'apprécions. Le sport peut vous transformer, peut vous changer, peut vous aider à vous découvrir On se cherche. **La course à pied est certainement le sport le plus efficace dans cette quête de soi. Après quoi courons-nous ?** Est-ce vraiment les objectifs ? Est-ce vraiment pour franchir une ligne d'arrivée ?

Que cherchez-vous ?

- Je cherche le vide en moi.
- Je cherche la convivialité.
- Je cherche le bien-être.
- Je cherche à évacuer.
- Je cherche à me connecter à la nature.
- Je cherche à perdre des kilos.
- Je cherche un corps différent.
- Je cherche à être en paix avec mon corps.
- Je cherche à m'isoler.
- Je cherche à me dépasser.

À force d'objectifs et de kilomètres, je crois que cette recherche n'a jamais réellement de fin. Nous la mettons sur pause, en appuyant sur « fin de séance » sur notre montre ou notre smartphone. Cette mesure de nos efforts est ce qui nous pousse à continuer sans cesse.

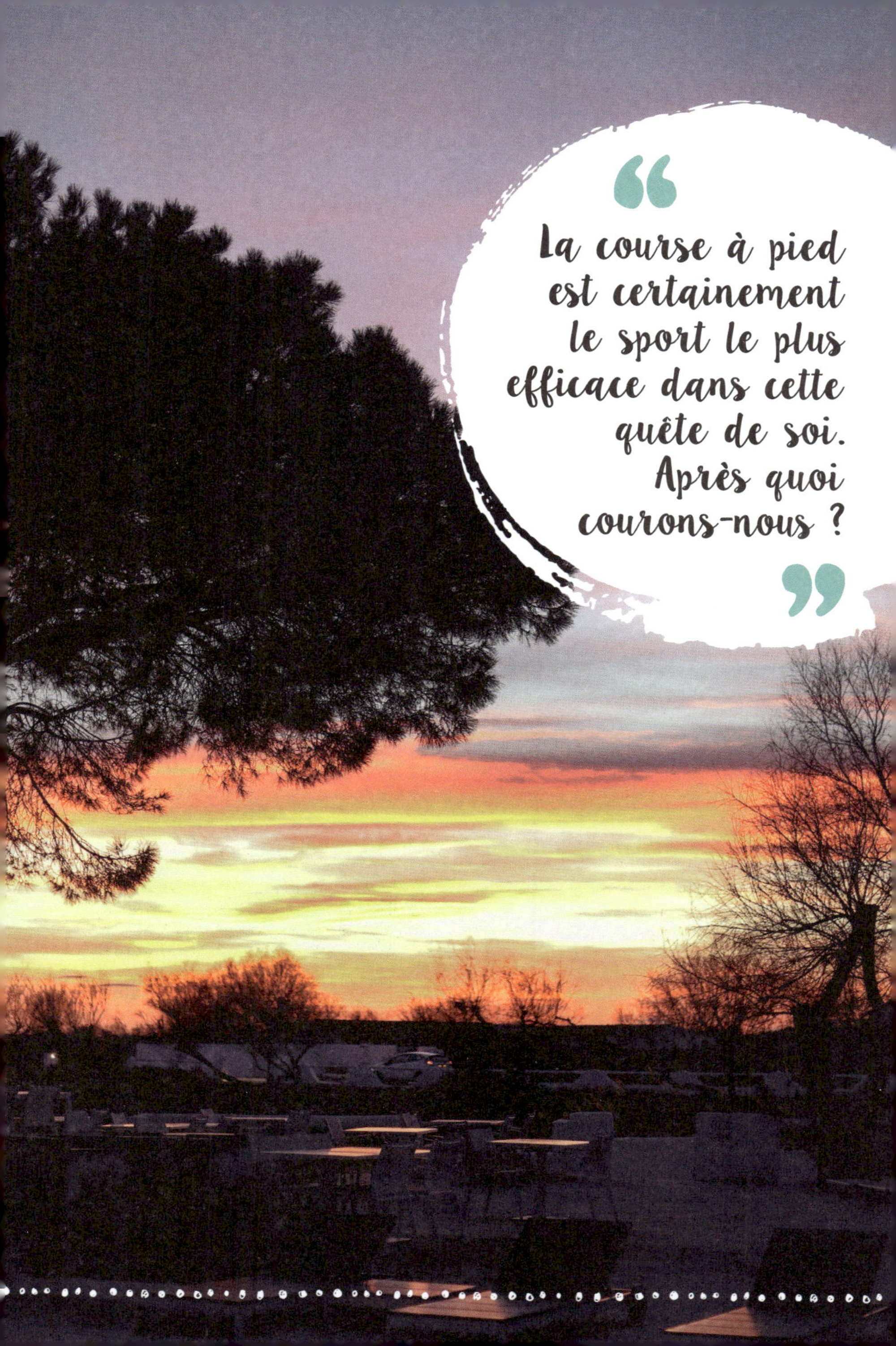

« La course à pied est certainement le sport le plus efficace dans cette quête de soi. Après quoi courons-nous ? »

Parfois, nous avons du mal à formuler notre recherche ou la motivation nous fait défaut et, souvent, on préfère un apéro en terrasse ou un film depuis son canapé. Lorsque l'on débute, la pratique sportive est un boulet... oui, un gros boulet avec lequel on court. Physiquement, le corps se prend une petite claque. Moralement, on a beau s'accrocher, en un clin d'œil, tous nos efforts peuvent s'envoler. À quoi bon ?

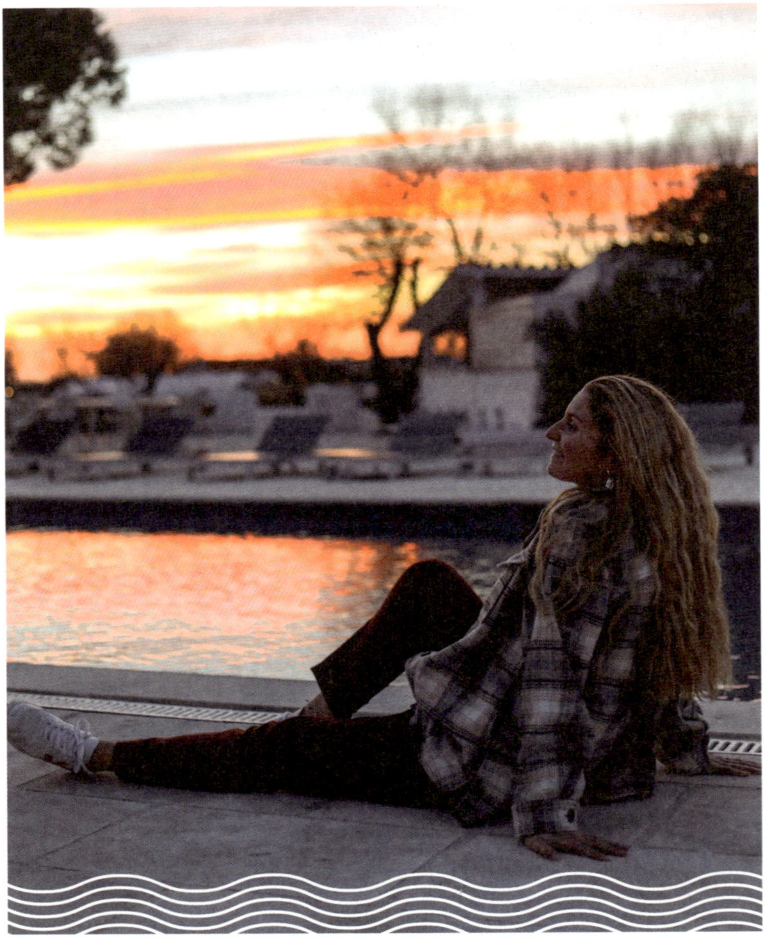

L'INFLUENCE DES RÉSEAUX *sociaux sur le sport*

Quand j'ai débuté le running, j'étais à l'autre bout du monde. Je venais d'arriver en Californie. Dans mon stage, les collègues me demandaient souvent ce que je faisais avant le travail ou après, car ils avaient une vie sportive trépidante avant d'arriver à 8 h au bureau. Vous avez bien lu. Mes colocataires aussi. Je ne connaissais personne au début et il est vrai que commencer la course à pied m'occupait un peu. J'ai attendu que le sport devienne une habitude pour moi avant d'en parler sur mon blog. Les réseaux sociaux n'étaient pas encore ce qu'ils sont aujourd'hui. Peut-être que j'aurais été mieux renseignée, plus motivée si j'avais suivi un ou une athlète, ou une communauté sur mon smartphone qui, quotidiennement, m'aurait encouragée en me réconfortant.

LE CÔTÉ POSITIF DES RÉSEAUX SOCIAUX

Aujourd'hui, les réseaux sociaux font partie de la pratique sportive. Partager sa séance, poster un selfie en plein entraînement, commenter la dernière sortie d'un ou d'une amie virtuelle, encourager avec un petit pouce le *workout* d'un ou d'une inconnue prolonge l'entraînement. Bien entendu, nous pouvons faire sans. La beauté de beaucoup de sports, dont le running, est de pouvoir pratiquer en solitaire. Parfois, nous avons besoin de cette solitude. Souvent, nous avons aussi besoin de socialiser et d'échanger sur notre passion pour le sport. Nous sommes nombreuses à ne pas avoir de proches dans notre entourage qui comprennent le running. Combien de fois sommes-nous critiquées, moquées ?

Conseils de prudence sur les pratiques des réseaux sociaux

- Ne partagez jamais le détail de vos parcours running ou trail.
- Ne divulguez jamais votre domicile.
- Restez toujours évasive sur vos habitudes en matière d'horaires et de lieux.
- Choisissez le niveau d'intimité de vos profils pour ne partager que ce que vous souhaitez.
- Ne comparez pas votre performance, votre corps avec les autres, vous êtes unique.
- Usez des options « bloquer » ou « restreindre un utilisateur » dès que vous en ressentez le besoin. Vous n'avez aucun compte à rendre.

Sur les réseaux sociaux, nous créons notre profil, mais aussi notre univers en sélectionnant les pages que nous voulons suivre. Nous voulons être motivées, échanger, être inspirées, avoir confiance en nous. Nos abonnements sont autant de pouces en l'air qui nous stimulent ou nous réchauffent le cœur. Nous ne consommons pas les photos sans un vif intérêt ou nous ne sommes pas passives dans nos échanges, nous y prenons part, car ils résonnent en nous.

Cette émulation est unique. En ouvrant son téléphone ou son ordinateur, on ouvre une boîte pleine de motivation, d'encouragement, de bienveillance et de soutien sans fond. Vous aurez toujours un petit *like* ou un commentaire pour vous motiver. Vous pouvez vivre dans un petit village et échanger avec quelqu'un à l'autre bout de la planète sur votre activité physique. Vous pouvez vous lancer des défis, vous pouvez vous dépasser, vous pouvez être conseillée, vous pouvez tester des sports et tout cela dans un univers « positif ».

La notion de bienveillance est celle que partagent les réseaux sociaux. En suivant les bonnes personnes, on se protège des autres qui sont négatives. Oui, oui, vous avez le droit de ne pas suivre tel profil qui vous fait culpabiliser et ne vous aide pas moralement. Il est essentiel de prendre conscience des réseaux sociaux sur notre vie.

Je parle de bienveillance, car tous les jours je suis témoin de ces liens qui se nouent et de ces petits bonheurs qui s'affichent en commentaire ou en photo. Nous manquons cruellement de reconnaissance et de compliments de nos

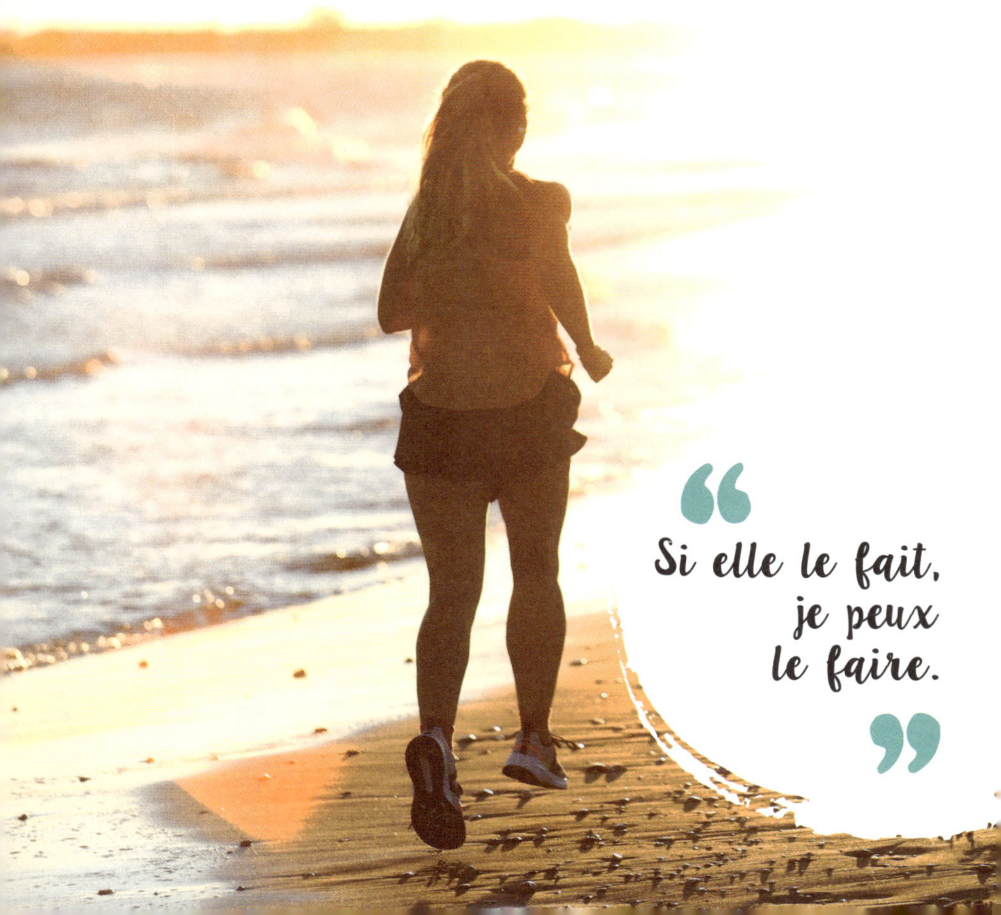

« Si elle le fait, je peux le faire. »

proches, souvent parce que notre famille ou nos amis ne comprennent pas notre engouement pour le sport ou ne mesurent pas combien nous nous investissons dans notre activité physique.

Sur Internet, votre communauté, le groupe Facebook, le hashtag ou le profil Instagram, vous entend, vous lit, vous comprend et surtout vous encourage. Un peu comme un coach personnel qui serait toujours dans votre poche, avec les bons mots ou les bonnes images.

Les mots et les images nous motivent. Une expérience postée peut faire écho à la vôtre, vous booster ou apaiser vos doutes. Au-delà de ça, vous pouvez aussi rencontrer de vrais amis toujours là pour vous *via* leur écran. Parfois, vous dépassez l'écran, car le hasard fait que vous vivez à côté ou que vous parcourez les mêmes chemins. C'est incroyable ! Je m'en émerveille à chaque fois. Les réseaux sociaux nous rapprochent et entretiennent des liens que nous ne pouvons pas forcément avoir *in real life*. Ce fut d'autant plus le cas lors du confinement. Je me connectais frénétiquement sur mes profils, surtout pour renouer avec d'autres personnes passionnées, à défaut de pouvoir vivre ma passion dehors.

Les réseaux sociaux sont une petite béquille sur laquelle s'appuie toute mon activité sportive. Je ne dirais pas que j'en ai besoin pour faire du sport, mais je ne considère pas ma pratique possible sans eux. J'aime partager ce que je fais. Je partage mes photos, parcours, doutes, joies, challenges, préparations. **J'aime suivre les activités d'autres sportifs ou sportives, car cela me motive, comme un écho à ma propre pratique, me donne l'envie de m'entraîner, mais surtout la confiance en moi.**

Le Dubndidu crew, toujours là

Si vous avez lu mes autres ouvrages sur le running, vous avez peut-être entendu parler de ce groupe virtuel. Ce n'est pas un club fermé, c'est juste une communauté de femmes qui souhaitent échanger sur le sport, partager leurs activités et pourquoi pas se rencontrer. C'est la chose dont je suis le plus fière. Pouvoir nous réunir autour de cette passion commune qu'est le sport quel que soit l'endroit où nous vivons, c'est magique ! Ce groupe sur Instagram ou Facebook brave les distances géographiques et sociales pour bavarder et publier ce qui nous fait plaisir, ce qui nous touche, ce qui nous motive et nous fait transpirer. Cette émulation est unique, si précieuse. Pendant le confinement, je crois qu'elle en a aidé plusieurs à faire face au manque de pratique sportive. Quelle que soit la situation, il y a toujours une oreille attentive, un mot amical dans cet espace bienveillant.

« Si elle le fait, je peux le faire. »

C'est cette phrase que je veux transmettre, c'est cette motivation que je veux inspirer au fil de mes ouvrages. Mais peut-être pas comme vous l'entendez exactement...

LEUR CÔTÉ NÉGATIF

Inutile de le nier, les réseaux sociaux ont aussi leur part d'ombre. Leur utilisation, surtout en sport, est à double tranchant. Si l'on regarde l'autre face, nous avons ces corps exposés, ces performances revendiquées et cette pression muette, mais tellement forte.

Reprenons ma petite phrase que j'apprécie toujours autant, mais qui, pourtant, n'est vraiment pas réaliste, voire fausse. Ce n'est pas parce qu'une personne fait quelque chose que vous pouvez ni ne devez la faire. Bien sûr que c'est motivant de se dire « Si elle le fait, je peux le faire », mais c'est aussi beaucoup de pression, de stress, d'angoisse et d'interrogation. Malheureusement (et aussi heureusement), nous n'avons pas toutes le même corps, nous ne sommes pas toutes égales dans notre pratique sportive et dans notre vie. C'est difficile à accepter. Je crois que c'est pourtant ce qui rend le sport magique : nous avons toutes des physiques et des capacités, mais aussi des envies et des quotidiens différents. Ceci nous permet de vivre des aventures sportives totalement uniques. Résultat, il est peut-être impossible de faire la même chose, d'avoir le même projet que cette jolie sportive sur Instagram.

Sans recul, on peut très vite culpabiliser « de ne pas pouvoir faire autant » qu'elle. On peut très vite être découragée, démotivée… pire, se sentir nulle. Les réseaux sociaux sont des vitrines qui brillent de mille feux. On y poste le plus beau : les records, les abdos, les sommets. On y partage moins les échecs, les frustrations, les entraînements, les séances ratées, la sueur. Le sourire, l'autosatisfaction, la fierté comme les muscles tendus sont la norme.

J'ai longtemps alimenté ce monstre qui me portait à me dépasser tout en nourrissant mon anxiété. Je devais faire de belles photos, je devais à chaque course battre mes records, je devais courir à tel rythme, je devais être comme ci, je devais être comme ça. Je devais être un bon exemple tout en expliquant que je n'étais pas parfaite. Pour inspirer, il faut être inspirante. L'échec est-il inspirant ? La cellulite ? La transpiration ? La préparation ? L'absence de médaille ? L'abandon ? Le corps relâché ?

Je n'ai jamais souhaité devenir un modèle, un objectif pour certaines ou une source de culpabilité pour d'autres. Je ne suis pas un corps, je ne suis pas un chrono, mais je suis devenue une sorte de profil où on vient se motiver. Comme nous l'avons vu en première partie de ce livre, notre corps est fini, il ne peut pas aller toujours plus haut, toujours plus loin. Ce n'est pas une machine à sous qui, à force de taper dessus, va vous cracher de beaux abdos, des cuisses fines, un fessier à la Kardashian, des records, des médailles.

Cependant, Instagram est un scroll sans fin de corps, de phrases alignées vous prouvant le contraire.

« Si elle le fait, je peux le faire. » Oui et non. C'est sur le tard que nous prenons du recul. Que nous apprenons à faire le tri. Il est essentiel de le faire, de décider de suivre un compte ou de se désabonner parce qu'il ne vous apporte plus rien de positif ou aucun bien-être. Plongez-vous dans votre liste d'abonnements et interrogez-vous. Est-ce que suivre ce profil m'apporte toujours ce dont j'ai besoin ? Une bonne image de moi ?

Prenez plutôt cette phrase inspirante comme une main tendue pour aller dans la direction que vous souhaitez. Si j'ai pu suivre mon itinéraire, peut-être, et même certainement, que vous pourrez entamer le vôtre.

Body goal

Qui n'a jamais fait défiler des images de femmes aux corps sublimes ? Qui n'a jamais voulu avoir ces corps ? Avoir ces formes ? On épingle une photo, on la sauvegarde sur nos téléphones, nos ordinateurs. On stocke ce « corps » en se le fixant pour objectif. **Je veux son corps. Je veux ses abdos. Je veux ses fesses.**
Moi-même, je l'ai fait. C'est motivant, mais c'est aussi un mensonge. C'est physiquement et moralement une maltraitance, car nous avons chacune un corps unique. Même avec du renforcement ciblé, nous ne prenons pas du muscle uniformément. Même avec un régime drastique, nous ne perdons pas de la graisse au même endroit, car nous la stockons toutes différemment.
En vous obstinant à sculpter votre corps pour le faire entrer dans un moule qui n'est pas fait pour lui, vous vous faites profondément du mal. La notion anglaise de « body goal » n'est pas réaliste, car nous ne sommes pas toutes égales face à la pratique sportive et face à l'alimentation. Bien sûr qu'avoir un objectif, c'est motivant, mais il se doit d'être réaliste. Peut-être que les images des réseaux sociaux vous motiveront au début, mais au fur et à mesure, construisez-vous un objectif qui vous corresponde.
Je sais que c'est tellement plus facile de l'écrire que de le vivre. Faire du sport ou suivre un régime peuvent vite devenir une maltraitance, une obsession. C'est difficile pour moi de le reconnaître, car j'avoue, j'idéalise beaucoup la pratique sportive. Dans mon quotidien, elle m'apporte énormément de bien-être, mais je n'oublie pas mes débuts, à quel point bouger, transpirer était source de stress, de honte, de syndrome de l'imposteur, de pression pour « y arriver ». Appropriez-vous vos objectifs doucement, mais sûrement.
Le popotin de Kim K., on s'en fiche, non ?

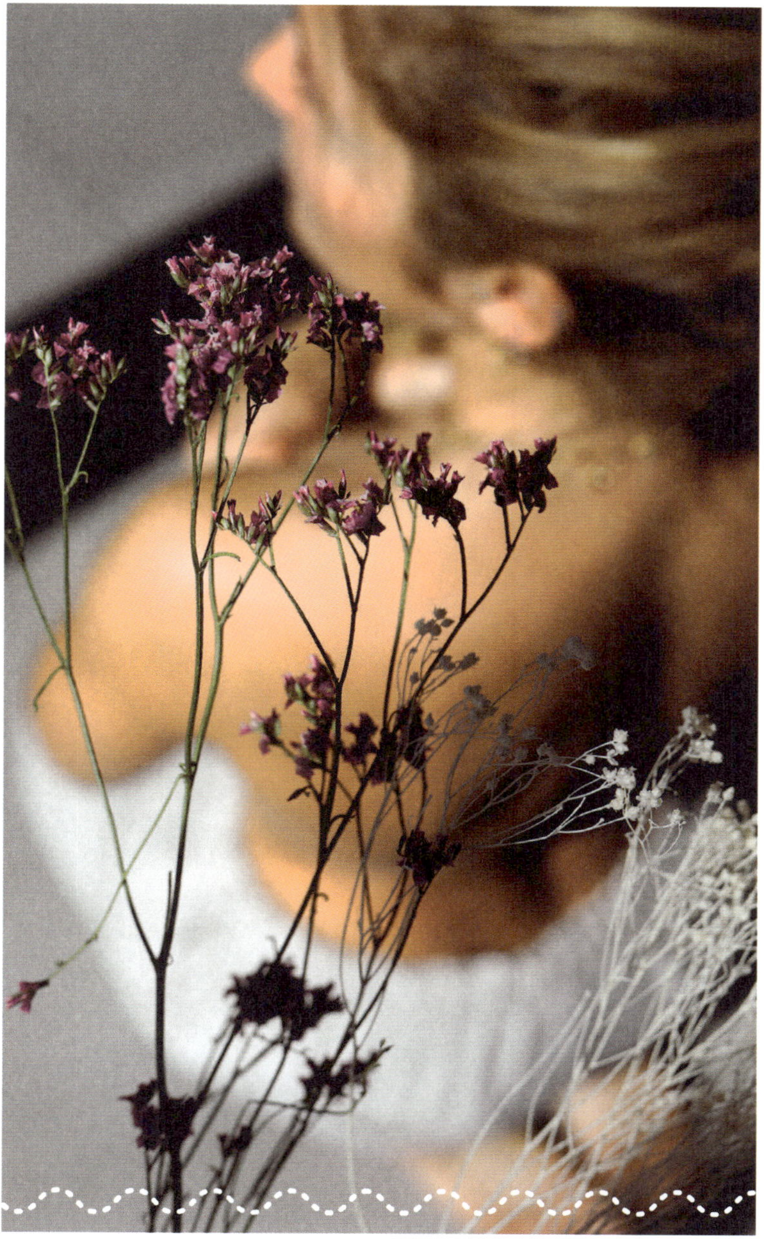

Enfin, n'oubliez pas que les réseaux sociaux sont des fenêtres ouvertes que vous pouvez à tout moment fermer. Parfois, j'ai besoin de la positivité des réseaux sociaux pour en insuffler dans ma vraie vie. D'autres fois, je vomis ces photos parfaites, survitaminées, car j'ai besoin de réconfort, j'ai besoin que l'on me dise que, même si ce n'est pas parfait, c'est bien quand même, que je suis bien, que tout va bien. Je ne veux pas alors sortir de ma zone de confort, je veux du repos, de la douceur, de l'écoute, de la patience, de la réalité. La réalité n'est-elle donc vraiment pas « attrayante » ? Pour quelle raison est-ce que j'ouvre mon smartphone et me laisse absorber dans ce scroll sans fin de corps ? Ai-je envie que l'on me rappelle la réalité ou ai-je plutôt envie de rêver ?

Je n'ai pas de réponse, car nous voulons toutes cet équilibre difficile entre réalité et rêve. Personnellement, j'essaie de coller le plus à mes objectifs, de rester motivée sans penser pour autant que « rien n'est impossible ».

C'est faux, nous avons toutes des obstacles qui se dressent devant nous et qui rendent pas mal de choses impossibles. La liste est longue. Les réseaux sociaux permettent le partage, montrent les bons comme les mauvais moments de nos vies. Mais l'autre face, c'est que nous nous comparons aux autres sans que nous en ayons totalement conscience. C'est l'un des plus grands maux des réseaux sociaux. Peut-être que je partage, car ça me fait plaisir, car je suis fière de ce que j'ai fait. Peut-être que je ne veux plus partager, car j'ai reçu un commentaire agressif, moqueur, car je ne me sens pas légitime.

Dans ce cas, triez ou fermez la page. Ne vous faites pas du mal. N'abîmez pas votre passion pour un sport parce que vous vous comparez à des profils virtuels déshumanisés.

TÉMOIGNAGE
Emmanuelle

Je viens d'une famille qui aime bien manger et bien boire, et où la seule façon de quitter la table, c'est après avoir fini son assiette. Du coup, j'aime manger, pas vraiment jusqu'à la sensation d'avoir le ventre plein, mais j'aime goûter à tout.

J'ai donc depuis toujours quelques kilos en trop et les gens autour de moi ne m'ont pas vraiment aidée à apprivoiser mon corps, à le respecter ou à voir au-delà de ce petit gras autour de mon ventre. Le mal est fait, je ne me suis jamais sentie belle ou simplement bien dans mon corps. Trop grosse par rapport à mes amies, trop faible par rapport à mon frère (bien sportif), je n'aimais pas mon corps et je n'en prenais pas soin.

À 20 ans, je suis depuis 2 ans déjà dans une relation toxique qui finit d'achever le boulot. Je suis jugée en permanence, de mes kilos en trop au profil de mon visage, en passant même par mon dos ! Rien ne va !

À 25 ans, heureusement, je commence à faire un peu plus de sport qu'avant. Je veux m'améliorer physiquement, coller aux standards, être mince, une bombe quoi. Le truc typique.

Je sors courir au bord du lac, je fais de la pole dance, des entraînements de fitness. Et soudain, je rencontre mon futur mari, qui m'aide petit à petit à reconstruire une confiance en moi avant de partir à New York pour 9 mois étudier la gemmologie. Le sport n'est toujours pas très loin, mais ce n'est toujours pas vraiment ça. En rentrant en Suisse, je me remets à courir gentiment et je cours mon premier 10 km, et puis je me dis que, physiquement, je suis plutôt en forme.

Mais je suis toujours loin des modèles Instagram ! Je ne suis toujours pas une bombe. Alors je continue à courir et, de fil en aiguille, je peux courir 10 km sans trop de problèmes. Je perds beaucoup de poids pour notre mariage, je me sens bien ! Et en même temps, je me dis que ce qui est important pour moi, c'est d'être en bonne santé.

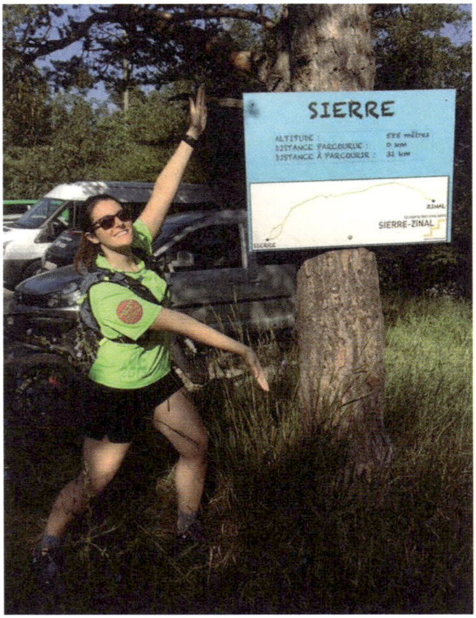

Je cours de plus belle, je me prépare mieux physiquement et je tente 20 km. Qui passent bien ! Tout le monde me félicite et mon mari me dit que, parmi nos amis, je suis une des rares qui peut faire ça.

J'apprends ce jour-là que ce corps que je n'aime pas esthétiquement est une machine fabuleuse qui me permet de voir, sentir, courir, respirer. Le sport devient alors un moyen de l'entretenir, de tester ce que je suis capable de faire et ce que je peux endurer. L'année suivante, je pousse le test plus loin et je participe à une course de montagne mythique en Suisse : la Sierre-Zinal. Durant la course, je sens mes muscles se contracter, l'air aller et venir dans mes poumons, je deviens consciente de tout ce qu'il se passe en moi.

Je suis sereine. Je finis cette fabuleuse course, reconnaissante et heureuse. Mon corps peut (littéralement) gravir des montagnes.

Aujourd'hui, j'ai repris beaucoup de poids, j'ai toujours mon gras autour du ventre, je ne m'aime toujours pas esthétiquement. Mais j'aime plus que tout mon corps pour ce qu'il me permet de faire. Je vais avoir 30 ans cette année et, quand je me regarde dans le miroir, je me dis : « Pff, bof, les poignées d'amour... Oh, et ces jeans que je ne peux plus mettre... Ouah, mais en même temps, t'as fait 31 km en course de montagne ! »

Emma : 1 point, les standards de beauté : 0

LES « RAGEUX »

J'aime imaginer ces fameux trolls derrière leur clavier, tout verts, poilus, ricanant, le rictus figé, à scroller, tout en déversant leur jalousie et leur bêtise.

« Tu ne cours pas assez vite. »
« Tu es enceinte ou tu as pris du poids ? »
« Ah, ah, on ne voit pas tes abdos sur cette photo ! »
« C'est du trail, pas une randonnée. »

Quand je me suis lancée sur Internet en 2009, je ne m'attendais pas à ce déversement gratuit de haine et de jalousie. Des forums, des blogs, des pages Facebook qui se moquent de mes contenus, de mon physique, de mes performances et ricanent comme des hyènes, matin et soir. À une époque, j'étais même terrorisée à l'idée d'ouvrir certaines applications et de tomber de nouveau sur des commentaires plus immondes les uns que les autres. J'avais 18 ans quand ça a commencé. J'en ai 29 ans aujourd'hui et j'en reçois encore quotidiennement. Ce n'est que depuis récemment que l'on parle de harcèlement en ligne. J'ai encore du mal à prendre du recul, car il est vrai que c'est fréquent. Je pensais à l'époque que je devais accepter ces comportements parce que j'avais décidé de m'exposer.

C'est souvent les mêmes qui viennent critiquer chacune de vos publications. Ce ne sont pas des insultes, mais juste des commentaires pour vous blesser, vous harceler, vous attaquer personnellement. Je pourrais comparer ça à ce groupe d'élèves dans la cour de récréation qui ricanait sur votre passage en parlant très fort afin que vous entendiez bien que vous étiez le sujet de leur conversation. Vous. Votre corps. Vos photos. Vos performances. Jamais comme il faudrait.

On pourrait croire que poster sur les réseaux sociaux signifie accepter ces comportements. Il n'en est rien. Que l'on critique mes contenus, certes... mais que l'on s'attaque à ma personne, non. Auparavant, j'essayais de comprendre : ai-je vraiment fait quelque chose de mal ? Je me remettais en question, car forcément, ils avaient raison quelque part.

Au nom de la liberté d'expression, il fallait leur laisser de la place.

Puis au fil de leurs divagations, je me suis interrogée. Sont-ils légitimes pour me critiquer ? Je ne suis pas un média, je partage « ce qui me plaît ». Vous partagez ce que VOUS aimez.

Quand vous invitez des amis chez vous, dans votre foyer et que vous partagez un plat, un apéro, accepteriez-vous des comportements agressifs, de tels commentaires ? Non. À présent, je considère mes plateformes comme ma table, ma maison. Je veux que ce soit des lieux où je partage ce qui me plaît. Je ne suis pas du tout fermée à l'échange, au débat et ce, de manière constructive, comme toute bonne rencontre entre deux personnes, mais j'ai tracé une ligne précise pour protéger ma santé mentale et ma passion.

Je me souviens particulièrement de certains coureurs Adidas Boost Paris qui nous ont harcelés, mon petit ami et moi, pendant plusieurs mois. Tout le temps, sur Twitter, sur Instagram. Tout était un prétexte pour venir nous critiquer encore et encore. Déjà, à l'époque, j'avais ma carapace, mais je n'aurais jamais cru que ces gens s'amuseraient à attaquer aussi mon compagnon. J'avais déjà subi pendant des années des critiques sur mon contenu, ma personne, sur des blogs ou des forums. C'est triste de se dire qu'on est habitué à de tels comportements, mais malheureusement, j'ai cette

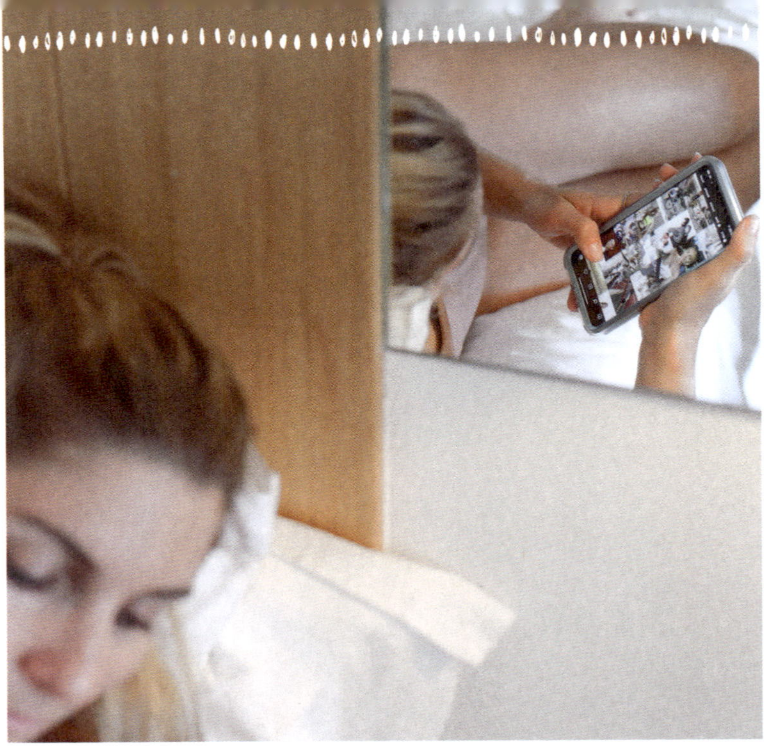

impression que nous en avons toutes été victimes ou que nous le serons un jour ou l'autre. La parole s'est libérée depuis quelques années, on désigne les harceleurs, cependant cela n'empêche pas leurs comportements malsains encore de nos jours. Aucune prévention n'est faite.

Comme je vous le disais, pour moi, ces trolls devaient être des personnes foncièrement aigries, jalouses et tristes. Or, il m'arrive parfois d'aller visiter leurs profils, il s'agit d'êtres humains tout à fait normaux à qui personne n'a peut-être dit que, même sur Internet, on ne pouvait pas s'adresser de la sorte à d'autres êtres humains. Comme si l'écran du smartphone ou de l'ordinateur supprimait le filtre de politesse qui, dans la vraie vie, nous retient d'aller demander à la femme que l'on croise si elle est enceinte ou pas, car on trouve qu'elle a du ventre.

NE DEVENEZ PAS UN PETIT TROLL TOUT VERT

Le comportement de ces trolls n'est pas normal, mais ce n'est pas à moi, encore moins à vous, d'éduquer ces gens. Internet fait partie de nos vies depuis plus de 20 ans maintenant, Instagram depuis une dizaine d'années. Il serait temps que les réseaux sociaux soient plus proactifs en la matière. Nous n'avons pas toutes à nous construire une carapace ou à jouer les modérateurs à propos d'une photo.

Nous sommes tous le troll de quelqu'un

Nous avons tous critiqué, dans notre tête, une personne que l'on apprécie dans la vraie vie ou un profil que nous suivons pour de bonnes raisons au début. Nous avons même franchi le pas et lâché ce petit commentaire qui nous titillait. Son sourire, son corps, l'expérience qu'il ou elle partage, tout nous horripilait. Alors, si vous vous surprenez aussi dans le rôle du troll (oui, oui, ça nous arrive tous et toutes d'avoir des envies de « bitcher », oups, je l'ai écrit !), rembobinez. Est-ce que ces sentiments sont vraiment ressentis contre ce profil ou contre moi-même ? Est-ce que cette personne mérite de connaître le fond de ma pensée qui n'est pas très nette ? Est-ce que je n'ai pas juste passé une très mauvaise journée au point d'avoir besoin de me défouler sur la première personne qui passe dans la vraie vie ou sur mon smartphone ? Est-ce que je ne pourrais pas passer à autre chose ou trouver un moyen qui ne blesse personne pour me vider la tête ? Moi aussi, j'ai parfois cette atroce envie de pianoter et de sortir un commentaire bien senti qui dise tout le mal que je souhaite à une personne, un profil qui n'a rien à voir avec ce que je ressens et qui ne mérite pas un post négatif.

Ne les laissez pas, eux ou qui que ce soit d'ailleurs, gâter l'espace que vous vous êtes créé. Vous avez le droit de leur fermer la porte, vous le devez sans remords pour vous et votre santé mentale.

Bloquez-les, ne leur répondez pas, car cela n'alimentera que davantage leur soif de vomir des commentaires ou des attaques. Ne cherchez pas à les éduquer, à argumenter, car cela vous coûtera. Cet espace de bienveillance est précieux. Il suffit d'un message malveillant sur une vague de gentillesse pour tout abîmer. Il est très long de se construire une carapace, alors soyez intransigeante sur qui vous acceptez à votre table pour votre mental et votre équilibre. Vous vous épargnerez des soirées, des nuits à ressasser. Vous ne tomberez peut-être pas dans les travers de la comparaison et du « et s'ils avaient raison ? ». Leurs mots peuvent vous dévorer de l'intérieur. Je n'exagère pas. J'ai moi-même longtemps sous-estimé le mal que les mots d'inconnus pouvaient générer en moi.

Ce que vous faites, ce que vous réussissez a de la valeur.

Ne vous laissez pas atteindre. Ne laissez jamais la porte ouverte à ces comportements. Bloquez les trolls immédiatement, virtuels comme réels. Je sais que c'est difficile, surtout lorsqu'on est très jeune ou d'un caractère plus introverti.

J'aimerais conclure sur une note positive, mais il me semblait essentiel de vous faire connaître les deux faces des réseaux sociaux. Je souhaiterais tellement que vous n'ayez que les bons côtés, car c'est un partage si enrichissant. Cela dit, vous êtes armée à présent. Moi, je ne l'étais pas, maintenant, je le suis.

NOTRE RAPPORT au corps

Les réseaux sociaux montrent aussi des corps normaux, à côté de corps lisses, figés dans la vingtaine, photoshopés, parfaits mais si irréels. Votre corps est aussi normal et singulier que n'importe quel autre corps. Votre taille, vos cheveux, votre couleur de peau. Et franchement, il suffit aussi de se glisser dans n'importe quel vestiaire de sport pour réaliser cette beauté plurielle des corps. Je ne me suis jamais sentie aussi bien dans ma peau depuis que j'ai enfin pu voir des corps différents, que ce soit en salle de sport, à la piscine ou sur mon smartphone. C'est ça, la normalité. Enfin, qu'est-ce que la normalité après tout ? Je devrais dire que c'est la diversité. On devrait la voir partout.

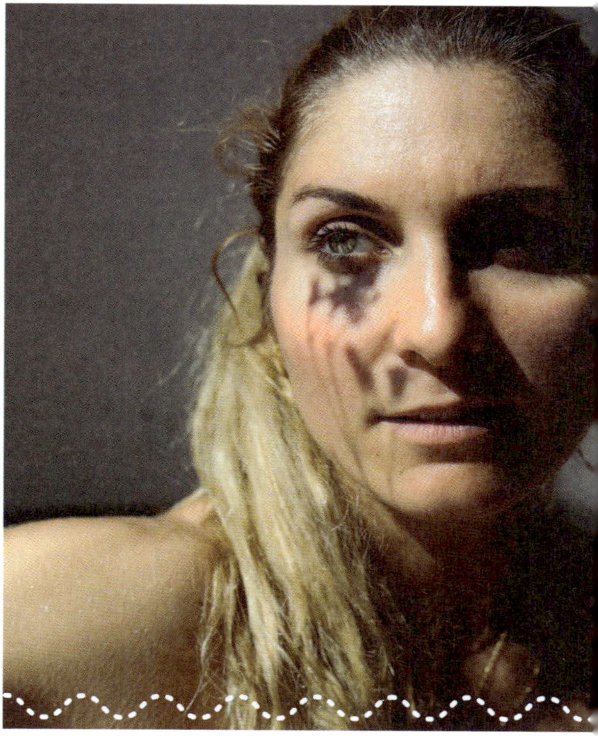

L'autre réalité des filtres

Les réseaux sociaux, et surtout Instagram, ont bien changé depuis leur création. Avant, on postait des photos de nous prises dans l'instant, sans retouche, car c'était déjà bien de pouvoir en faire sur nos téléphones. Parfois pour le fun, on ajoutait un filtre afin de l'embellir un peu ou de se donner un petit style différent. À présent, la photo naturelle est une denrée en voie de disparition. Même sur mon Instagram, j'ajoute toujours un filtre. Je n'édite pas la morphologie de l'image, cependant, j'offre ma vision de ma réalité : plus de couleurs, de vibrance. Osmany, qui a réalisé les photos pour cet ouvrage, me surnomme « Miss Saturation ». La photo me permet de transmettre plus qu'un paysage ou un moment saisi, je peux y glisser de la joie, ma personnalité. Je crois que j'ai tout de suite réalisé le pouvoir des images sur Instagram, sur Internet plus largement. C'est un moyen à part entière d'expression et de communication, mais aussi de mensonge. Il existe une multitude d'applications pouvant éditer des photos en transformant votre corps. Personnellement, je me suis toujours refusé de les utiliser, car je n'ai pas de problème avec mon corps, et ce qui me lie à vous est la passion, la confiance. Lisser la peau, amincir son corps, augmenter les fesses, non. Je change juste la couleur du ciel, j'enlève un poteau électrique, d'autres gens sur la photo… **Le hashtag Instagram *vs* Reality,** qui est apparu il y a 1 ou 2 ans, souligne cet écart entre la perfection absurde dans laquelle cette application nous entraîne et la réalité qui n'a rien à voir avec elle.

Au-delà des photos, les vidéos et les *stories* sur lesquelles on peut appliquer des filtres sont également des petits arrangements avec la réalité qui encouragent une distorsion de notre regard sur nous-mêmes. Une peau lisse, des yeux déjà maquillés, plus de rides, plus de fatigue ça fait plaisir, mais ces petits riens numériques de « réalité virtuelle » (quelle ironie dans

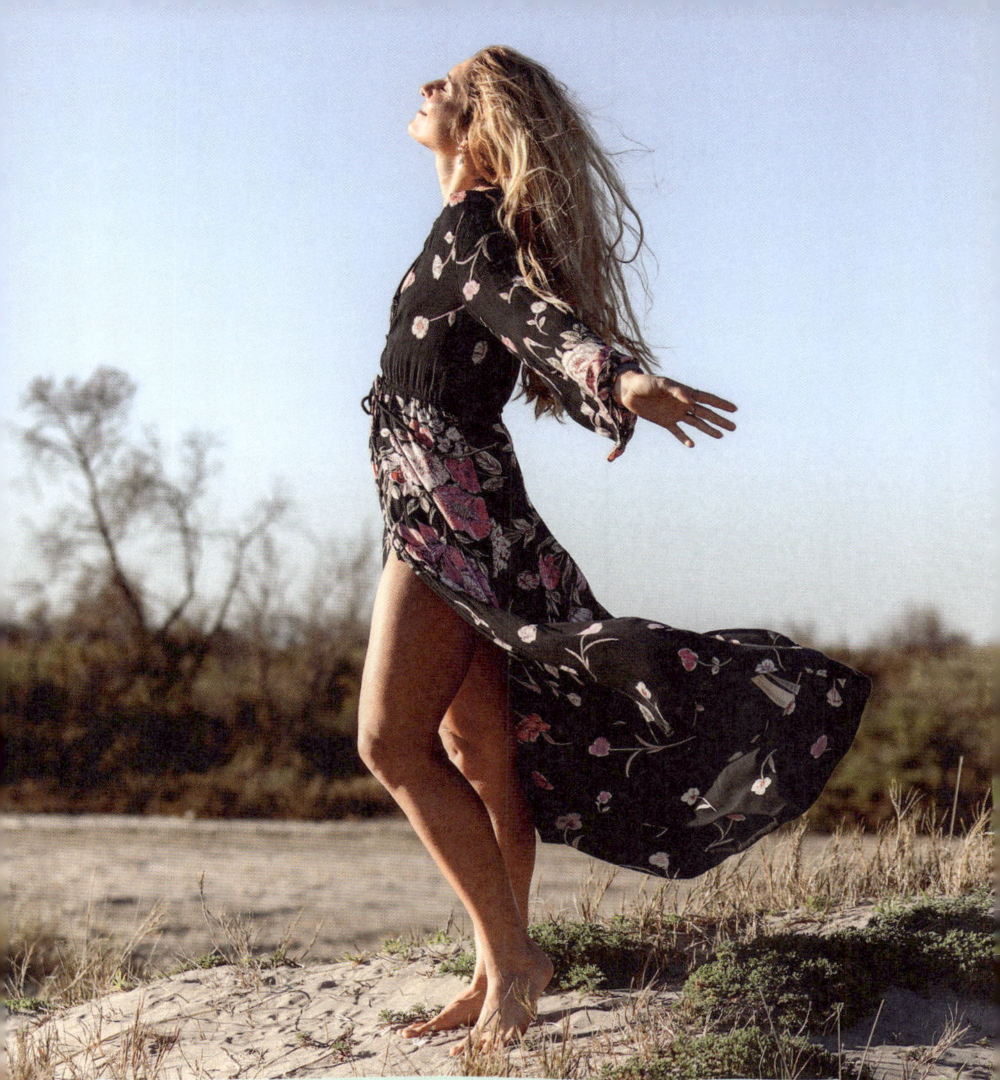

cette expression !) peuvent avoir des conséquences au fil du temps. La réalité n'est-ce pas cette belle image de nous dans nos smartphones ? A-t-on vraiment envie de se voir sans filtre ? C'est extrêmement déstabilisant et j'ai cette sensation qu'à terme, ces filtres peuvent aller au-delà et profondément affecter notre confiance en nous. Si on ne vous l'a pas encore dit, vous êtes belle, avec ou sans filtre, avec ou sans maquillage.

Instagram ou Facebook ne se résument cependant pas à ces photos parfaites, culpabilisantes. Il est vrai que la norme demeure celle de belles femmes, fines et athlétiques, souvent blanches. J'en fais partie. Je fais partie de cette norme, que j'alimente peut-être malgré moi. Je suis blanche, je suis relativement grande (en réalité, sur les photos, on s'en fiche, non ?), je suis athlétique, mince, je fais du 34/36. Je devrais même écrire que « je suis la norme ». Je ne suis peut-être pas la norme des mannequins qui me donnaient des complexes à l'adolescence, mais je suis une certaine norme d'aujourd'hui.

Peut-être, c'est même sûr à vrai dire, que mes photos peuvent donner des complexes. J'essaie de montrer mon corps dans sa diversité : lorsque j'ai mes règles, avec de la cellulite, lorsque j'ai bien mangé, abdos tendus ou relâchés. Chaque photo révèle une chose de moi. C'est très difficile de se montrer ainsi. Il faut avoir les reins solides pour accepter de se dévoiler, de dévoiler cette pluralité qui ne correspond pas aux critères de la beauté. Je n'en ai pas honte, car mon approche de mon corps a changé. J'y reviendrai.

« Le sport fut comme un mariage, un coup de foudre, une union de mon moi intérieur avec mon moi extérieur. »

Il faut, comme pour nos amis les trolls, beaucoup de recul pour ne pas scruter méticuleusement notre corps dans le miroir. On se compare aux autres à la recherche de tous nos « défauts » : pas assez ceci, pas assez cela.

Compétition entre femmes

Malheureusement, nous entretenons cette pression que nous exerçons sur nos corps de femme. Nous nous faisons ouvertement des réflexions sur nos formes ou notre poids. Nous, les femmes, sommes notre pire ennemi. Dès qu'un petit ventre s'affiche, nous demandons à notre amie si elle est enceinte ou nous lui faisons remarquer qu'elle se laisse aller. Nous la rappelons à l'ordre, peut-être sans même prendre conscience que nous dépassons les bornes, que nous la renvoyons aux normes de beauté ou d'exigence auxquelles nous nous opposons.
Il est essentiel d'apprendre à déconstruire cette pression, mais aussi cette compétition entre nous. Nous devrions nous soutenir, nous complimenter sans arrière-pensée, nous détacher de cette compétition à qui sera la plus belle, car nous le sommes toutes à notre manière. Vous croyez que c'est extrêmement candide d'écrire cela ? Je ne le crois pas, car la beauté, c'est aussi des comportements courageux et solidaires, pas juste un corps figé dans une norme. Mais comme pour tout, c'est un entraînement quotidien pour se sortir de cette compétition entre femmes à laquelle nous participons malgré nous.

Le sport a ce pouvoir de nous transformer mentalement comme je vous l'expliquais, mais aussi physiquement. Nous nous musclons : bras, épaules, cuisses, fessiers, mollets. Tout muscle peut se travailler. Il n'y a pas une approche du sport supérieure à une autre. Faire du fitness, de la musculation pour se sculpter un corps de rêve, de nos rêves, n'est pas à dénigrer. C'est une manière comme une autre de transpirer, de le reconquérir. Tout comme faire du sport pour maigrir.

Nous avons toutes nos raisons de bouger, on ne peut pas toutes naturellement accepter nos corps tels qu'ils sont. Franchement, ce que je viens de dire n'est pas vrai. Quelle que soit notre approche, le sport permet de nous accepter, physiquement et mentalement. Il est essentiel de le valoriser.

Bouger son corps, c'est prendre conscience de son existence, de sa singularité, sans établir des comparaisons. J'ai vécu mes débuts en sport comme une sorte de reconquête de mon corps. Je le découvrais, non, je le rencontrais pour la première fois, je le voyais autrement. Je vivais une sorte de dualité. Il y avait moi et il y avait ce corps que je voyais dans le miroir. **Le sport fut comme un mariage, un coup de foudre, une union de mon moi intérieur avec mon moi extérieur,** avec cette enveloppe si imparfaite, mais qui devenait si essentielle à mon équilibre mental et physique. En bougeant, je sentais mes os, mes muscles, ma chair. Tout fonctionnait ensemble, avec quelques fausses notes, mais je n'avais jamais vécu, jamais entendu ce chant en moi. Quand je me regardais dans le miroir, je ne voyais plus un corps, je me voyais moi, Anne, sportive. Je ne voyais plus ces cuisses qui se touchaient, je voyais mes jambes qui me portaient si loin. Je ne voyais plus ce ventre, je voyais mon buste puissant qui me permettait de faire des exploits.

Je ne dis pas que je suis belle, et à vrai dire, ce n'est plus ce qui m'intéresse. Je veux juste soigner ce corps qui m'est si précieux pour être heureuse et pour pratiquer ma passion. Et malheureusement, je ne l'ai pas toujours fait. Votre itinéraire vers la réappropriation de votre corps sera différent, il sera le vôtre, il sera plus long, plus court, mais indéniablement, le sport sera le plus bel outil de reconquête que vous puissiez avoir. Mais comme tout outil, il est à double tranchant.

TÉMOIGNAGE
Stéphanie V.

Le sport a changé beaucoup de choses dans ma vie, et notamment la vision que j'avais de moi. Je pratique un sport qui n'est pas considéré comme féminin, la musculation, et pourtant, je ne me suis jamais aussi sentie femme qu'aujourd'hui. J'ose me dire que je suis féminine – chacun en a sa propre vision –, parce que je m'accepte telle que je suis. Ce corps que je jugeais de façon très négative, je l'accepte aujourd'hui. J'ai vu des changements physiques et, au-delà de la perte de poids (60 kg), sans ce sport, je n'aurais jamais pu me sentir aussi féminine à ma façon, mais c'est celle-là, et elle me convient. C'est moi, tout simplement. Ce sport m'aide à accepter celle que je suis, à me découvrir.

En commençant la musculation il y a quelques mois, je n'osais pas. À chaque mouvement que l'on me montrait, dans ma tête, je me disais : jamais je ne vais y arriver. Je me suis rendu compte que c'est une phrase que je disais aussi à haute voix : « Je ne vais pas y arriver, je ne sais pas. » J'ai appris que j'étais capable de faire plus de choses que ce que je pensais, j'ai appris à être fière de moi quand je réussis un mouvement ou que j'ai fait un bon entraînement. J'ai aussi appris à accepter de ne pas réussir. Ne pas réussir à soulever ces quelques kilos de plus, à ne pas faire ce mouvement. J'apprends à accepter les jours sans, parce que je sais qu'ils ne dureront pas, et à aimer les jours avec. C'est toujours ainsi que j'ai fonctionné, je n'en avais juste pas pleinement conscience.

Le sport, et plus particulièrement la musculation, m'a permis de m'ancrer, de me révéler à moi-même. Il me permet un équilibre dans ma vie. Si j'ai passé une mauvaise journée, je sais que l'entraînement sera mon exutoire, qu'il me permettra de décharger toutes les tensions négatives et que j'en sortirai apaisée. Si j'ai eu une bonne journée, mon entraînement me fera le plus grand bien aussi, c'est mon moment de détente à moi, rien qu'à moi. C'est un vrai moment de plaisir.

Je vois la musculation comme un outil. Un outil d'*enpowerment*, c'est-à-dire comme une prise de pouvoir, d'abord sur moi, mais aussi une prise de pouvoir collective. Cette pratique sportive me permet de contrôler mon corps, de le transformer, de pouvoir agir dessus en fonction de l'exercice que je choisis de faire. Il me pousse à me positionner, à réfléchir sur ce que je veux ou ce que je ne veux pas. Et collective, car gagnant en confiance en moi, j'ose être celle que je suis et j'ose m'affirmer en groupe. Ce sport m'a réveillée en quelque sorte. J'ai toujours été admirative des personnes sportives, mais j'avais tellement peu confiance en moi que je pensais ne pas avoir les qualités pour être moi-même une sportive. Alors je suivais leurs entraînements et leurs exploits qui me semblaient inaccessibles. En découvrant ou redécouvrant la musculation, je me suis sentie à ma place, je me suis autorisée à être sportive et à aimer d'autres sports aussi.

Cela va au-delà de la simple notion de pouvoir. C'est oser y croire, c'est être soi, c'est s'accepter dans toute son entièreté. Je suis plutôt réservée et timide. Quand je suis à la salle, j'ai l'impression d'être invincible. En tant que femme, du moins pour moi, c'est un sentiment incroyable, qui me donne une force mentale de dingue. Je sais que je ne le suis pas, que bien d'autres sont plus forts que moi, malgré tout, je me sens forte et je sais que ça va aller, quoi qu'il se passe. En réussissant à la musculation, j'ose être moi et je le ressens dans tous les domaines de ma vie. J'ose et je m'autorise beaucoup plus de choses qu'avant.

Est-ce que ma vision du sport a changé ? Je dirais oui et non. J'ai toujours eu une image très positive du sport. C'était, et c'est toujours, pour moi l'image du dépassement de soi. L'envie d'être meilleur, plus performant, plus efficace que la veille. Pas plus fort que le voisin. C'est une compétition entre soi et soi-même. Là où mon regard a beaucoup évolué, c'est que je voyais le sport avec un objectif, une finalité, par exemple une compétition, une perte de poids. Or, je ne le vois plus comme ça. Il y a des objectifs qui sont propres à chacune. En revanche, il a une seule finalité. Le sport est, de mon point de vue, un énorme facteur de résilience. Il permet de se connaître, de se révéler à soi-même, de se dépasser. Il aide à avancer. Je peux le dire sans problème aujourd'hui, c'est un sacré pilier sur lequel je m'appuie dans ma vie de tous les jours. Quand j'ai quelque chose à faire, et que la petite voix dans ma tête me dit : « Mais dans quoi tu t'embarques encore, tu crois vraiment en être capable ? », je me rappelle ce que j'ai fait la veille ou la semaine précédente à la salle et je me dis : « Stéph, tiens-toi droite, relève la tête, souviens-toi de ces 150 kg que tu as poussés, de cette pompe que tu as réussie. Alors tu peux largement arriver à faire ça ! »

La musculation me permet de me réconcilier avec mon corps. C'est un long processus et je n'en suis qu'au début ; malgré tout, les changements sont là et je les ressens. La force physique que je développe me permet de me sentir plus forte physiquement et mentalement.

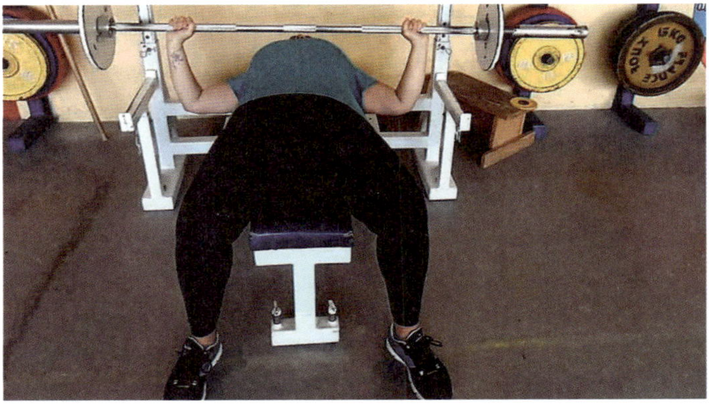

Mentalement, je suis forte, je m'autorise à me l'avouer et je sais que je peux arriver à faire ce que je veux. Avec du temps, du travail, de la patience, de la rigueur, et de la discipline, je sais que je suis capable d'y arriver. Et si j'échoue, je me relèverai. C'est une certitude ancrée en moi. À chaque kilo soulevé, je m'assume un peu plus. J'apprends à être indulgente et bienveillante envers moi-même et mon corps. J'ai longtemps (j'ai presque 40 ans en fait… c'est horrible à dire) détesté mon corps, de par l'image qu'on me renvoyait et que j'avais de lui. J'ai intégré des choses comme étant des vérités et je me suis construite avec : j'étais trop grande, trop massive, trop souriante, trop « tout » en fait. Plus tard, à chaque blessure physique, je me suis dit que mon corps n'était pas capable, qu'il était trop ou pas assez. Aujourd'hui, je le remercie, vraiment : 40 ans à se faire malmener, et il est toujours là, chaque jour un peu plus fort que la veille. Malgré tout ce que je lui ai fait, il me porte, me permet de faire ce dont j'ai envie, il me suit quand je lui demande de pousser 10 kg de plus, quand je fais un nouveau mouvement. Il est là et ne me lâche pas. Alors, j'apprends à le découvrir, à l'aimer avec ses petites et grandes cicatrices, à le chouchouter aussi. J'apprends à dire stop quand je sens que c'est trop et qu'il a besoin de repos, j'apprends à lui faire du bien quand je lui en ai demandé beaucoup. J'apprends l'indulgence envers moi-même. Je ne me dis plus que je suis nulle et que je n'y arriverais pas, mais que j'y arriverai plus tard. Je suis en harmonie avec lui et si, parfois, mes vieux démons refont surface, je me ressaisis très rapidement. Je me sens mieux dans ma tête et dans mon corps. J'apprends à ressentir mon corps, à penser chaque geste que je fais. Je prends soin de ce corps pour que cette extraordinaire machine puisse continuer le plus longtemps possible de me permettre de faire ce que j'aime. Je fais les mêmes gestes qu'auparavant ; en revanche, je les ressens de façon différente dans mon corps et dans ma tête. Tout cela me donne un sentiment de bien-être et de sérénité indescriptible.

Bref, j'apprends à m'aimer, et comme c'est bon !

LA BEAUTÉ DE LA CONFIANCE EN SON CORPS

J'ai commencé mon premier régime en 5ᵉ, sans le dire à personne. Je n'ai jamais été une grande sportive à partir du collège. Mais avant, je faisais beaucoup de gymnastique rythmique. Cette année-là, j'ai pris conscience de mon corps. Vous savez, avant un certain âge, nous ne faisons qu'un avec

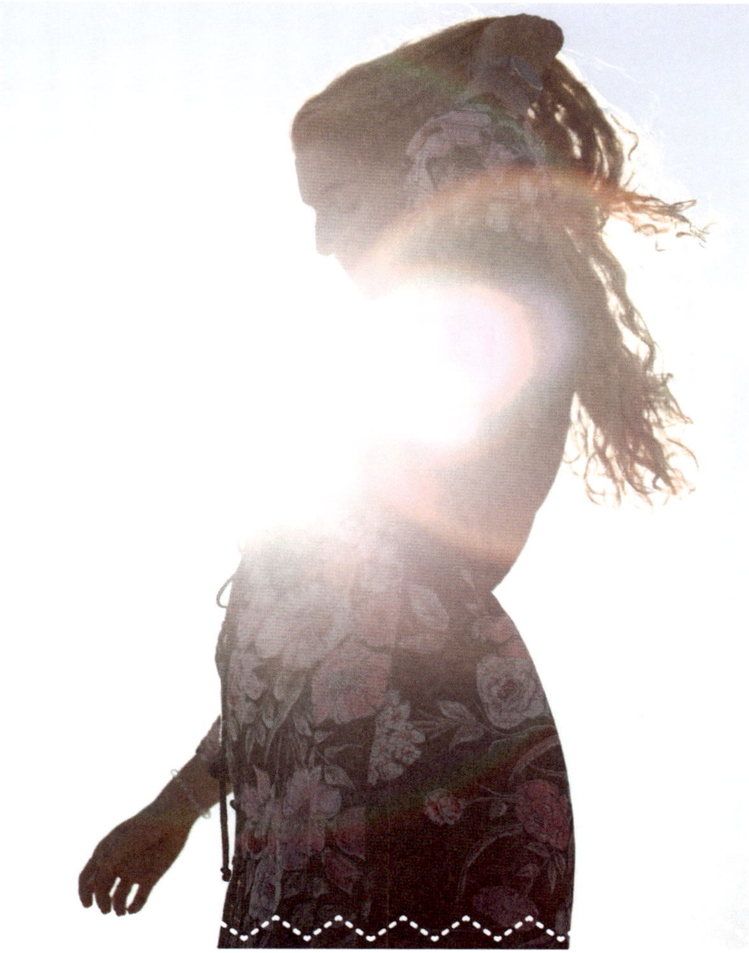

notre corps. On ne le voit pas réellement, du moins, on ne lui porte pas tant d'attention que ça. Ce n'est que vers l'adolescence que, d'un coup, on se dissocie, on prend conscience de son poids, de ses formes, de sa présence dans l'espace. Je ne sais pas si c'est propre aux femmes, ou si c'est moins violent pour les hommes, mais je l'ai très mal vécu. J'avais l'impression que l'on me forçait à grandir, à faire face à ce corps, que des normes inimaginables me tombaient dessus.

Le résultat de cette prise de conscience a été que je me suis trouvé trop grosse par rapport aux magazines, par rapport à mes amies. Aux entraînements, le justaucorps ne pardonne pas. Je me suis mis en tête de réduire mon alimentation, de la contrôler, pour affiner mes cuisses, mon ventre. Je redoutais tellement d'être différente. J'ai arrêté de prendre un goûter, il m'arrivait de sauter le petit-déjeuner. Je me pesais quotidiennement et j'inscrivais mon poids sur un carnet, méticuleusement, dans le but d'arriver à 45 kg. Je faisais déjà 1,65 m à l'époque. 45 kg était mon poids idéal, à partir duquel je pensais que je serais fière de mon corps et heureuse. Vous connaissez la suite ? Je n'ai plus jamais été en accord avec mon corps, il y avait toujours quelque chose : mon appareil dentaire, mon acné, ma poitrine, mes mollets **Plus je grandissais, moins je voulais me confronter à ce corps.** Rien de pire que le sport pour cela. J'ai arrêté la gym, j'ai entamé la spirale des excuses pour ne pas faire de sport, pour ne pas m'exposer. Je ne crois pas que j'avais un comportement dangereux ni obsessionnel, car j'étais dans la norme, je ne pensais pas qu'à ça. Néanmoins, je n'avais pas une relation saine avec mon corps, encore moins avec la nourriture.

Mon expérience est personnelle, mais j'imagine à quel point nous avons toutes été confrontées à notre reflet dans le miroir, au rejet de notre corps, chacune à notre manière.

Ce rapport à notre corps a pu profondément nous affecter. Je n'ai pas de solution à donner à l'adolescente que j'étais. Peut-être qu'être exposée plus tôt à la diversité des corps aurait pu m'aider à échapper à cette confrontation. Je parle au passé dans mon cas, mais je pense que ce vécu est le présent de bien trop de femmes. De même, il m'arrive encore parfois de douter de mon corps, d'avoir des jours avec, des jours sans.

L'ART DE L'ÉQUILIBRE DANS SA RELATION AU CORPS

La relation avec mon corps n'est pas linéaire. Ces cuisses trop grosses mais musclées pour finir un trail, je les aime, je les déteste. Au final, tout est une question d'équilibre, même s'il est très fragile. C'est pourquoi tout ce que je dis si

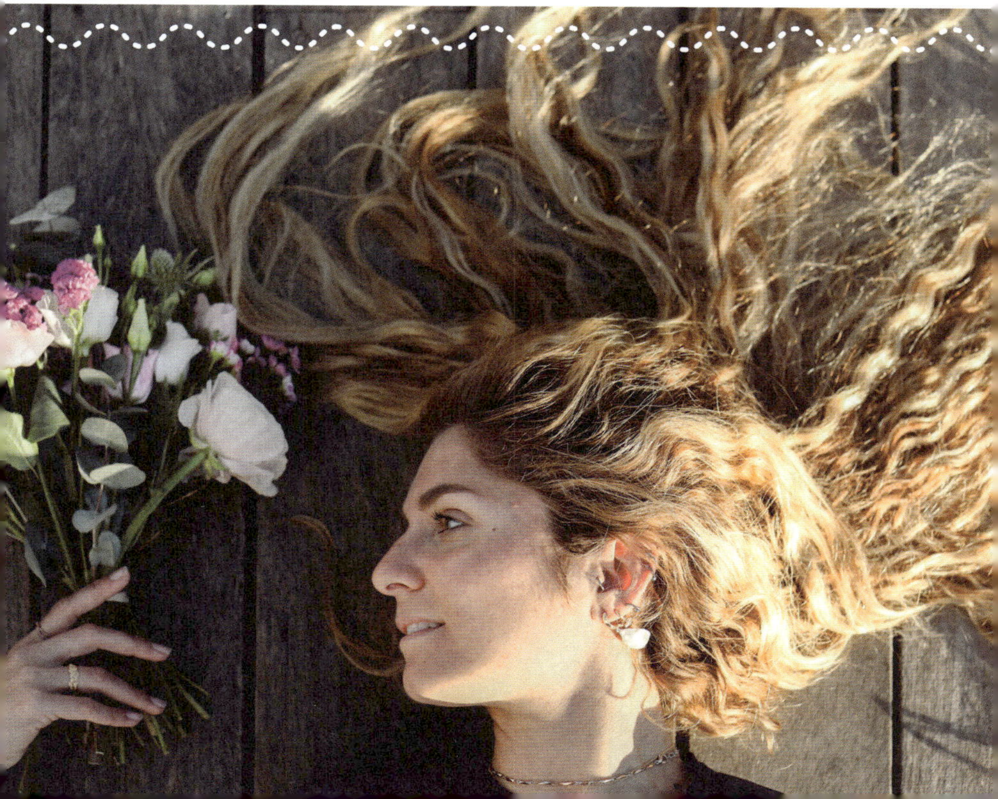

facilement ici avec mes mots est en réalité plus complexe. Cela relève d'un processus, d'un travail quotidien qui, je l'espère, deviendra facile et simple au fil du temps. Je ne suis pas encore assez expérimentée pour le savoir, mais j'aimerais vous rassurer en vous disant que cette relation s'apaisera. Votre corps a quelque chose de magique, mais surtout d'unique, ce qui rendra votre itinéraire différent par rapport aux autres.

En tant que femme, nous sommes extrêmement conscientes de notre apparence. Chaque épreuve dans notre vie nous renvoie à celle-ci : la puberté, la grossesse, le mariage, le célibat, les séparations, les deuils, la vieillesse. Prise de poids, stress, ride, cellulite : notre corps est le reflet de ces étapes, de l'impact moral et physique qu'elles ont sur nous. Les kilos en trop, les kilos en moins. Le moral influence notre corps, et vice versa. Sportivement, quand mon moral flanche, je sens que mon corps bataille. Il le tire vers le haut ou, au contraire, sombre avec lui. En course à pied, on dit souvent que, quand la tête veut, les jambes suivent. Ce n'est pas totalement vrai. L'expérience du sport montre que, quand l'un ne peut plus, l'autre prend parfois le relais. Le sport n'est pas une science exacte...

Lors de très longues épreuves sportives, je « pose ma tête » et je laisse mon corps faire ce pour quoi je l'ai entraîné pendant de longues semaines. J'ai une sensation de légèreté dans mon cerveau, de relâchement psychologique, moral. Tout est en automatique, je ne me pose plus de questions. Ce sont des moments de plénitude assez paradoxaux. D'un côté, je suis en train de tout donner physiquement, je flirte avec la douleur, et de l'autre, mon cerveau s'est mis en pause, ce qui m'apporte un soulagement total. Résultat, je ne me demande pas si je vais bien, si je suis bien, si tout va bien aller, si on ne me juge pas. Je vis intensément le présent, mes yeux et mon cœur grands ouverts. Malheureusement, ces moments hors du temps ne m'arrivent pas si souvent. J'y parviens grâce au sport. C'est thérapeutique, et plus je pratique, plus j'y trouve un refuge. Le sport est mieux qu'un médicament dans beaucoup de cas. **Cependant, il faut avoir déjà acquis cette force morale de lancer son corps dans la transpiration et le mouvement.** Je me souviens encore très nettement de toutes mes premières fois dans le sport où je m'interrogeais, où j'avais peur du jugement, du regard des autres. Les autres qui savent mieux, qui font mieux, qui vont se moquer, me remarquer, moi, la petite débutante. Si j'ai choisi la course à pied, je ne crois pas que c'est le fruit du hasard. C'est bien parce que, même si j'étais dans la norme, physiquement et moralement, je manquais de confiance en moi et que j'étais totalement effrayée à l'idée que l'on puisse me juger, que je puisse ne pas avoir le contrôle sur l'image que les autres se faisaient de moi.

En courant, j'étais sûre d'être seule et de croiser le moins de passants possible. Mais franchement, mon corps, lui, il s'en fichait que je sois toute rouge, transpirante, au bout du rouleau après seulement 10 minutes à fouler le trottoir de mon quartier. C'était bien mon moral qui en prenait un coup. C'était aussi mon moral qu'il fallait que je dompte, que je rassure : « Vas-y, tu peux franchir cette porte en tenue de sport, tu peux courir, tu peux le faire. »

Les normes, les enjeux, les jugements, votre corps ne les écoutera jamais, il fait sa petite vie. Il n'a pas besoin que je lui dise qu'il peut le faire, il le fera. C'est ma tête qu'il faut convaincre. Même si on comprend vite cette dualité, la lutte est permanente dans notre quotidien. Elle peut s'apaiser, mais elle ne se termine jamais vraiment. C'est pour ça que chaque jour, comme vous, je n'ai pas de recette miracle, je cherche mon équilibre. Mais je vous rassure, cet équilibre est bien plus facile à trouver avec l'expérience ; néanmoins, il n'est jamais parfait.

LA BALANCE, UN APPAREIL PAS SI INNOCENT

Rentrons dans ce sujet délicat. C'est très facile pour moi d'en parler alors que je suis une personne dans la norme. Même si j'ai très tôt pris conscience du nombre affiché par la balance, j'ai pu progressivement me sortir de cette obsession. Et encore, je sais à quel point je peux vite y retomber si mon moral ou mon corps flanche. Je préfère être honnête. Tout n'est pas si aisé et les balances ne nous simplifient vraiment pas la vie.

Notre relation avec elle est souvent toxique. On monte par curiosité dessus un matin, pire, un soir, « pour savoir où on en est », et là, c'est le drame : 1 kg de plus... 2 kg... 3 kg ? On commence à se déshabiller, à filer aux toilettes faire un pipi imaginaire, à retirer sa montre, on remonte 3 fois dessus pour être sûr de son poids. Le mal est fait, on va passer une mauvaise journée, une mauvaise semaine et faire attention à ce que l'on met dans son assiette. Mais est-ce justifié ? Ne faites-vous pas plus de sport récemment ? Où en êtes-vous de votre cycle hormonal ? Sachez en effet que votre poids peut varier jusqu'à 2 kg pour une multitude de raisons : hormones, ovulation, rétention d'eau, règles qui se préparent...

Revenons un peu en arrière, une balance est un « pèse-personne ». Comme quand vous pesez vos aliments, vous voulez connaître un poids pour, par exemple, préparer une recette. Pourtant, on est d'accord que 1 kg de pommes de terre, ce n'est pas pareil que 1 kg de poires. Des poires n'ont pas le même goût que des pommes de terre, la même texture.

Le poids ne donne aucune information sur la valeur énergétique et sur la composition nutritionnelle de ces aliments. Ce n'est donc qu'une quantité, il n'y a rien dans ce chiffre sur la qualité des produits. Vous voyez où je veux en venir ? C'est peut-être expliqué d'une manière très brute, pourtant, c'est exactement la même chose pour nous, les humains.

Si vous ressentez vraiment le besoin de suivre votre poids, je vous invite à vous équiper d'une balance connectée qui vous apportera un suivi complet de celui-ci et de vrais détails sur sa variation. Je n'ai jamais été aussi « lourde » depuis que je fais du sport. Pourtant, je rentre toujours dans les mêmes vêtements. Les mensurations sont donc également des données à prendre en compte.

ALLIER SPORT ET RÉGIME

Je sais on ne dit plus régime, mais rééquilibrage alimentaire. Il est vrai que l'industrie des régimes a beaucoup évolué ces dernières années. L'approche du rééquilibrage alimentaire est, à mon sens, plus saine, car elle permet de réapprendre à faire des courses, à cuisiner, à équilibrer son alimentation en fonction de ses besoins, de sa faim tout en y prenant du plaisir et sans pour autant se restreindre. De nos jours, j'ai la sensation que nous avons perdu le lien à la nourriture. Nous sommes beaucoup à entretenir des relations profondément malsaines avec ce que nous mangeons. Les troubles alimentaires, dont parfois nous n'avons pas conscience, affectent durablement notre santé, mais surtout notre confiance et notre rapport à l'alimentation. Elle devient angoissante, émotionnelle, un ennemi. Je ne suis pas médecin ni nutritionniste, je crois que toute prise de conscience vous donnant la volonté de changer votre régime doit être accompagnée afin de vous donner les clés pour faire durer tous les efforts que

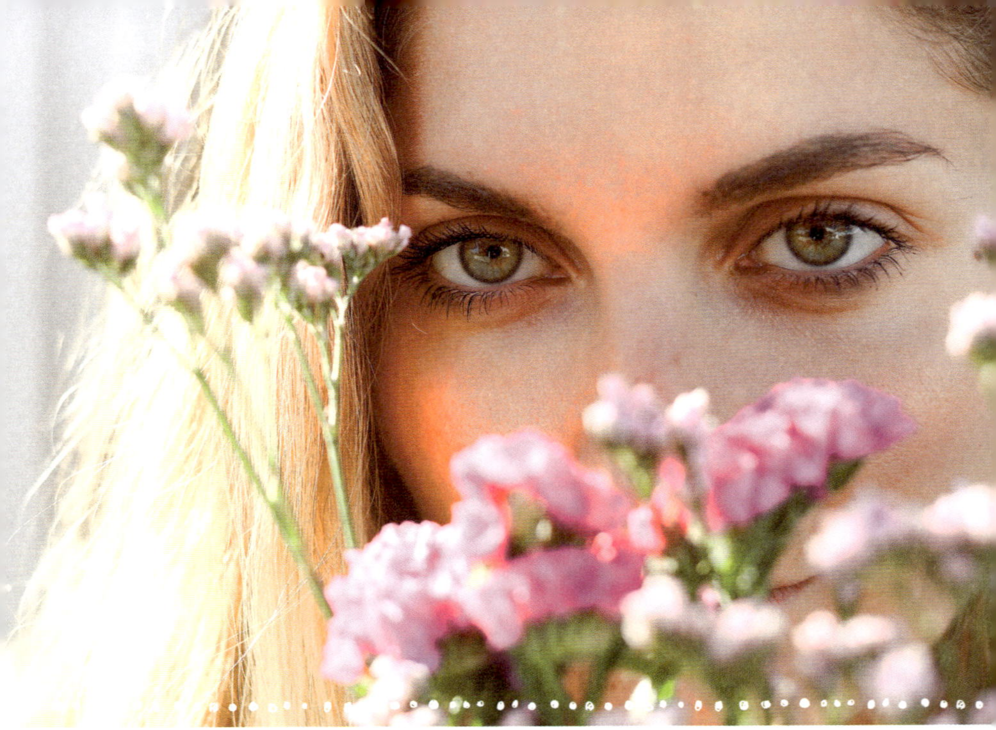

vous allez fournir. **Au-delà de la balance et du poids qui s'affiche, se nourrir est une source de vie, de plaisir et de satisfaction à retrouver, sans stress.** C'est un processus long qui n'est pas uniquement en lien avec votre corps, mais qui peut aussi affecter votre moral.

En tant que coache, lorsque j'accompagne une personne dans le cadre d'une perte de poids, le sport devient un allié essentiel. Retrouver une activité physique permet, certes, de brûler plus de calories, mais surtout de se réapproprier son corps, de prendre du plaisir à bouger, puis de se récompenser en mangeant sainement. C'est un équilibre arithmétique : je brûle ce que je mange, je mange ce que je brûle. Pour pouvoir être en bonne santé, il est important de choisir des aliments qui accompagnent votre activité, et donc qui apportent tous les nutriments dont vous avez besoin, notamment si vous faites des choix engagés en étant végétarien, par exemple.

Pas d'inquiétude, je suis végétarienne depuis plus de 4 ans et je n'ai jamais aussi bien mangé. J'ai découvert plein de nouvelles recettes et de nouveaux produits.

Bien sûr, on peut toutes se faire plaisir de temps en temps (souvent !), mais notre corps a des besoins nutritionnels spécifiques. En se réappropriant son alimentation, en comprenant ce que l'on mange, en prêtant plus d'attention à la composition des produits, on prend véritablement conscience de nos besoins et de nos envies. On me demande souvent si je « craque », si je fais des *cheat meals*. Manger du brownie ou un bol de céréales, c'est juste se faire plaisir de temps en temps. Un régime alimentaire est un équilibre d'un jour sur l'autre. Mais par contre, je suis totalement opposée à la notion de *cheat meals*, qui voudrait qu'un jour sur sept, on se lâche complètement. Je préfère plutôt avoir des petits (parfois gros) plaisirs quotidiens.

Personnellement, après mes longues sorties à vélo, j'adore manger une pâtisserie et boire un soda (un Orangina), car je le mérite amplement. Je m'en fiche du sucre, je m'en fiche de la composition, je me fais plaisir. Je trouve cela bien plus sain que d'être dans un contrôle permanent, en attendant le jour J.

> « Au-delà de la balance et du poids qui s'affiche, se nourrir est une source de vie, de plaisir et de satisfaction à retrouver, sans stress. »

Bien manger, manger sainement, peu importe l'étiquette que l'on met sur son régime alimentaire, l'essentiel est de trouver ce qui vous convient, ce qui répond aux besoins de votre corps, tout comme à vos envies. Chaque corps est unique, le processus pour s'accepter est difficile, jamais totalement complet. Rééquilibrer son alimentation, commencer un sport ne sont pas des décisions faciles à prendre.

LA BODY POSITIVE OU LA NEUTRALITÉ DES CORPS ?

Poids, régime, acceptation de soi ? N'est-ce pas un peu antithétique ? Oui et non. Depuis quelques années, j'ai la sensation de marcher sur un fil. Parler de régime est devenu source de discorde. On entend dire qu'il faut s'accepter, et donc ne pas faire de régime. Je suis la première à encourager la diversité des corps, mais je suis également la première à comprendre que, parfois, on souhaite juste changer ce corps. Toujours le même refrain : cette notion d'équilibre. Je crois qu'il serait préférable de laisser tranquille le corps des femmes et d'arrêter de porter des jugements de valeur sur ce qu'elles souhaitent en faire.

D'une part, je ne suis pas bien placée pour parler de body positive. Ce courant magnifique vise à rendre visible des corps que la mode ignore, que la société dénigre, harcèle, maltraite souvent. Ce n'est pas ma place d'aborder ce sujet, car je me répète, j'ai un corps qui est dans la norme (mais cette norme, je suis d'accord, est à requestionner).

D'autre part, cette vague de positivité est pour moi à double tranchant. Ne pas s'accepter, ne pas se sentir épanouie dans son corps, refuser ses formes peut être vécu comme un échec. **Pourquoi elle et pas moi ?** C'est pourquoi je préfère me rapprocher plus du courant de neutralité des corps. J'aimerais juste qu'on laisse nos corps en paix. Si on veut s'exposer, tant mieux, si on préfère être dans la discrétion, tant mieux. Faites ce que vous voulez. Mais cette démarche est déjà mentalement une épreuve ; pourtant, je la vois plus comme une dernière revendication.

Votre corps n'appartient ni à la société, ni à votre famille, ni à votre partenaire. Votre corps n'appartient qu'à vous.

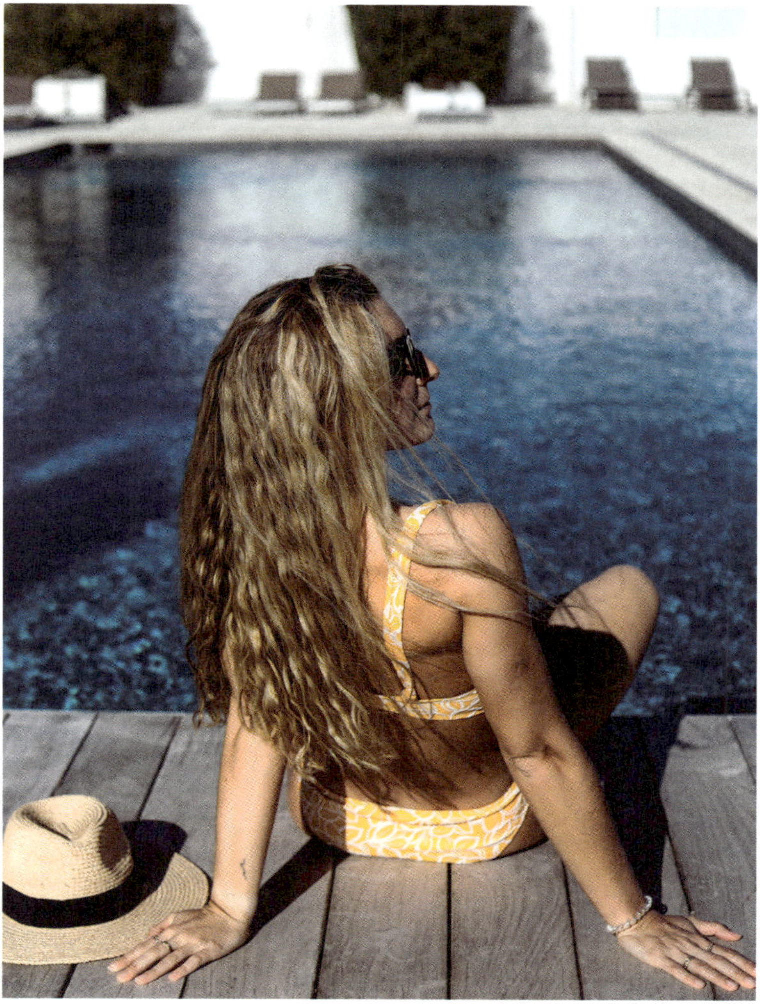

Mes tétons à l'air

Vous avez bien lu. Je ne vais pas vous parler de *topless*, mais plutôt de *no bra*. Ça fait un peu trop d'anglicismes tout ça. Je ne suis pas une adepte des seins à l'air sur la plage, même si j'avoue me laisser aller de temps en temps à nager librement dans la mer comme les hommes, sans le haut. Je suis fatiguée de cette sexualisation permanente du corps des femmes, qui nous enferme dans certaines postures, dans certains vêtements qui nous compriment.
J'ai longtemps été complexée par ma poitrine, sa forme. Elle n'est pas dans les canons de beauté que l'on voit aujourd'hui. Je n'ai pas de jolies pommes, j'ai plus de jolies poires. Résultat, j'achetais des soutiens-gorges à coque pour obtenir cet effet sous mes t-shirts. J'ai mis longtemps à les accepter. Je vous parlais tout à l'heure des vestiaires de sport où je croisais de nombreuses femmes aux corps différents. J'ai forcément vu aussi des poitrines. Je vous rassure, je ne m'amuse pas à mater dans les vestiaires, mais cette diversité me sautait tellement aux yeux, comparée à l'uniformité dans la publicité ou la mode. Des clémentines, des melons, des abricots, des cerises… Des variétés de formes, mais aussi de couleurs. C'est l'écoute d'un podcast (« Quoi de meuf », épisode déconfinement) qui a fini de me convaincre. C'est encore tout récent. Auparavant, je ne portais pas de soutien-gorge le week-end et sous les gros pulls en hiver. Mais dès que revenaient les petits tops d'été où on devinait plus les formes de mes seins, je m'imposais le soutien-gorge. Oh oui, j'ai essayé les bralettes, les brassières. Mais, rien, rien n'est plus agréable que de ne rien porter sous un t-shirt.
Depuis l'année dernière, hop, c'est fini. J'ai passé mon premier été sans. J'avoue que je n'ai pas porté trop de t-shirts blancs par peur de la transparence, mais quel bonheur ! J'accepte

mes seins, et ils le vivent bien… sauf quand je fais du sport par contre. La brassière demeure un indispensable. Bien sûr, le regard des autres (des hommes surtout) est parfois difficile à affronter, mais je remarque que nous sommes de plus en plus nombreuses à les laisser « en liberté ». Le nombre fera la norme, j'espère. Bien entendu, j'ai une petite poitrine, je sais que c'est plus facile pour moi, car je n'ai pas de problème de maintien ou de douleur. Néanmoins, quel kiff, non ? Essayez progressivement, si cela vous dit. Une poitrine libre n'est ni provocante ni une invitation, c'est le regard des autres qui la sexualise. De même, l'absence de soutien-gorge ne va pas « déformer » votre poitrine ; au contraire, elle va gagner en tonicité !

CELLULITE ET SPORT

Capitons, peau d'orange, le terme « cellulite » est formé à partir du latin *cellula* (« cellule ») et du suffixe « ite » indiquant un état inflammatoire (comme pour tendinite, récemment renommée « tendinopathie », mais on ne rentrera pas dans ce débat). Dès les années 1930, les médecins ont considéré cet aspect peau d'orange chez les femmes comme une maladie, plus précisément comme une « intoxication du corps ». Cette « découverte médicale » coïncida avec l'apparition de vêtements plus courts pour les femmes, rendant leurs formes plus visibles… et donc leur peau. Surprise ! Celle-ci n'était pas lisse et parfaite comme une statue grecque. Le drame, mais l'aubaine aussi. La propension à la cellulite est liée à différents facteurs isolés ou combinés (hormonaux, génétiques, vasculaires, hygiène de vie, traitement médical). Sauf que, dans les faits, quasiment toutes les femmes, dès leur puberté, ont de la cellulite. Vous connaissez la suite ? Depuis donc quasiment 100 ans, on nous ressort chaque année un petit marronnier de suggestions de traitements.

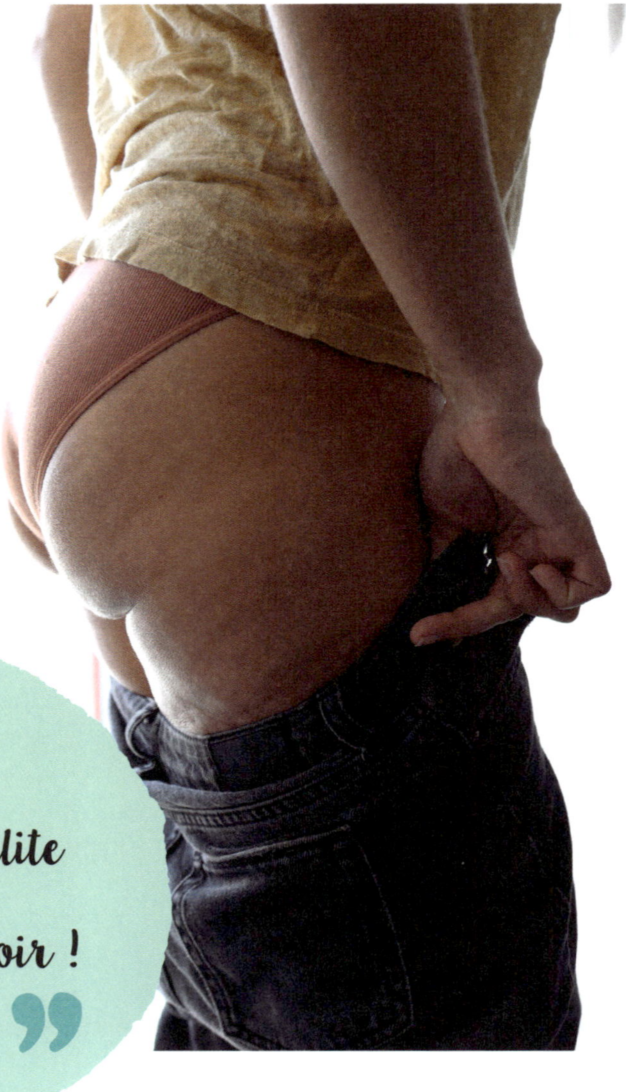

« Cachez cette cellulite que je ne saurais voir ! »

Cachez cette cellulite que je ne saurais voir !

Ce n'est que depuis les années 1970 qu'enfin la médecine a reconnu que la maladie « cellulite » n'était qu'une invention. Sauf que le mal était fait : depuis, chaque printemps, des générations de femmes (avec l'aide des magazines de mode) s'acharnent à vouloir gommer ce qui se trouve être normal. La cellulite ne disparaît pas, elle peut provisoirement être gommée par un traitement manuel (cellu-cup très douloureux, palpé-roulé), mais si vous interrompez ce traitement, elle reviendra. Elle reviendra, car c'est normal. Normal.

Je fais des heures de sport, dans l'eau, sur le vélo, en courant, je mange sainement, bon, c'est vrai, je ne m'hydrate pas suffisamment, et pourtant, j'ai de la cellulite sur mes cuisses et mon fessier. Ça ne me dérange pas, ou plus. Il m'arrive parfois de faire un petit traitement local au printemps sous la douche… puis la flemme l'emporte très vite. Notre œil s'est habitué à voir des corps lisses sans poil, ni pore, ni grain de beauté et surtout sans cellulite. Sauf que ça n'existe pas. Ces reliefs, c'est notre beauté unique et singulière. J'ai l'Auvergne et ses volcans sur mes fesses, et alors ?

Faites ce que vous voulez, mais ne vous sentez jamais laide ou coupable parce que vous avez de la cellulite alors que c'est la chose la plus naturelle qui soit. Et franchement, il vaut mieux s'acheter un nouveau short de sport dans lequel on se sent invincible qu'un traitement anticellulite qui va prendre de la place dans votre douche, non ?

Quel sport pour se débarrasser efficacement de la cellulite ?

Non, non, je ne perds pas la tête, après vous avoir encouragée à l'accepter. J'aimerais juste revenir sur un article de presse qui tourne en boucle et qui préconise de faire des longueurs avec des palmes à la piscine, d'aller courir, de faire de l'aquabiking.

Le sport apporte une hygiène de vie, c'est une activité physique qui vous permet de vous muscler. Qui dit muscle dit « un peu moins de graisse » (la cellulite est grosso modo de la graisse), mais pas forcément moins de peau d'orange ou de capiton. Si vous êtes génétiquement programmée pour en avoir, comme moi, vous aurez beau faire des heures de sport, la cellulite restera fidèle au poste. Faire du sport uniquement pour « dégommer les capitons » (on a droit souvent à ce genre de titre racoleur) va vraiment vous décevoir. Choisissez toujours un sport qui vous plaît avant toute chose.

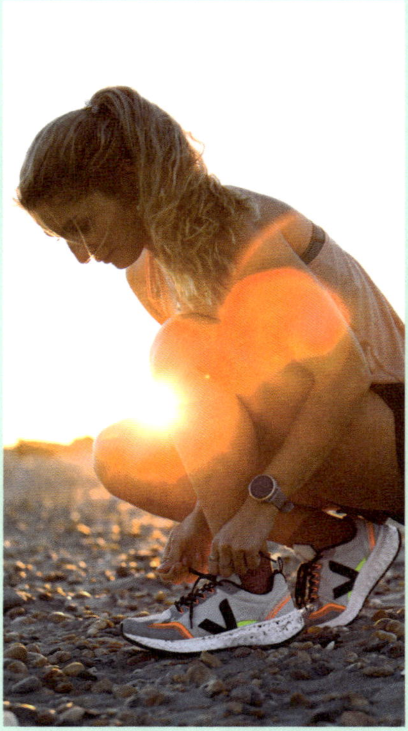

TÉMOIGNAGE
Emy

Vers l'âge de 18 ans, après un traumatisme personnel, je suis devenue anorexique. Malgré les photos et mon poids qui descendait sur la balance, je ne voyais pas mon corps tel qu'il était, je me sentais normale. Je ne comprenais pas que mon état engendrait autant de soucis de la part de mes proches. Pour moi, tout allait bien, même si je ne m'alimentais presque pas. Puis mon corps m'a fait comprendre que la machine ne pouvait plus fonctionner si je ne me nourrissais plus, j'ai été suivie par une psychiatre pendant quelques années et il m'en a fallu encore bien d'autres après cela pour prendre le dessus sur cette maladie, arrêter de compter les calories, arrêter de penser à ce que je devais manger ou non. Je m'interdisais beaucoup d'aliments, ceux que je considérais comme faisant grossir. J'ai dû accepter que mon corps change et redevienne tel qu'il était avant, et mes complexes sont revenus.

J'ai repris progressivement le sport, le moins contraignant était pour moi la course à pied, je pouvais organiser mes sorties en fonction de mon travail. Je n'y prenais pas vraiment de plaisir au départ, je courrais pour m'entretenir physiquement, et pas très longtemps, car je faisais de l'asthme à l'effort. Cet asthme, au fil des entraînements, a fini par disparaître, et j'ai voulu booster ma motivation sur une course officielle proche de chez moi. Je me suis donc inscrite à ma première course nature qui était un 13 km. Cette distance me semblait énorme, j'avais de gros doutes quant à ma capacité à la finir. J'avais peur de ne pas avoir les jambes ou le souffle pour réussir à passer la ligne d'arrivée.

Et le grand jour est arrivé, j'ai accroché mon dossard et j'ai terminé la course. En plus, j'ai vraiment apprécié de pouvoir découvrir des parcours en colline, le soutien et les encouragements des bénévoles, la bonne ambiance qui régnait. Je me sentais fière de moi, mes entraînements avaient payé. Je pense que c'est à partir de là que je suis devenue accro à ce sport.

J'ai donc continué de courir, c'est même devenu un plaisir pour moi. Les sorties trail sont devenues de plus en plus longues pour préparer des objectifs de plus en plus ambitieux. Avec mes entraînements, j'ai vu mon corps évoluer. J'ai perdu quelques kilos, mon physique a changé, mon corps s'est musclé. J'ai arrêté de calculer tout ce que je mangeais, en ayant une alimentation saine, mais en m'accordant quand même quelques écarts sans culpabiliser.

Lorsque j'étais dans l'anorexie, je me suis rendu compte que les gens avaient peur de la différence, quelle qu'elle soit. J'ai eu droit aux réflexions agressives de personnes que je ne connaissais pas, parce que j'étais maigre.

Il m'aura fallu une dizaine d'années avant de vraiment me réconcilier avec mon corps, de l'assumer et d'en être fière. Aujourd'hui, je n'ai plus peur de mon reflet dans le miroir et j'essaie de ne plus me préoccuper du regard des autres. En tant que femmes, on ne se sent jamais parfaites, on a toujours un peu trop de ceci, pas assez de cela... J'ai parfois des moments de doute, où je me focalise sur mes complexes, puis je repense à tout ce que mon corps m'a permis de faire depuis 6 ans en course sur route et en trail. Car même si j'ai pu le martyriser par le passé, il m'aide aujourd'hui à réussir les défis que je me lance chaque année.

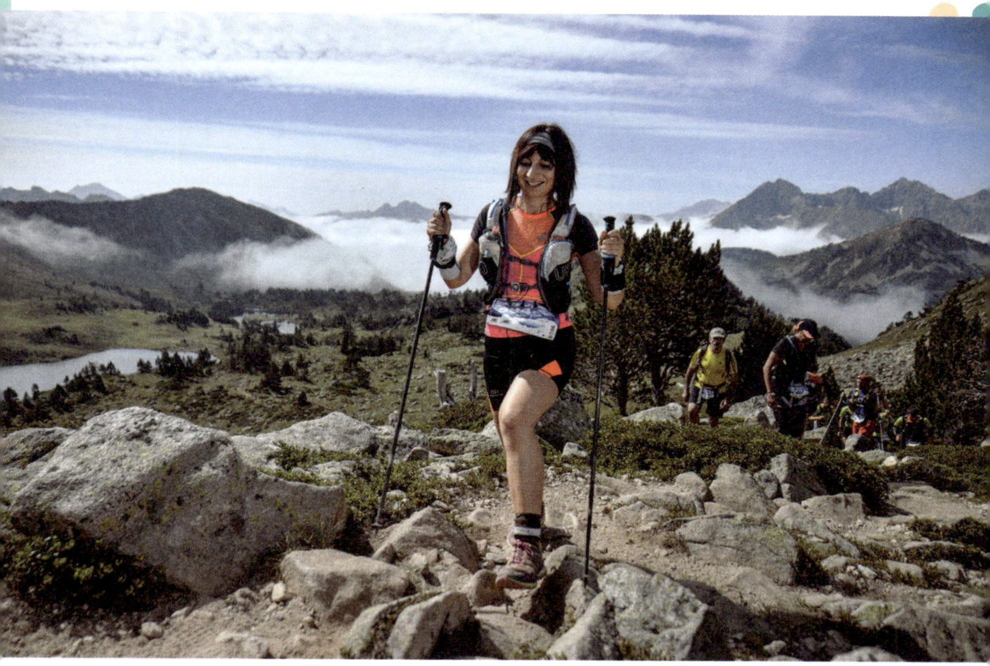

Grâce au sport, je me sens bien telle que je suis, avec mes petits défauts. Il y a 6 ans, 13 km me faisaient peur, et cette année, je m'inscris sur un 100 km, chose que je n'aurais jamais envisagée il y a tout juste un an.

J'ai passé progressivement de nombreuses étapes pour découvrir et tester mon corps de sportive, pour être à l'aise avec lui, savoir ce qu'il pourrait endurer. Ce sport me permet d'être épanouie et me donne confiance en moi. Alors je le remercie de me permettre de continuer de vivre ma passion. Car oui, aujourd'hui, la course à pied est devenue une passion et non plus une contrainte, et les entraînements, même s'ils sont parfois difficiles, sont la clé pour pouvoir réaliser mes objectifs.

ENTRETENIR SA PEAU DE SPORTIVE COMME CHOUCHOUTER SON CORPS

Je ne suis pas obsédée par la beauté, mais depuis toute petite, j'essaie de prendre soin de ma peau. Franchement, je n'aime pas y passer trop de temps. J'aimais beaucoup regarder ma mère dans la salle de bains mettre sa crème et m'expliquer à quel point il fallait que je prenne soin de ma peau et le plus tôt possible « pour ne pas le regretter ». C'est l'acné qui ne m'a pas trop donné le choix. C'était ne rien mettre et exploser tous mes boutons, puis pleurer. Ou en prendre soin

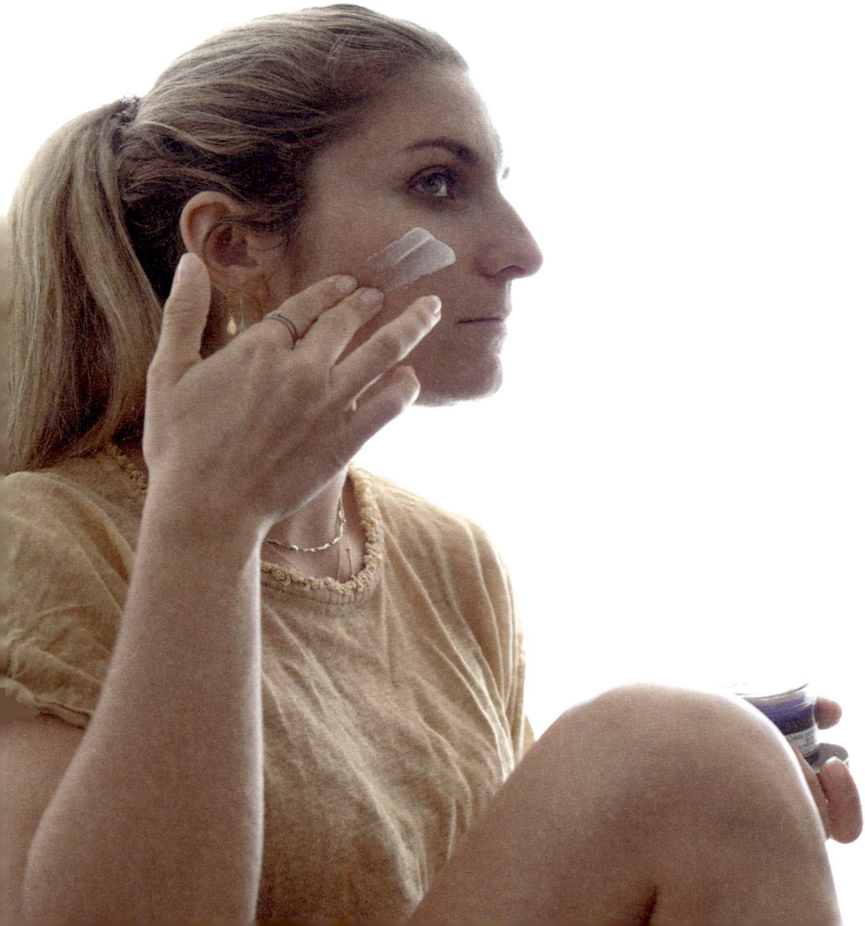

enfin. À vrai dire, j'ai eu une acné assez légère lors de mon adolescence, c'est un peu plus tard (lors de l'adulescence, comme on dit aujourd'hui), quand j'étais étudiante, qu'elle est devenue très sévère, voire catastrophique. Je n'ai jamais eu une peau nette, mais là, c'était une carte de géographie avec le relief que j'avais sur le visage, le torse, le dos. Un enfer. Je me cachais, je me sentais très sale, et surtout, le peu de confiance que j'avais en moi diminuait proportionnellement au nombre de boutons qui augmentait.

Je me souviens précisément de ce sentiment de mal-être, mais aussi d'impuissance. Chaque matin, j'avais de nouveaux kystes, de nouvelles rougeurs. Rien n'allait. J'ai dû suivre un gros traitement au Roaccutane® qui a été la seule solution. C'est dommage de se dire que la seule solution pour me sentir belle, à l'époque, était de prendre des médicaments, de me badigeonner de crème hydratante, car les effets secondaires étaient très lourds. Je n'ai jamais cherché à camoufler mon acné, mais je me refusais de porter certains vêtements, je ne prenais aucun plaisir à me maquiller.

Au final, quels que soient nos problèmes de peau, ils peuvent vite être la cause d'un mal-être. Je ne vais pas vous donner des recettes magiques de beauté, mais seulement quelques astuces qui, à présent, me permettent de préserver ma peau. De même, prendre un peu de temps pour sa peau est un excellent moyen pour mieux se reconnecter à son corps.

Par petite dose, le sport a des effets bénéfiques sur la peau : oxygénation, élasticité Et il y a le fameux *glow* de la sportive, qui apparaît une fois que vous avez essuyé votre visage après la course (si, si, il existe bien, même après l'effet rouge comme une tomate).

Nettoyer sa peau

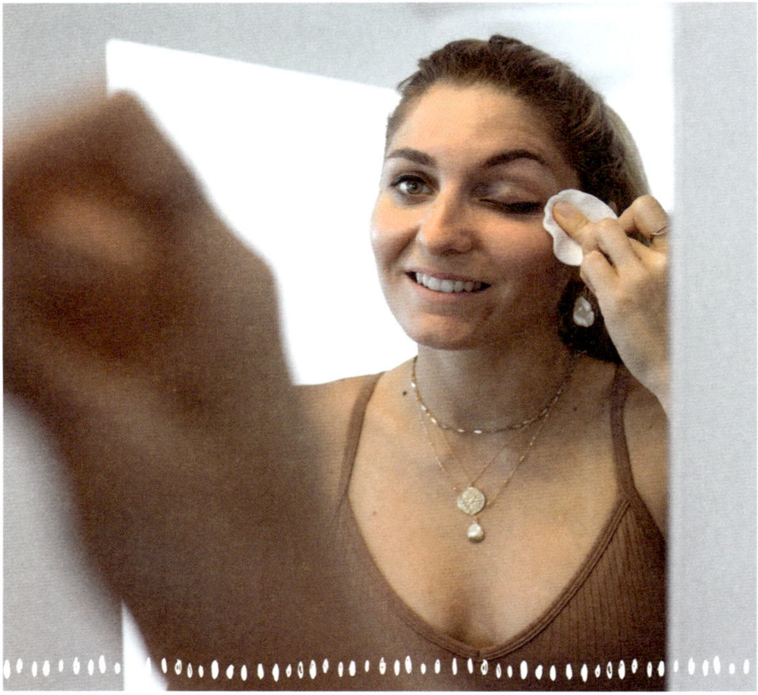

Plus on transpire, plus les pores de la peau s'ouvrent. Ils libèrent des excès de sébum et de saleté qui sont éliminés naturellement. Résultat, moins de risque de boutons, la peau nettoyée, les pores libérés de leurs impuretés et des cellules mortes, le teint est plus clair, net et lisse. C'est pourquoi, après une séance de sport, il est essentiel de passer par la case nettoyage en adoptant un savon adapté à votre peau, mais aussi à vos besoins. Il n'est pas nécessaire de l'exfolier quotidiennement, seulement tous les 7 à 10 jours. Je considère tout de même la transpiration et la pollution comme des petites agressions.

Choisissez un exfoliant naturel et surtout à la formulation biodégradable, à base de poudre de noyaux d'abricot, par exemple. Les autres exfoliants sont à base de microbilles de plastique, ce qui constitue une réelle pollution après leur usage.

J'utilise tous les jours des huiles de savon ou des savons surgras et hydratants. Qui dit transpiration dit pertes en hydratation et en minéraux. Je parie sur une double hydratation : de l'eau dans ma gourde et une crème sur ma peau. Honnêtement, ce n'est pas des litres de crème qui compensent la perte hydrique, surtout l'été, mais il faut bien donner un coup de main à sa peau en optant pour un nettoyage à la fois doux et réparateur.

Routine de soin en trois étapes

En théorie, le sport augmentant le rythme cardiaque, la circulation du sang s'accélère et la peau rougit. La chaleur dégagée stimule la microcirculation sanguine et lymphatique locale au niveau de la peau. Cette meilleure irrigation entraîne une meilleure nutrition des tissus cutanés. Ainsi la peau est mieux hydratée et est donc plus souple et plus lumineuse. Sauf qu'il vaut mieux lui donner un coup de main en 3 étapes :

1. Adoptez un sérum qui va préparer votre peau avant l'application de votre soin habituel, afin de renforcer l'action de celui-ci, en agissant notamment sur l'éclat, la fermeté ou encore la douceur de la peau.

2. Choisissez une crème adaptée à vos besoins (nourrir, hydrater, excès de sébum, acné, rides). Si vous en avez plusieurs, n'hésitez pas à jongler entre vos soins. Le matin, je cherche surtout à protéger et à hydrater ma peau, alors que, le soir, je la soigne contre l'acné et le manque de nutrition.

3. Et n'oubliez pas de protéger votre peau du soleil en adoptant une protection solaire, y compris en hiver.

Hydrater ou nourrir sa peau ?

Hydrater sa peau, c'est lui apporter de l'eau, par la boisson principalement, par la consommation de fruits et légumes, mais aussi par des crèmes hydratantes. Appliquées quotidiennement, celles-ci protègent l'épiderme du dessèchement. Une peau qui n'a pas assez d'apport en eau est déshydratée et se caractérise par des tiraillements, une sensation d'inconfort et des rougeurs. Personnellement, j'appelle ça « ma peau de croco ».
La déshydratation de la peau est en général due à une alimentation pauvre en eau, aux changements de température ou à la pollution, mais aussi à un déséquilibre hydrique : trop de transpiration, pas assez de réhydratation en compensation.
À l'inverse, nourrir sa peau, c'est lui apporter du gras. Ce sont principalement les peaux sèches qui ont besoin d'être nourries, car elles ne sécrètent pas assez de lipides pour former une barrière cutanée protectrice. Les lipides permettent de maintenir les cellules de la peau du visage bien collées les unes aux autres. Il est donc indispensable d'appliquer une crème ou une huile nourrissante chaque jour pour pallier ce manque.
Il est essentiel de distinguer ces deux besoins pour adapter votre routine beauté. De mon côté, je cumule une peau déshydratée ET sèche, avec parfois de l'acné. C'est un petit casse-tête pour s'en occuper, cependant, avec le temps, je sais ce qui me convient. C'est plus la flemme de suivre une routine en 10 étapes qui m'empêche d'avoir une peau de magazine. Mais on ne peut pas tout faire…

ET LE MAQUILLAGE ?

Je comprends que le maquillage peut vous donner confiance en vous, voire la booster. Néanmoins, profitez de votre séance de sport pour faire respirer votre peau, pour la laisser tranquille. Comme je vous l'ai expliqué, lorsque vous faites de l'exercice, vos pores s'ouvrent, c'est pourquoi il est préférable d'éviter de bloquer la capacité de respiration naturelle de la peau avec un maquillage épais. De plus, lorsque la sueur se mélange avec le maquillage, cela peut obstruer les pores, et pire, la peau peut absorber les produits qui se trouvent sur elle.

De même, évitez d'appliquer de la crème ou des huiles sur votre visage, qui risquent aussi de couler dans vos yeux tout en bouchant vos pores. Par contre, n'oubliez pas votre protection solaire adaptée à la pratique sportive. Certaines sont inappropriées dans le cadre d'une activité physique, car elles sont trop épaisses et riches. Choisissez toujours un SPF élevé. C'est agréable de faire du sport au soleil, mais celui-ci n'est pas le meilleur allié pour votre peau, qui risque prématurément de vieillir.

Personnellement, j'aime bien maquiller un peu mes cils et mes sourcils avec des produits waterproof (sauf en triathlon ou natation), tout en sachant très bien que je risque d'avoir des yeux de panda en fin de journée.

L'HARMONIE
grâce au yoga

Le yoga est une discipline plurielle, à la fois très ancienne et très moderne, qui, par les pratiques de méditation, d'exercices corporels et spirituels, permet de réaliser l'union de notre physique et de notre psychisme. Je vous sens grimacer et vous crisper. Peut-être avez-vous les mêmes idées reçues que moi lorsque j'entendais parler de yoga : une bande de gens en collants qui susurrent des chants indiens... tout en souplesse. J'espère en écarter quelques-unes.

C'est entre le IIe siècle avant J.-C. et le Ve siècle après J.-C. qu'est codifiée la philosophie du yoga dans les *yogasûtras*, texte de référence de Patañjali. Le yoga d'aujourd'hui, surtout en Occident, désigne avant tout le yoga « postural » et tous ses dérivés. Notre pratique actuelle n'est qu'une branche du yoga. Nous omettons souvent toute la philosophie dont la pratique physique n'en est que l'expression. Cette quête d'harmonie du corps et de l'esprit ne se fait pas qu'en transpirant sur son tapis, elle passe également par un lâcher-prise afin de s'ancrer dans l'instant présent pour mieux prendre conscience de sa propre identité.

Personnellement, mon moi intérieur, je le surnomme « mon silence ». C'est un silence étrange à décrire et délicat à atteindre, mais je suis là sur mon tapis, je ne suis plus dans une rumination, je ne suis plus dans l'après.

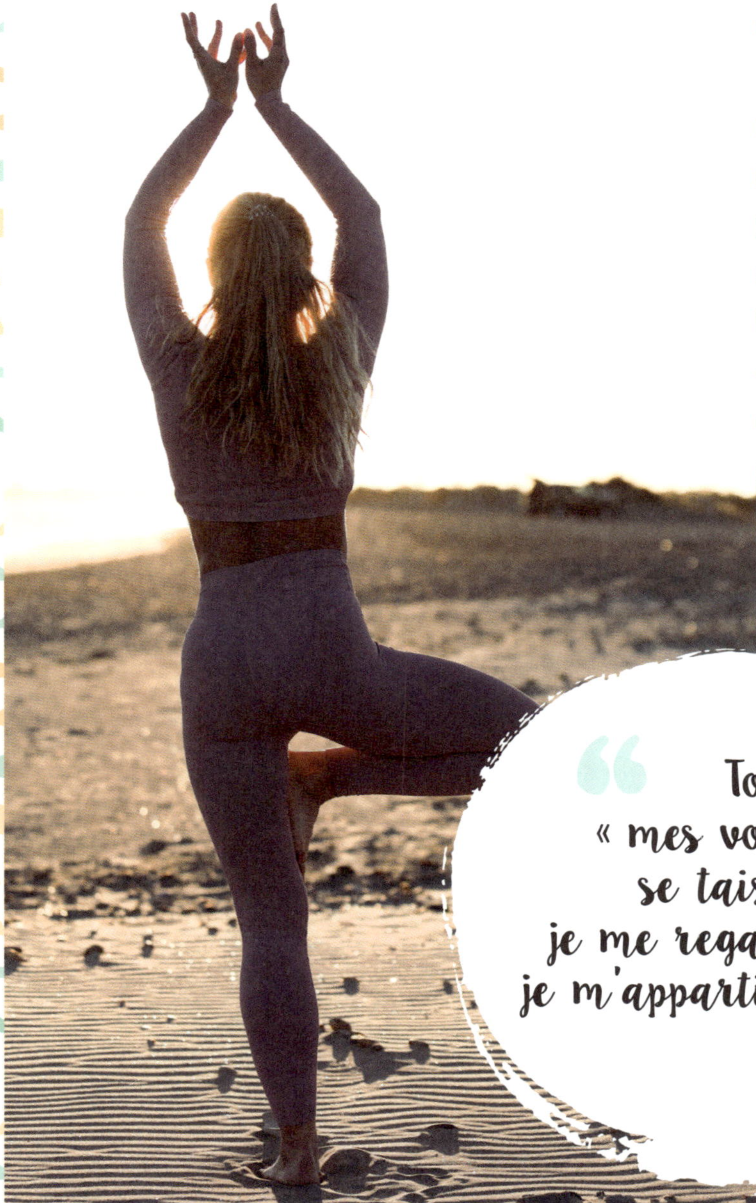

“ Toutes
« mes voix »
se taisent,
je me regarde,
je m'appartiens. ”

3 clichés sur le yoga

1. Le yoga n'est pas un sport

En Occident, nous avons longtemps associé la pratique du yoga à une gymnastique douce réservée aux personnes âgées. Pourtant, le yoga, même si, vous l'avez compris, ce n'est pas un sport à proprement parler, c'est réellement une activité physique qui peut même être très intense. Certes, c'est différent d'un cours de cardio, et vous n'avez nul besoin de transpirer pour renforcer votre corps et votre cœur.

2. Il faut être souple pour faire du yoga

Faut-il être un champion pour pratiquer un sport ? Heureusement, NON. La souplesse et la mobilité sont la conséquence de la pratique régulière du yoga. Les pratiquants que vous admirez du regard ont aussi débuté. Chaque cours est extrêmement bienveillant, vous ne serez jamais jugée sur vos capacités à réaliser ou non une posture. De même, chaque posture a des variations en fonction de votre niveau ou même de votre humeur, car il y aura des jours où vous aurez très envie d'aller plus loin et d'autres, pas du tout. C'est normal ! Rassurez-vous, le yoga est un voyage personnel depuis son tapis, avec soi et en soi. Il y a parfois un effet de groupe dans un studio qui nous porte à aller plus loin. Néanmoins, le yoga ne prône pas le dépassement de soi, mais l'écoute de soi.

3. Le yoga est une secte Ommmm…

Effectivement, le yoga n'est pas qu'une pratique physique, c'est une philosophie fondée sur une certaine spiritualité qui utilise des mantras, mais aussi des chants comme le célèbre « Om ». Vous pouvez cependant pratiquer le yoga sans embrasser toutes ses facettes. Chaque professeur glissera plus ou moins de spiritualité lors de son cours, voire pas du tout. Ne portons pas de jugement hâtif. Laissez-vous porter au début par l'aspect physique de vos cours tout en restant ouverte et curieuse.

Toutes « mes voix » se taisent, je me regarde, je m'appartiens.

Le yoga est un travail sur « l'extérieur » par le renforcement, l'étirement, l'équilibre, et également sur « l'intérieur », en alignant nos besoins, nos valeurs et nos intentions. En résumé, un esprit sain dans un corps sain. Après tout ce qui précède, vous comprendrez que, parfois, le plus difficile n'est pas l'extérieur, car notre corps accepte beaucoup, mais bien l'intérieur. Trouver cette paix, ce respect pour soi, pour autrui, ce calme, cette sérénité, ce recul léger demeure difficile à réaliser. Mettez donc de côté ce cliché de gymnastique douce et cette idée de secte.

COMMENT J'AI COMMENCÉ LE YOGA ?

J'aime aussi à penser qu'on rencontre le yoga. Avant de vraiment me lancer, j'avais déjà suivi plusieurs fois des cours, mais je n'avais jamais accroché. Mes amies faisaient l'éloge de leurs heures passées sur le tapis à réaliser des *asanas*. Je restais tellement dubitative, à faire de petits yeux ronds en acquiesçant, tout en pensant « encore un truc de bobo ». Je ne croyais qu'à la transpiration à l'extérieur, à la musique forte pour faire vibrer mon intérieur. Rien de magique ne pouvait m'attendre sur un tapis, en silence. Puis j'ai pris un pass illimité d'accès aux infrastructures sportives de l'University of Sussex, où j'étudiais en master. Non ce n'était pas aussi fou et complet qu'aux États-Unis, mais c'était quand même de très belles installations par rapport au tarif ridicule que je payais. Celui-ci incluait l'accès à des cours, comme m'expliqua l'étudiante qui travaillait à l'accueil. Je ne sais pas pourquoi, mais elle m'a tout de suite conseillé d'essayer le cours « dynamic yoga » de 18 h 10 du mardi soir. Je n'avais pas l'intention de faire des cours collectifs, encore moins du yoga. J'étais assez solitaire dans ma pratique sportive à l'époque.

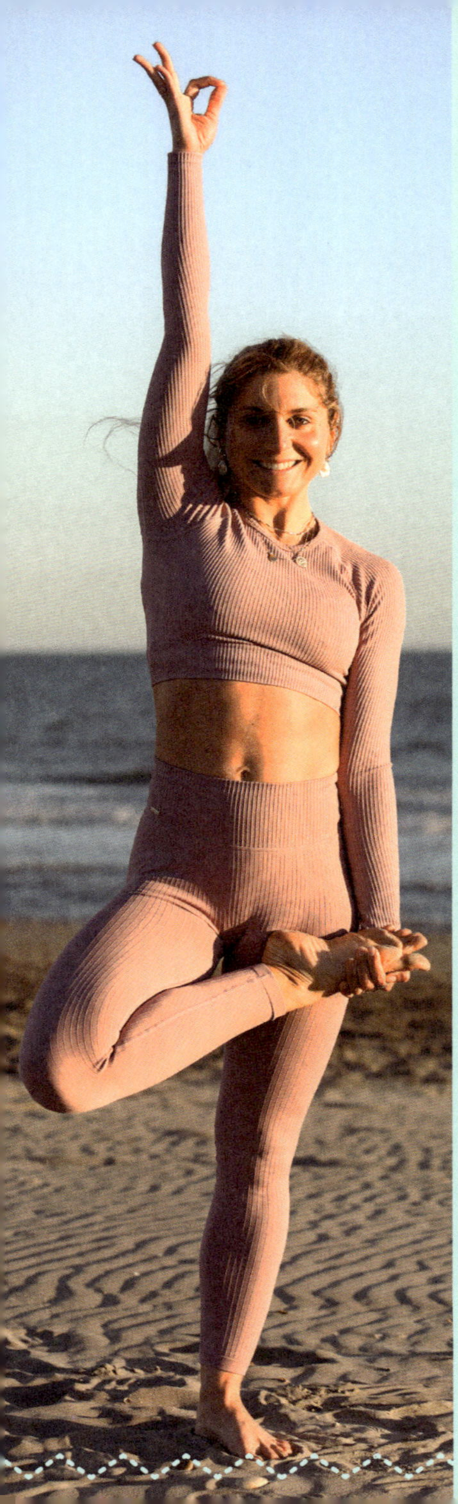

J'aimais transpirer en salle de sport : vélo, renforcement, et voilà. J'aime toujours… enfin moins, non, je n'aime plus trop.

Elle m'a demandé : *Do you want me to sign you in?* Ma timidité de l'époque a fait le reste. Je n'ai pas su dire non ! Vous ne pouvez pas facilement annuler, et si vous manquez 3 cours réservés, l'université suspend votre abonnement pour 10 jours. Autant dire que j'y étais à 18 h 10. J'avais cours à l'autre bout du campus (il y avait 5 arrêts de bus entre les deux, c'est vous dire comme c'était loin). Mais j'ai été à mes cours. Étais-je vraiment là au début ? Je pensais déjà à comment j'allais rentrer au centre-ville, si un bus allait être là ou si j'allais devoir prendre le train, à quel cours j'allais travailler après manger. La première chose que j'ai faite en rentrant à ce premier cours de yoga, après m'être installée au fond, loin de ma professeure de Marketing Research qui était là aussi, a été de repérer une pendule. Allez, hop, dans une heure, c'est fini.

Quand je cours, je ne regarde pas le temps qui passe, car je profite de chaque instant. À ce cours, je savais, du moins je croyais, que j'allais devoir compter chaque minute. J'ai transpiré, j'ai pleuré pendant le cours, je n'ai pas chanté, j'ai apprécié la méditation et j'ai plié mon tapis, bouleversée. Même si le cours était en anglais, j'ai senti une connexion avec la professeure, j'ai senti la gratitude qu'éprouvait mon corps, mais aussi mon esprit de lâcher prise, enfin.

Pourquoi ce cours ? Pourquoi pas avant ? Je crois que j'étais juste prête à réellement aimer ce que pouvait m'apporter la pratique du yoga à ce moment-là. **Je ne venais pas pour obtenir quelque chose du yoga. Je crois qu'il y avait un vide en moi que je n'arrivais pas à combler.** Le sport, le running, le vélo, le trail sont des activités libératrices physiquement, un peu moins mentalement. J'avais accumulé beaucoup d'angoisse et de stress depuis plusieurs mois. Je n'ai jamais été en difficulté dans mes études, j'appréciais d'étudier de longues heures, pourtant, j'étais stressée. Mais mon stress d'étudiante camouflait ce qui me faisait vraiment souffrir : la perte de ma grand-mère. Je n'avais pas pris le temps de faire mon deuil. Tout me semblait fade depuis. Même courir n'avait plus la même saveur. Il me manquait quelque chose. Après les obsèques, tout s'était précipité, je m'étais envolée pour cette dernière année d'études à l'étranger en écoutant mes tantes et mon oncle parler de vente de sa maison, de répartition d'objets. Sans rien dire, je voyais une partie de moi, de mes souvenirs disparaître. Je devais continuer ma vie, continuer de courir alors que j'avais pour une fois envie de saisir le moment, de dire stop. Parce que le temps, je ne l'avais pas savouré, parce que je trouvais cette absence trop soudaine et injuste.

Le yoga m'a permis de suspendre le temps, même si ce n'était qu'une heure par semaine, même si c'était en adoptant des postures étranges qui me faisaient sentir différemment mon corps et ressentir autrement mes émotions. Le yoga a été là. J'ai tout de suite su que j'en avais juste besoin. Le moment, la professeure, l'énergie, le lieu : beaucoup d'étoiles alignées pour me faire aimer le yoga, non ? Peut-être qu'il vous en faudra autant, peut-être qu'il vous en faudra bien moins pour apprécier cette discipline si unique qui nous parle harmonie du corps et de l'esprit.

C'est pourquoi, lorsque vous vous lancerez, écoutez votre instinct. Pas sûre de l'enseignant ? Du lieu ? De l'horaire ? Changez, explorez jusqu'à trouver cette étrange connexion. Il existe aussi de nombreuses applications, des vidéos sur YouTube, des plateformes comme le Dubndidu Atelier pour faire connaissance avec cette pratique. J'enseigne en ligne, je m'exerce en ligne, mais en studio, en vrai, *in real life*, c'est tellement mieux.

DIFFÉRENTS YOGAS POUR DIFFÉRENTES ENVIES

Il existe de plus en plus de pratiques différentes du yoga. De plus, chaque professeur ayant son approche, la diversité est d'autant plus large. Voici quand même un petit résumé des offres que vous pourrez trouver en studio :

➡ **Ashtanga.** Fondé par K. Pattabhi Jois, le yoga ashtanga est un exercice physiquement exigeant, consistant à effectuer une série de poses de yoga dans le même ordre à chaque cours. Vous pouvez être soit accompagnée d'un professeur pour apprendre la première série, soit rejoindre un programme Mysore. J'adore l'ashtanga, car il permet de revoir... et revoir encore les bases pour acquérir les postures non pas

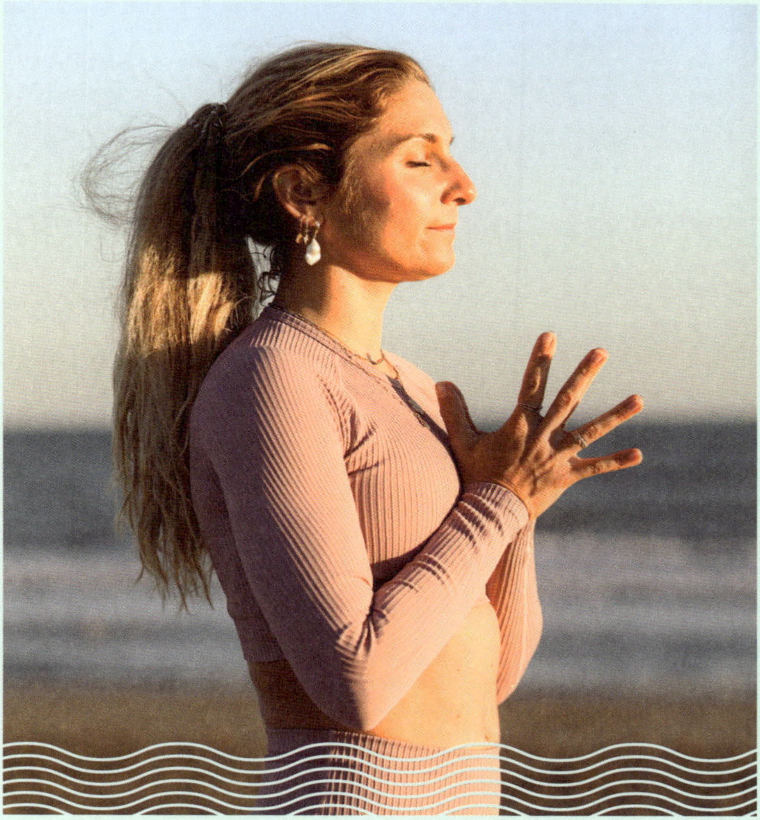

parfaitement, mais de façon la plus alignée possible pour me préserver et en recueillir les bienfaits.

➡ **Bikram et hot yoga.** Bikram Choudhury fonda ce yoga. Les cours de bikram durent 1 h 30 dans un studio humide et chauffé. On y pratique un ensemble de 26 poses et 2 exercices de respiration. Il faut aimer la sueur… et la chaleur, qui permet d'aller plus loin dans les mouvements. Le hot yoga est légèrement différent puisque les professeurs ne suivent pas les séquences prescrites en bikram. Ils peuvent varier les séries de positions enseignées durant le cours.

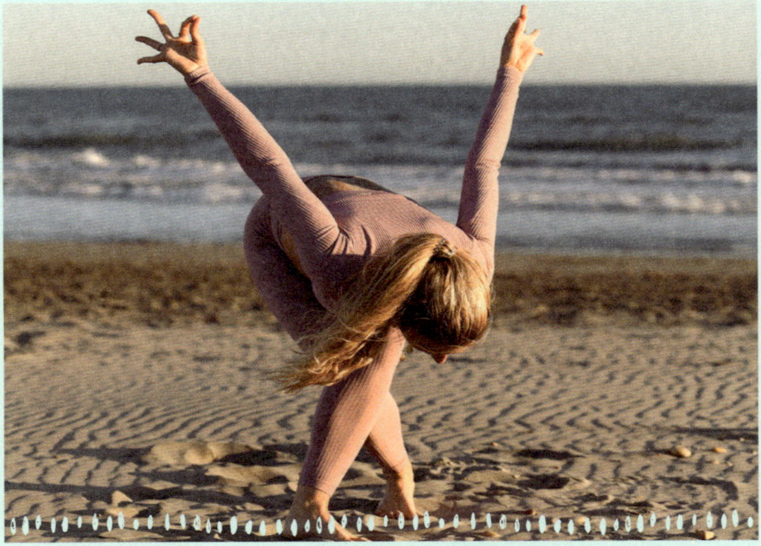

→ **Iyengar.** Fondé par B.K.S. Iyengar, ce yoga vise à porter votre concentration sur votre alignement durant chaque posture. Vous utiliserez une variété d'accessoires tels que des blocs, des couvertures, des sangles, des chaises pliantes et même des murs de cordes afin de trouver le bon alignement pour chaque position. Plutôt que de passer d'une pose à l'autre rapidement, vous devrez tenir chacune sur une longue période. Quel que soit votre niveau en sport, commencez toujours par le niveau 1. Le yoga iyengar peut être très adapté si vous êtes blessée ou en rééducation.

→ **Kundalini.** Le kundalini, fondé par Bhajan, est une pratique très spirituelle du yoga basée sur l'énergie. La pratique est composée de *kriyas*, des exercices répétitifs combinés à la respiration intense *ujjayi*. Ce yoga peut être exigeant et énergisant sur le plan physique. Grâce à des mouvements, à votre respiration et à des sons (psalmodie), vous commencez à stimuler et à relâcher de l'énergie non exploitée au niveau de votre colonne vertébrale et par l'entremise de vos centres d'énergie, aussi appelés « chakras ». La durée des cours est habituellement de 1 heure ou plus.

➡ **Nidra.** Développé par Swami Satyananda en 1940, le yoga nidra s'inspire de différentes traditions reposant sur des techniques de concentration, de méditation et de contemplation pratiquées en posture allongée. En Occident, nous associons cette technique à l'amélioration du sommeil, mais ces exercices vont plus loin et permettent une relaxation profonde pour accéder à notre inconscient.

➡ **Vinyasa.** Le vinyasa est une pratique dynamique du yoga qui unit la respiration aux mouvements. Le maintien des postures est court, sur quelques respirations. L'enchaînement est fluide et rythmé, ce qui rend ce yoga assez intense et contribue à développer la force, l'endurance et surtout la flexibilité. Le yoga active, dynamic, athlétique ou le yoga flow sont des cours de style vinyasa.

➡ **Yin.** Le yin yoga est un yoga doux inspiré de la philosophie chinoise basée sur le symbole du yin et du yang. Le yin et le yang sont complémentaires et désignent deux extrêmes. Le **yin** (en noir sur le symbole) correspond à ce qui est passif, lunaire, mais aussi à la nuit, à l'intérieur, à l'eau ou encore au féminin. Le yin s'associe à l'automne et à l'hiver. Le **yang** (en blanc sur le symbole) équivaut à son opposé, et par conséquent est masculin, actif, solaire, mais aussi correspond à la lumière, l'extérieur, le jour ou encore le feu. Il est en lien avec l'été et le printemps. Le yin yoga offre l'opportunité d'être dans l'instant présent. En effet, notre mode de vie actuel est particulièrement stressant, basé sur la performance en se projetant toujours sur l'après. Ce yoga permet donc d'équilibrer la balance qui tend beaucoup plus du côté yang.

Même avec cette liste, je suis sûre de ne pas recenser toutes les variations autour du yoga.

AURAIS-JE OUBLIÉ LE HATHA YOGA ?

Le hatha yoga est l'une des pratiques les plus répandues en Occident et la quasi-totalité des approches que je viens d'énumérer s'en inspire. Ce type de yoga trouve son origine dans les *yogasûtras*. Cette pratique s'adresse à tous les niveaux. Les postures, tenues parfois jusqu'à 3 minutes, s'enchaînent en douceur pour une maîtrise du corps et des sens. Elles sont associées au contrôle du souffle.

Maintenant que vous en savez plus, n'hésitez pas tout de même à poser des questions à votre professeur et à vous interroger sur vos besoins. Parfois, votre corps voudra de la douceur, de l'ancrage, d'autres fois, il aura envie d'intensité. Il y aura toujours « un » yoga fait pour vous.

LES BIENFAITS DU YOGA

Ces bienfaits sont assez nombreux et sur plusieurs plans :

➡ **Physique :** davantage de souplesse, des articulations renforcées, meilleure mobilité, développement de la musculature, réadaptation cardiaque.

➡ **Mental :** concentration, mémorisation, amélioration de la qualité du sommeil.

➡ **Émotionnel :** relaxation, meilleure gestion du stress, lâcher-prise.

Au-delà de ces aspects reconnus, le yoga nécessite patience, régularité et assiduité. J'aime aussi à penser qu'il nous apporte exactement ce dont on a besoin quand on en a besoin. Ce que je peux apprécier dans ma propre pratique ne sera peut-être pas ce que vous aimerez. Vous puiserez ainsi dans la vôtre exactement ce qu'il vous faudra. Le yoga n'est pas un médicament qui répondra à tout, mais croyez-moi, il pourra vous donner un bon coup de pouce.

Instagram vs Reality

En faisant défiler votre flux Instagram avec le mot clé « yoga », vous trouverez beaucoup de pratiquants adopter des postures plus impressionnantes les unes que les autres. Ces postures acrobatiques sont le résultat de mois, d'années de pratique. Je suis personnellement admirative du contrôle et de la maîtrise qu'ils peuvent avoir. Pourtant, ces photos ne montrent pas la réalité. Elles sont belles, inspirantes, mais elles omettent de préciser la persévérance des pratiquants, et aussi la préparation pour y arriver. Le yoga de votre studio, depuis votre tapis, est loin d'un *headstand* sur un rocher, à flanc de falaise, près d'une cascade d'eau glacée. Or, à force d'associer le yoga à ces postures spectaculaires, le tapis devient un lieu de performance, de compétition pour les faire. Cette perfection de l'exécution et cet ego dans une posture sont loin des mantras du yoga et de ses bienfaits.

Le yoga, ce n'est pas ces photos. La réalité du yoga, c'est beaucoup de chiens tête en bas, parfois avec les talons qui ne touchent pas le sol, c'est également des guerriers, des chiens tête en haut, des *savasanas*…

N'ayez pas peur de vous lancer par honte, par crainte de ne pouvoir exécuter ces postures ou de ressembler à ces pratiquants. La bienveillance est de mise.

ÉQUIPEMENT

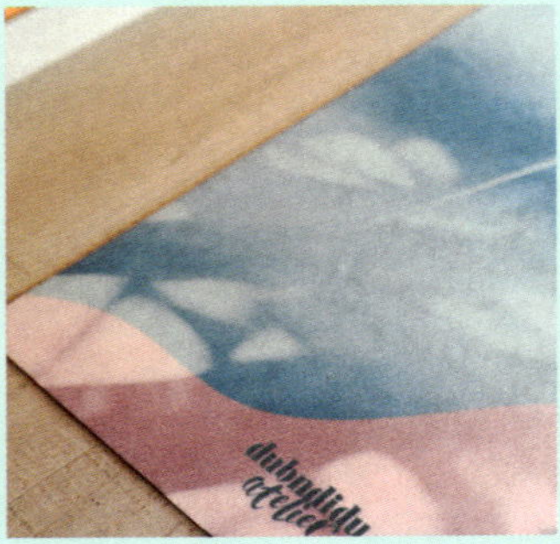

Lorsque vous débutez, hormis un legging (sans fermeture éclair au dos), une brassière, un pull et un t-shirt sont tout ce dont vous avez besoin. Le tapis est souvent prêté par le studio. Sinon, je vous recommande d'en prendre un spécifiquement fait pour le yoga (un peu plus long ET plus épais que ceux pour le fitness). Si vous ne souhaitez pas investir dans un second tapis, n'hésitez pas à utiliser également une serviette.

En fonction du cours, vous serez amenée à utiliser du matériel comme des blocs ou des sangles. Ils seront également prêtés par le studio. À la maison, vous pouvez remplacer les blocs par de gros dictionnaires et les sangles par un élastique ou de vieux leggings.

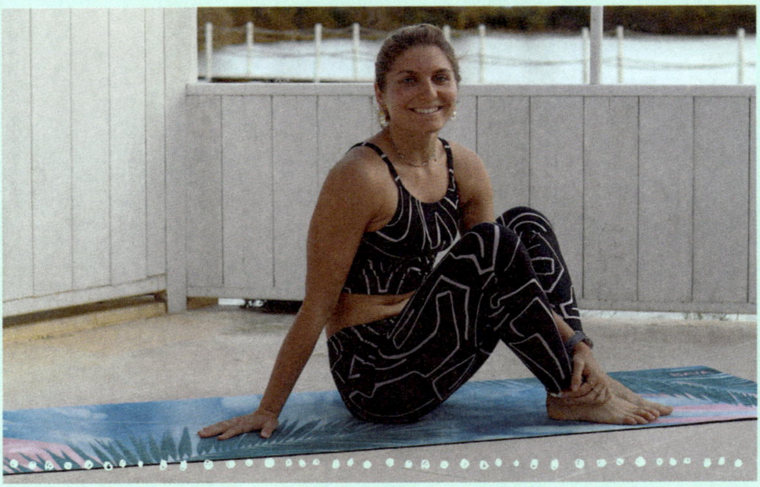

PRATIQUER EN MUSIQUE OU PAS ?

Certains hurleront au sacrilège, d'autres apprécieront l'énergie qu'amène la musique à un *flow*. Personnellement, j'aime pratiquer autant avec que sans. La musique me porte quand l'énergie manque, elle me détend, m'ancre au moment présent. Essayez avec ou sans, vous verrez.

« N'OUBLIEZ PAS DE RESPIRER »

Vous entendrez beaucoup cette phrase durant vos cours. Les « Inspirez ! Expirez » rythmeront vos mouvements. Le *pranayama* permet de maîtriser sa respiration. Sa pratique est bénéfique lors de troubles d'anxiété, mais aussi pendant l'activité physique. Le yoga est l'union entre le mouvement et la respiration. Il existe 6 types de pratique du *pranayama*. Je vais détailler celui de la respiration de feu, car c'est certainement celle que vous utiliserez le plus, tant en yoga que dans votre quotidien.

LA RESPIRATION UJJAYI

Cette technique de respiration est particulière au yoga, on parle aussi de « respiration yogique », « respiration de feu » ou « respiration ujjayi », qui sonne très « film de ninja ». Il est vrai que sa traduction du sanskrit va plutôt dans ce sens puisque *ujjayi* signifie « victorieux ». Cette technique est assez simple, mais pas réellement naturel de prime abord.

➡ L'inspiration et l'expiration se font uniquement par le nez. On expire la bouche close.

➡ L'air inspiré ou expiré va produire un son assez profond, voire rauque, car il va venir de vos profondeurs.

Pourquoi respirer ainsi ?

La respiration ujjayi (ou de feu, vous allez comprendre pourquoi) vise à échauffer, voire réchauffer le corps. Sa profondeur permet de générer une forte chaleur qui réchauffe vos organes et va irradier dans tout votre corps. Cette respiration va se traduire par un corps plus chaud, et donc plus malléable pour rentrer dans les postures, mieux s'étirer tout en évitant les blessures.

L'idéal, dans le yoga, est de parvenir à synchroniser cette respiration avec les mouvements, ce qui nécessite un peu de concentration au début, mais cela devient naturel.

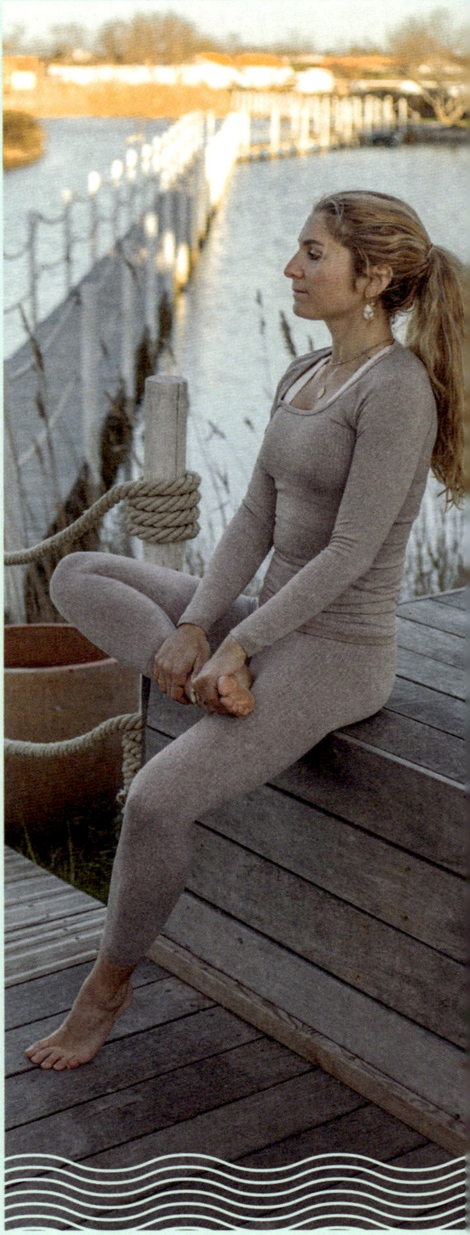

Comment apprendre cette respiration ?

En fait, cette respiration est naturelle. Si vous observez un enfant, un bébé, leur respiration est très profonde, Leur ventre se gonfle et se dégonfle au fil de leur inspiration et de leur expiration.

Mais en grandissant, avec le stress, les contrariétés, le quotidien, nous perdons ce réflexe des respirations profondes. On inspire une quantité bien faible d'oxygène sans mobiliser le diaphragme, l'air reste bloqué en haut de la cage thoracique, au niveau du sternum. Ces respirations sont trop courtes pour nous apporter l'air dont nous avons besoin en sport, nous sommes vite essoufflées.

Heureusement, le corps n'oublie pas. Il est très facile de réapprendre ces respirations profondes, tout simplement en pratiquant. Suivez un petit tuto en vidéo en posture assise afin de retrouver ces réflexes et d'oxygéner toutes les parties de votre corps. Il est vrai que l'inspiration est la phase la plus facile, mais n'oubliez pas l'expiration en allant chercher au plus profond de votre gorge. Ce petit bruit, un ronron, peut être exagéré au début, le temps que vous trouviez le bon rythme.

Les bienfaits de la respiration ujjayi

Une profonde respiration permet d'inhiber de 90 % la production de l'hormone du stress : la noradrénaline, ce qui va vous permettre de vraiment vous détendre durant votre cours de yoga. Vous reprendrez doucement le contrôle sur votre corps et votre cerveau.

N'oubliez pas que cette respiration peut vous suivre en dehors du tapis de yoga. Dès que vous êtes dans une situation stressante, utilisez-la.

ET SI ON PRATIQUAIT ?

Se rendre dans un studio, ouvrir son smartphone sur YouTube, rien de plus simple pour pratiquer. Néanmoins, je vais partager avec vous mes postures ou petits *flows* favoris, qui m'aident au quotidien ou dans ma pratique sportive. N'oubliez pas que la respiration joue un rôle important entre chaque posture.

➜ La salutation au soleil

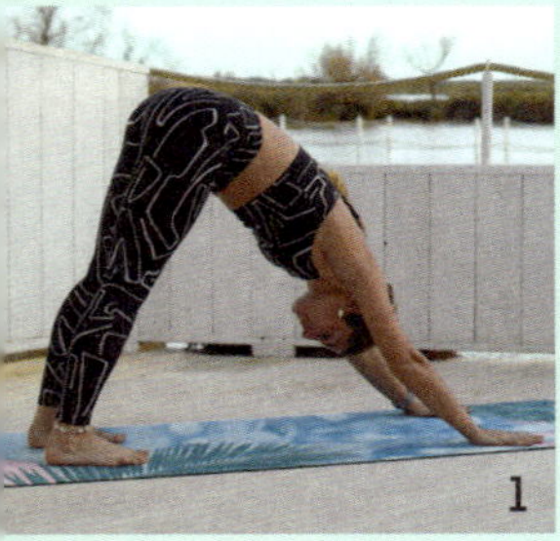

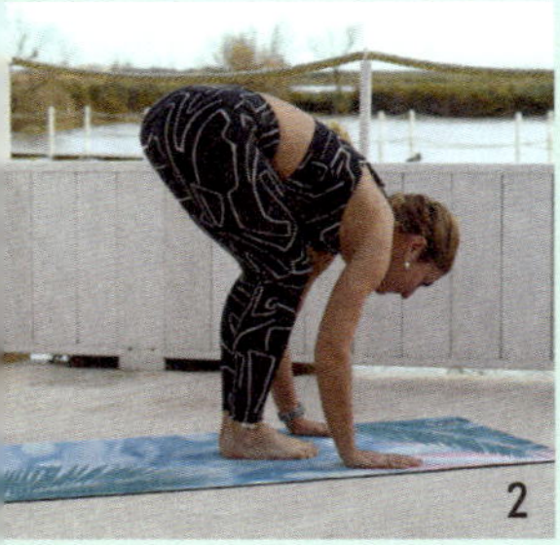

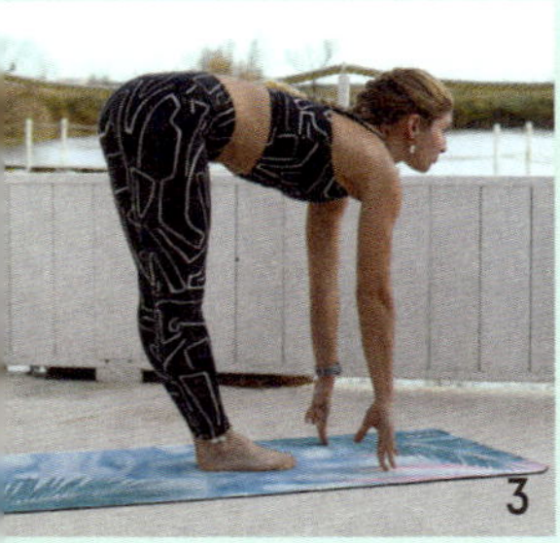

La « salutation au soleil » est un enchaînement de postures traditionnellement effectué au soleil levant… Ces quelques minutes sont hyper agréables à effectuer le matin pour se réveiller, s'échauffer et bien entamer sa journée.

1. Débutez doucement dans la posture du chien tête en bas en détendant vos épaules, en repoussant le sol, en jouant doucement avec vos pieds. Piétinez pour réveiller vos mollets et posez progressivement vos talons au sol.

2. Regardez devant vous et, sur l'inspiration, marchez ou sautez à l'avant du tapis. Expirez, votre ventre est collé à vos cuisses, vos jambes détendues, votre nuque neutre.

3. Relevez la tête en tendant vos jambes.

4. Inspirez, redressez-vous et levez les mains vers le ciel.

5. Expirez, avec de nouveau votre ventre contre vos cuisses.

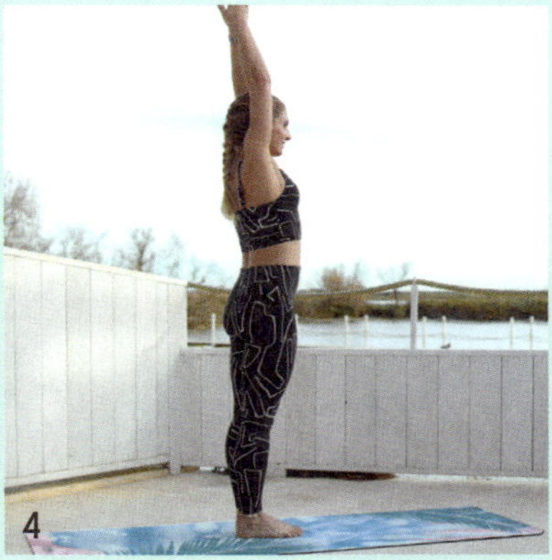

4

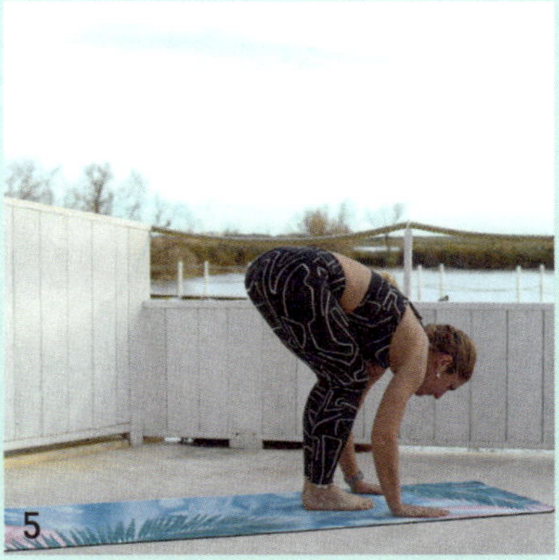

5

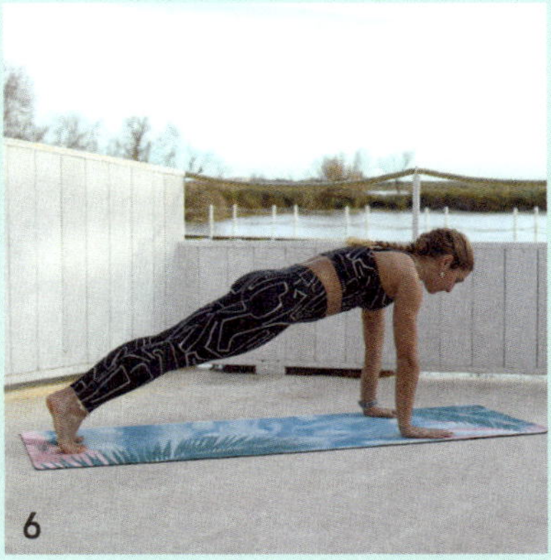

6

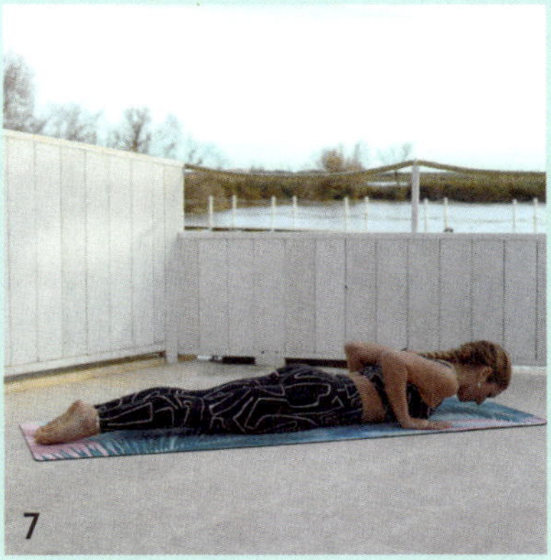

7

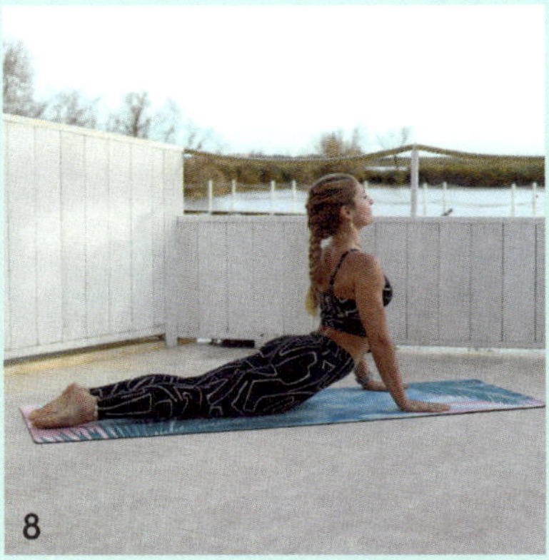

8

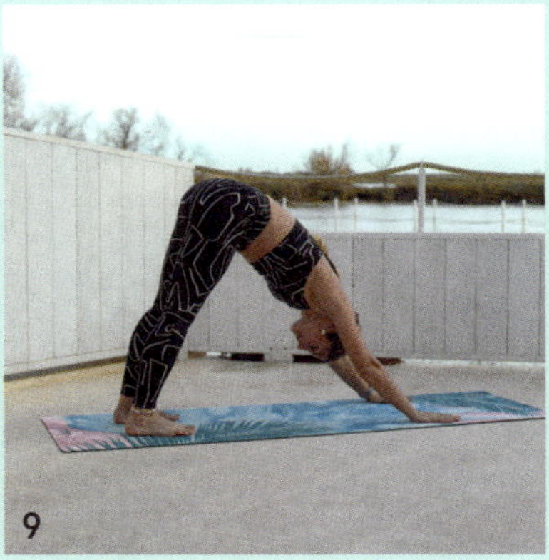

9

6. Sur l'inspiration, marchez ou sautez en planche.

7. Puis expirez en descendant en douceur vers le tapis (chaturanga, « yogi pompe »).

8. et 9. Inspirez, chien tête en haut. Avant de repasser chien tête en bas.

Voilà votre première salutation au soleil ! Sachez que vous pouvez ensuite pratiquer cette salutation au soleil à votre rythme. Il m'arrive de ne faire que des salutations le matin pour me réveiller, me sentir bien, de rester plusieurs respirations dans chaque posture. De même, il est bon de savoir qu'il existe quelques variations dans les postures pour la salutation au soleil, mais au final, elles se valent.

La salutation est une excellente base à avoir lorsque l'on commence le yoga avant de se lancer dans l'enchaînement d'autres postures.

Om Shanti Shanti Shanti

Bon, revenons sur ce fameux « Om » de nos clichés sur le yoga. Ce petit chant réalisé à la fin d'une séance est un mantra pour la paix, que ce soit une paix à l'intérieur de nous-mêmes ou à créer autour de nous. Peut-être qu'un jour, après un cours, vous aurez envie de joindre votre voix aux autres : *Om Shanti Shanti Shanti*.

➜ La salutation à la lune

La lune est un astre sans lumière qui, pourtant, influence particulièrement notre énergie en fonction de ses différentes phases. C'est pourquoi je vous invite à pratiquer cette séance pendant les jours de pleine lune, qui seront le moment le plus propice pour exploiter votre énergie. Vous pouvez cependant la pratiquer les jours où vous vous sentez très stressée ou énervée, car les longues respirations et les postures permettent réellement de vous recentrer et de vous apaiser.

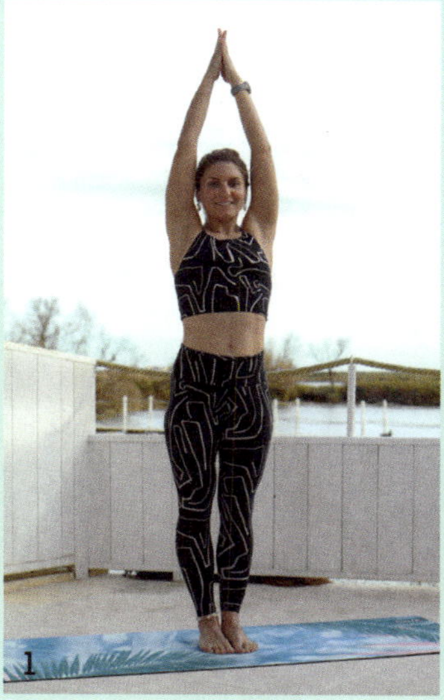
1

Chandra namaskar (« salutation à la lune » en sanskit) a été créé par Swami Satyananda Saraswati en 1969. Depuis, quelques variations sont apparues, dont celle que je vous propose aujourd'hui. Elle vise à apaiser le corps, ainsi que l'esprit en supprimant les tensions, le stress. Cela refroidit le corps, contrairement à la salutation au soleil. Celui-ci retrouve son équilibre, mais aussi le calme.

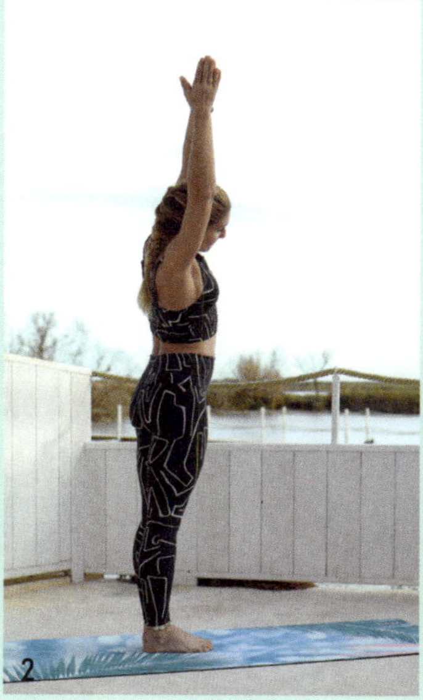
2

1. Débutez en posture de la prière *(pranamasana)* en expirant, puis inspirez en levant les mains vers le ciel.

2. Étirez-vous à droite, à gauche et revenez au centre.

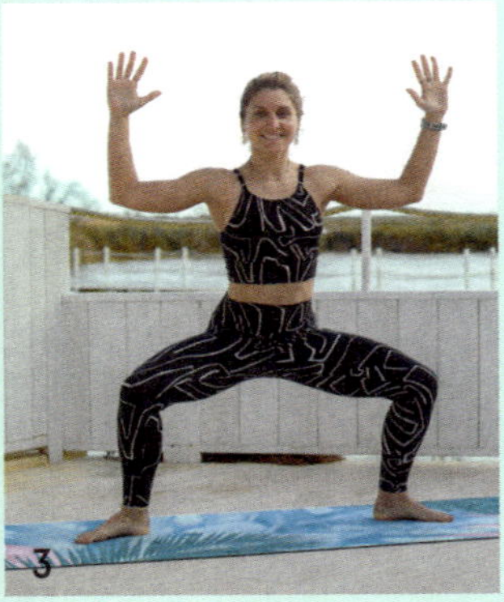

3

3. Expirez, faites un grand pas sur le côté pour ouvrir vos hanches et passer en posture de la déesse.

4. Inspirez, tendez vos jambes et vos bras en posture de l'étoile à 5 branches.

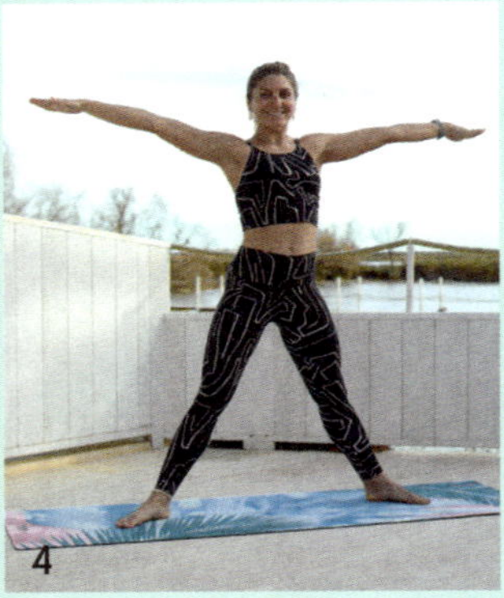

4

5. Expirez, pivotez vos hanches vers l'avant, à gauche. Venez placer votre main gauche à l'intérieur de votre pied gauche, ouvrez votre main droite vers le ciel en dégageant bien vos épaules. Conservez les hanches parallèles avec le tapis sur la posture du triangle *(trikonasana)*. Inspirez.

6. Expirez, amenez votre main droite sur l'extérieur du pied gauche, enroulez votre buste sur votre cuisse gauche, relâchez sans verrouiller vos genoux.

7. Inspirez, passez en fente basse, jambe droite fléchie, mains vers le ciel, dans la posture du héron *(krounchasana)*.

8. Expirez en squat du surfeur, passez votre pied droit sur la tranche, hanche perpendiculaire avec l'avant du tapis.

9. Inspirez en passant en posture de la déesse, mais coude à l'intérieur, main au niveau du cœur, serrez votre périnée (*malasana*, dit « yoga squat »).

10. Expirez, puis transférez votre poids sur le pied droit, en symétrie, squat du surfeur de l'autre côté. Recommencez en inversant les postures.

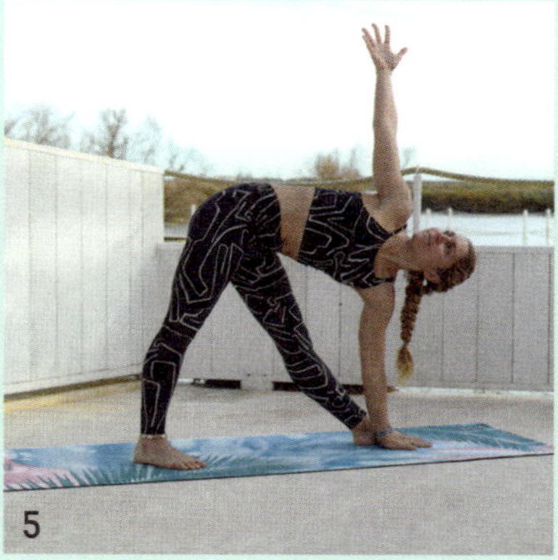
5

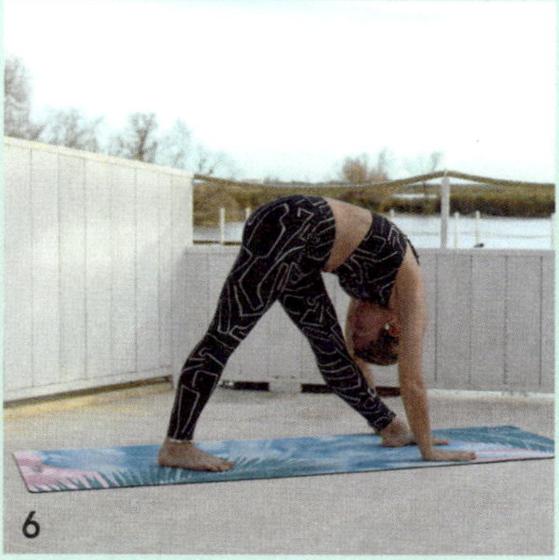
6

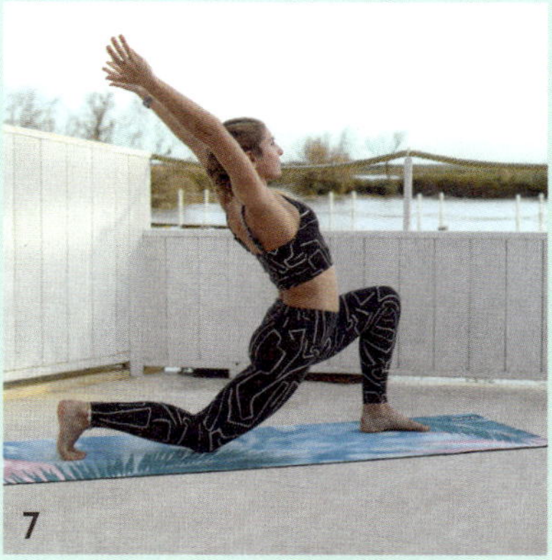
7

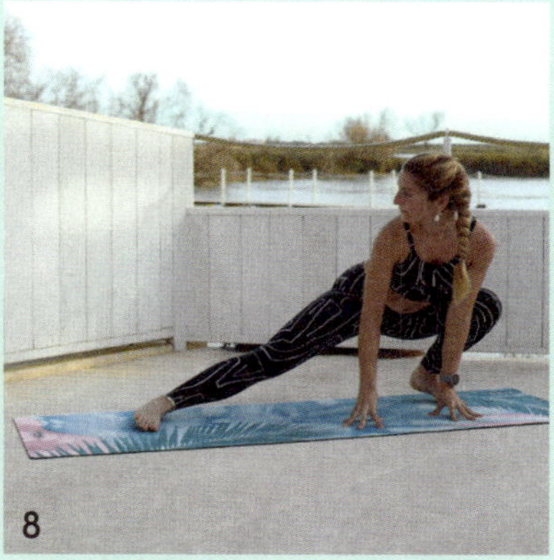
8

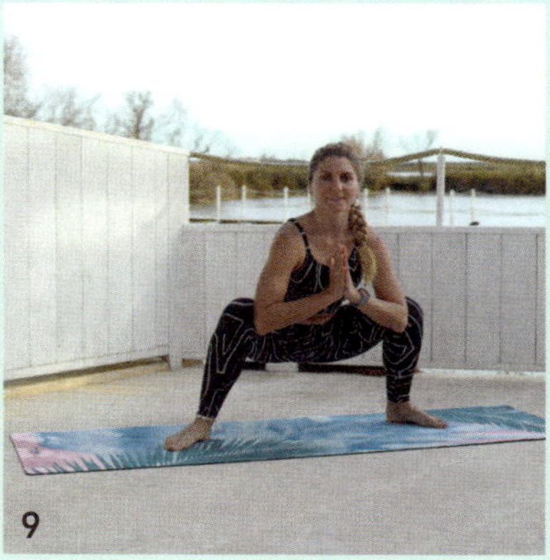
9

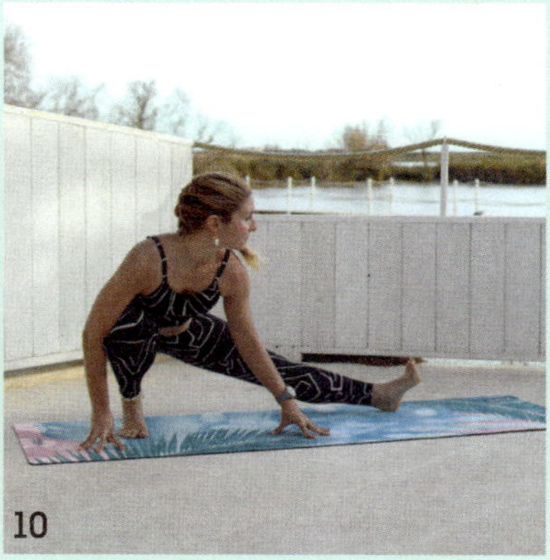
10

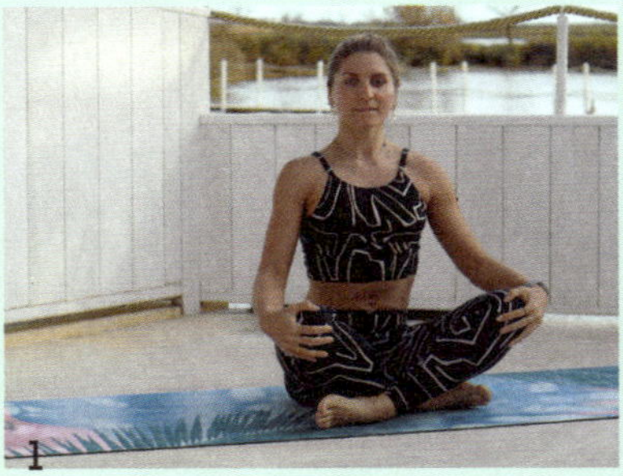
1

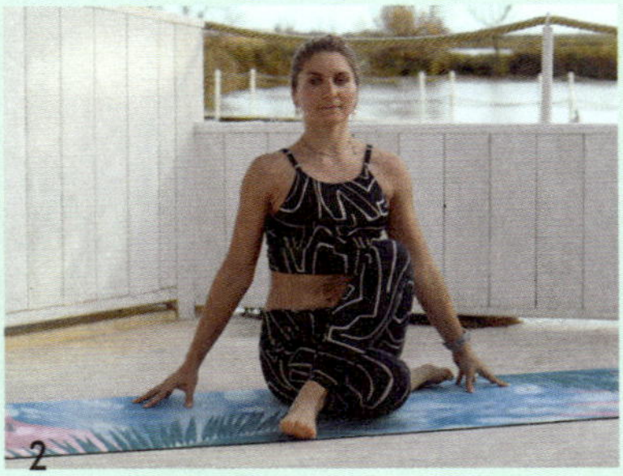
2

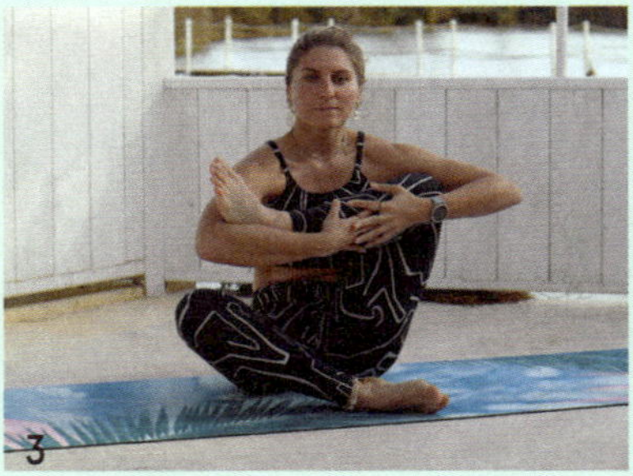
3

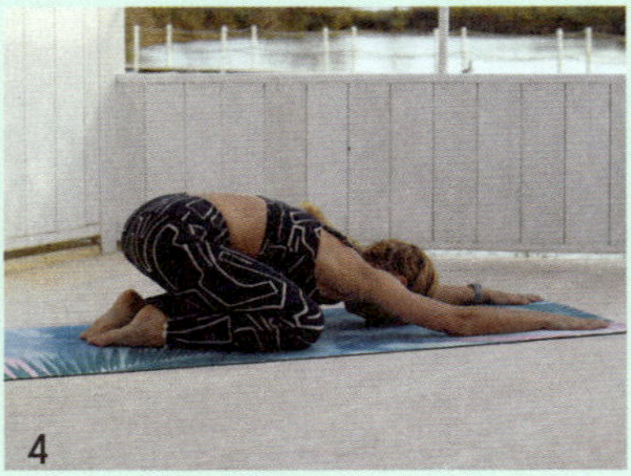
4

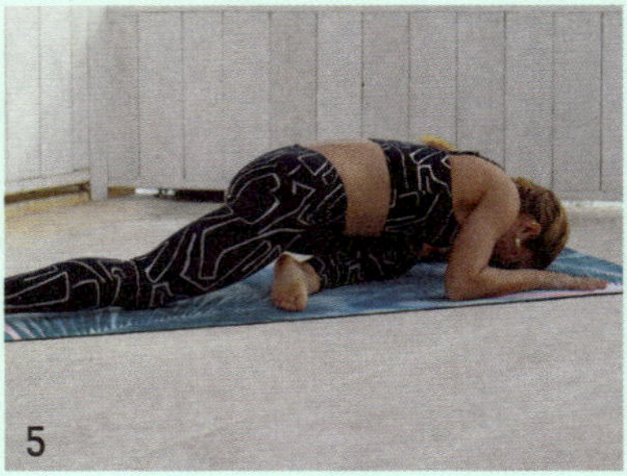
5

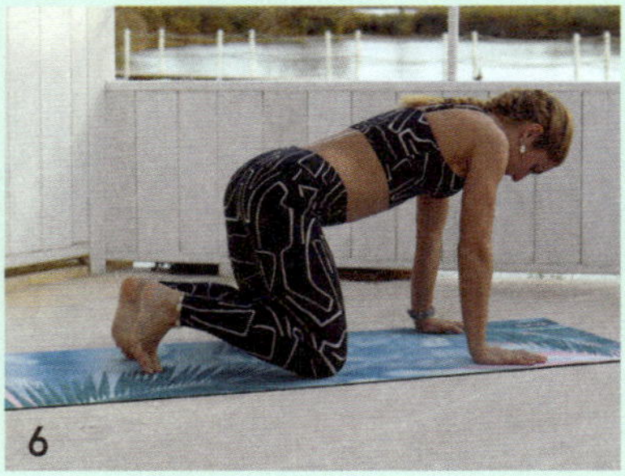
6

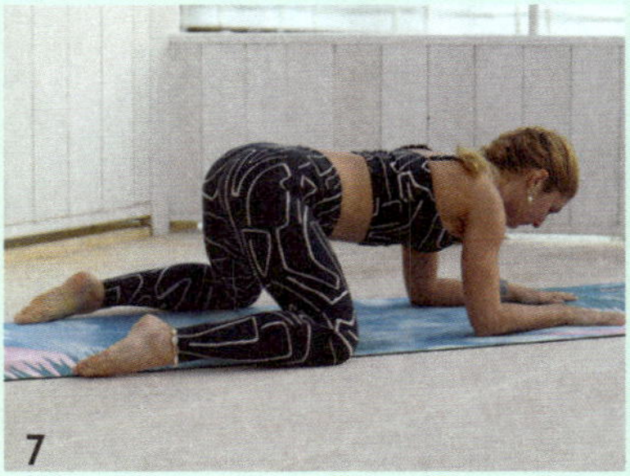
7

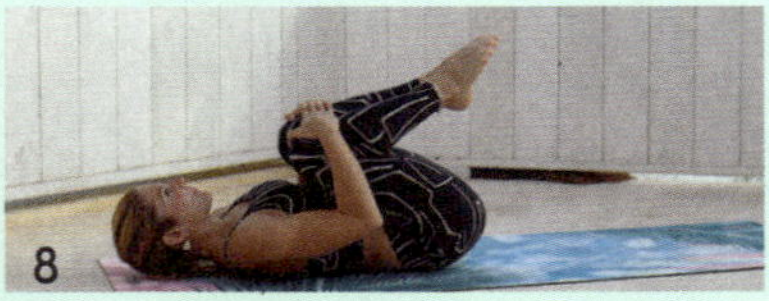
8

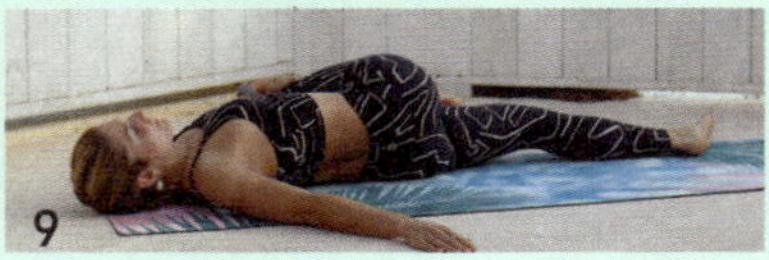
9

Mes postures favorites…

Pour travailler facilement l'ouverture de hanche et la mobilité articulaire.

- → 1. La posture du lotus (ou en tailleur).
- → 2. La demi-torsion *(ardha matsyendrasana)*.
- → 3. La posture du berceau *(hindol asana)*.
- → 4. La posture de l'enfant *(balasana)*.
- → 5. La posture du pigeon *(kapotasana)*.
- → 6. La posture de la table *(ardha purvottanasana)*.
- → 7. La posture de la grenouille *(manduk asana)*.
- → 8. La posture de bébé heureux *(ananda balasana)*.
- → 9. La torsion au sol *(jathara parivartanasana)*.

Durant les postures de torsion, les organes au niveau de l'abdomen subissent un léger massage grâce aux pressions exercées, favorisant ainsi la digestion. Et si vous êtes un peu bloquée à ce niveau-là, cela peut avoir des effets bénéfiques pour vous dénouer physiquement… mais aussi mentalement. Les intestins sont un peu comme un second cerveau. Même si vous avez l'impression d'être comprimée ou coincée lors de ces postures, les torsions en yoga ont, certes pas immédiatement mais à terme, un effet libérateur. Les femmes ont naturellement les hanches plus « ouvertes » que celles des hommes, mais ce n'est pas une généralité : la preuve, j'ai moi-même les hanches très « fermées ». On associe souvent cette raideur à l'accumulation d'émotions négatives, car les articulations des hanches et les muscles fléchisseurs (dont le principal, l'ilio-psoas) sont directement reliés à notre cerveau. Ils sont également le point de départ de tous nos mouvements de jambes. De fait, ils sont très sollicités si vous pratiquez beaucoup de sport d'endurance, mais aussi si vous vivez une période assez stressée. C'est pourquoi il est bon de réaliser souvent ces postures pour relâcher les tensions accumulées physiquement et mentalement.

Mes astuces pour pratiquer à la maison

Aménagez-vous un espace à vous qui vous sera réservé, le temps de la séance. Si c'est dans le salon, expliquez à vos proches qu'il leur sera interdit. À vos enfants par exemple, en leur précisant l'heure, comme de 17 h à 18 h. Faites un peu le vide autour de votre tapis pour pouvoir pratiquer sans vous cogner (si c'est possible, bien entendu).

Coupez au maximum les interférences du monde extérieur. Si vous suivez un cours sur votre ordinateur, chargez la vidéo en avance, puis couper le wifi. Passez votre téléphone en mode avion et éloignez-le de votre tapis.

Choisissez une séance de 30 à 45 minutes au maximum pour les premières fois. Il est difficile de se concentrer plus longtemps chez soi, et malgré toutes vos précautions, vous serez peut-être dérangée.

Près de votre tapis, gardez un petit pull (pour la méditation) et une bouteille d'eau afin de rester hydratée tout au long de la séance.

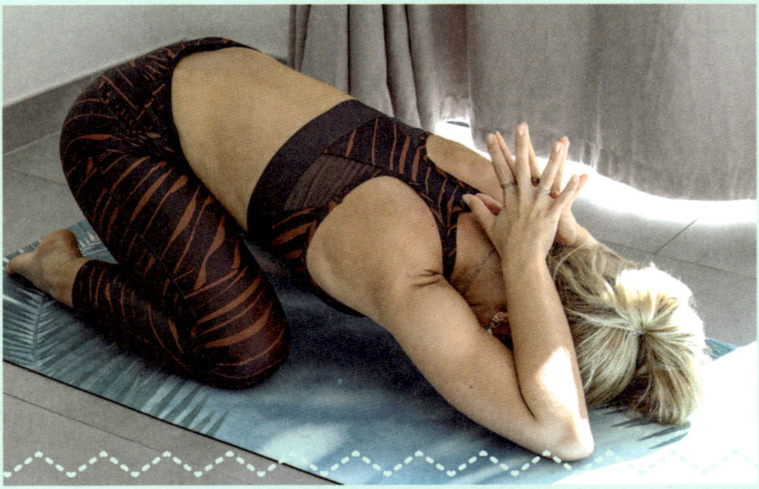

COMMENT PARLER « YOGA »

Qu'est-ce que le sanskrit ? Le sanskrit était l'une des grandes langues de l'Asie, parlée essentiellement en Inde dès la plus haute Antiquité. Aujourd'hui, cette langue n'est plus connue que de quelques lettrés, un peu comme le latin. L'apprentissage du yoga se sert essentiellement du sanskrit. Comme vous l'avez déjà remarqué, quelques mots et expressions sont très souvent utilisés lors de vos séances. En voici quelques exemples :

➡ **Asana :** posture de yoga. La plupart des postures de yoga comprennent ce mot, souvent en suffixe comme le fameux *savasana*, « la posture du cadavre », dont on va vite reparler.

➡ **Bandha :** tenir, serrer. C'est une pratique qui consiste à contracter (ou serrer) différents muscles dans une certaine posture afin de contrôler la circulation de l'énergie *(prana)*.

➡ **Chakra :** roue, cercle. Un chakra est un centre psychique dans notre corps, faisant référence aux 7 différentes dimensions de l'être (physique, mentale et énergétique). Nos chakras peuvent être plus ou moins réveillés et nous pouvons en avoir plus ou moins conscience.

Les 7 chakras principaux sont : *muladhara* (au-dessus du périnée), *svadhisthana* (à la base de la colonne vertébrale), *manipura* (au niveau du nombril), *anahata* (au niveau du cœur), *vishudda* (à la base de la gorge), *ajna* (au milieu de la tête, au centre des sourcils), *sahasrara* (au sommet de la tête).

➡ **Chitta :** conscience.

➡ **Dharana :** concentration.

➡ **Dhyana :** méditation... je vous en reparle juste après.

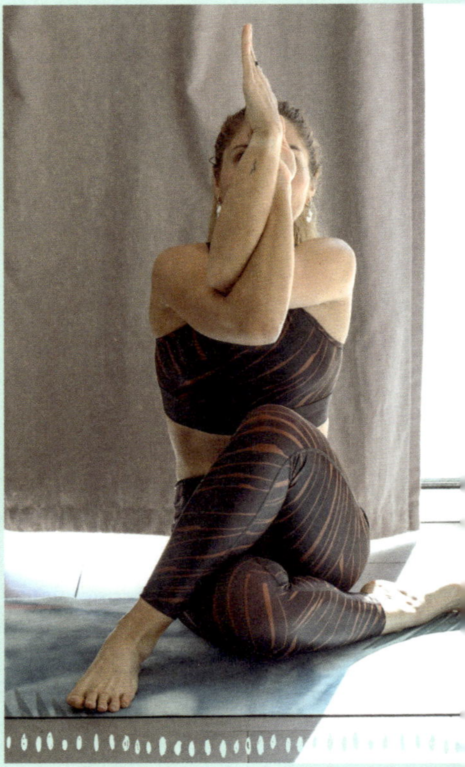

➡ **Hatha yoga :** *ha* signifie « soleil » et *tha* « lune ». Un peu comme le yin yoga, il s'agit de l'ensemble des pratiques qui permettent l'harmonisation de l'énergie dans le corps, sur le plan physique et spirituel. Avec la multiplication des appellations marketing de yogas qui se rapprochent plus d'un cours de fitness que du yoga, beaucoup de séances ont perdu de vue cette attention à l'éveil de soi et de son corps. Soyez attentive à qui vous confiez votre pratique du yoga.

➡ **Mantra :** fait référence aux séries de syllabes répétées en rythme lors d'un exercice de méditation pour changer d'état de conscience. Les mantras peuvent être prononcés à voix haute ou pour soi, en silence. Ce n'est pas vraiment un chant, même si cela peut en donner l'impression.

➡ **Mauna :** silence. Fondamental dans la pratique du yoga, le silence permet d'atteindre une plus haute sensibilité physique, mais aussi de son propre être, de sa propre conscience. C'est pourquoi il n'est pas vraiment traditionnel de pratiquer le yoga en musique alors que, dans l'enchaînement de postures, on cherche un silence intérieur par un silence dans sa pratique avant tout.

➞ **Mudra :** position, attitude. Les *mudras* sont des positions qui ont un but spirituel, c'est-à-dire qu'elles facilitent l'accès à des états de conscience plus profonds. Certaines pratiques, comme celles des positions des doigts *(chin mudra)*, sont simples, car elles sont souvent naturellement associées aux *asanas*, aux exercices de respiration ou de méditation. D'autres sont plus avancées et demandent un apprentissage plus long.

➞ **Prana :** souffle vital. Ce terme est souvent associé au *pranayama*, qui signifie « la maîtrise du souffle » (*ayama*, « l'expansion »). Cette pratique vise, par les exercices de respiration, à insuffler littéralement de l'énergie vitale dans notre être, corps et esprit (car le yoga est toujours sur ces deux dimensions).

➞ **Ujjayi :** respiration victorieuse (voir p. 133).

➞ **Yoga :** union. C'est l'ensemble des techniques qui permettent de parvenir à l'union entre sa conscience et l'univers, son corps et son esprit.

➞ **Yogi ou yogini :** pratiquant ou pratiquante du yoga.

DRÔLES DE BRUITS

Gaz, prout, craquement... nos corps peuvent faire parfois de drôles de bruits pendant nos séances de yoga...

MÉDITATION OU *SAVASANA* ?

Le fameux *savasana* à la fin de chaque cours, si vous débutez ou si vous n'avez pas encore essayé le yoga, vous paraîtra comme une sieste impromptue, un temps perdu de votre séance. Cette relaxation finale du *savasana* (« la posture du cadavre » littéralement, mais peu de professeurs traduiront, vous comprendrez pourquoi on s'en tient au terme *savasana*,

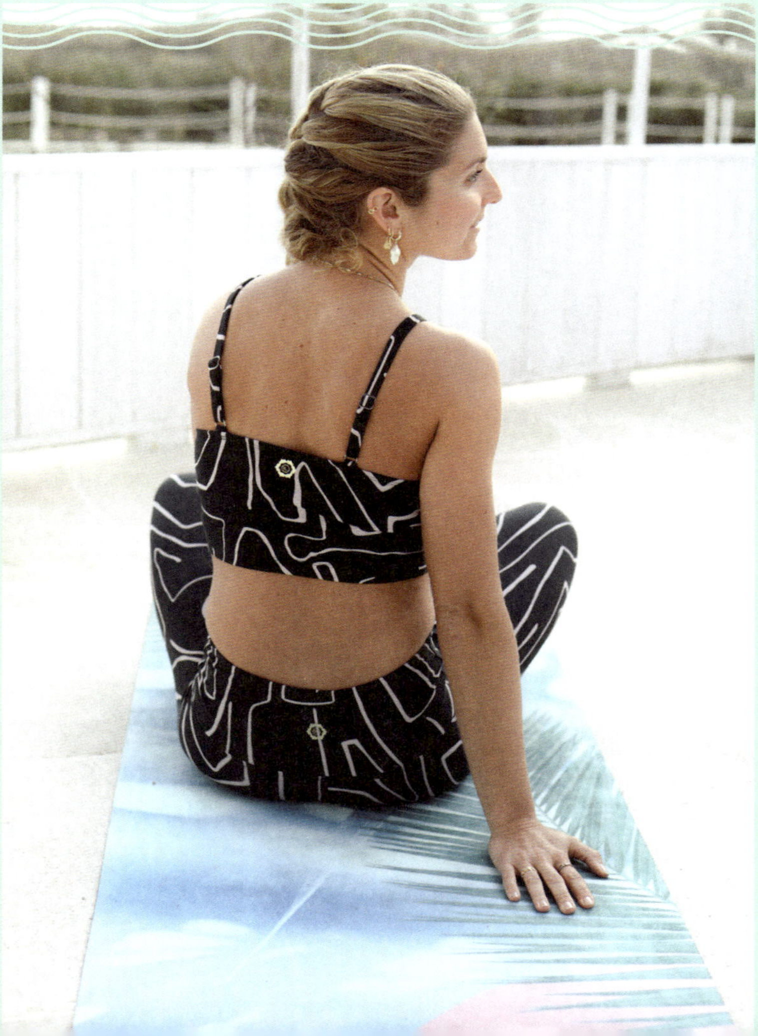

on ne veut pas vous effrayer dès le début... ou la fin) permet à votre corps d'assimiler tous les bienfaits de votre pratique, de relâcher les tensions de tous vos muscles (vous faites le lien avec le cadavre maintenant...) et enfin de lâcher prise mentalement.

Il ne faudra jamais négliger ces quelques minutes précieuses dans votre apprentissage du yoga. La pratique du *savasana* n'est pas si simple. Cette posture, inerte d'un point vue physique, demande de la concentration et de l'engagement quand on débute. L'esprit vagabonde, le flot des pensées continue, le corps reste tendu. Il faudra quelques semaines pour enfin réaliser le *savasana* correctement et y puiser tous les bienfaits. *Savasana* n'est pas une séance de méditation, mais bien de relaxation, néanmoins, il demeure un premier pas vers cet état de maîtrise du mental et de l'instant présent.

QUELQUES ASTUCES POUR VOS PREMIERS « CADAVRES »

1. Allongez-vous confortablement (ce n'est pas toujours le cas, surtout sur un tapis de yoga). Votre dos ne doit pas être douloureux, plaquez vos omoplates contre le sol, placez vos bras sans qu'il touche votre corps, paumes des mains vers le ciel, écartez légèrement vos jambes et laissez tomber vos pieds vers l'extérieur.

2. Gardez les yeux fermés.

3. Desserrez les mâchoires.

4. Ressentez votre corps, chaque partie, chaque muscle.

5. Laissez la lourdeur et la gravité vous plaquer contre le tapis.

6. Centrez votre attention sur votre respiration au début, puis sur le moment présent, vous n'avez rien à faire ni penser.

7. Ne ruminez pas, votre corps est calme, immobile, essayez de trouver cette même paix dans votre esprit.

Pas d'inquiétudes, souvent *savasana* est guidé par votre professeur. Il vous aidera à entrer dans cet état de lâcher-prise. Il vous faudra peut-être quelques séances avant d'en récolter les bienfaits (sans vous endormir).

QUELLE DIFFÉRENCE AVEC LA MÉDITATION ?

Cela paraît évident, mais vous n'êtes pas obligée de passer par une série de postures pour méditer. Le yoga est une méditation mobile à part entière pour certains. *Savasana* n'est qu'une approche et une posture méditative parmi d'autres. Il est vrai que nous avons toutes ce cliché de la méditation immobile en tailleur, dans un coin de parc. Pourtant, il existe beaucoup de manières différentes de méditer ; la plus connue est celle assise, immobile, en tailleur.

Méditer, ce n'est pas tant une posture ou un lieu, c'est surtout un moment que l'on s'accorde à soi afin de permettre à son esprit plein de stress, de *to do-list*, de se libérer et de retrouver un peu de sérénité. Pour y parvenir, nous avons besoin de nous déconnecter quelques minutes. Nous sommes nombreuses à nous priver des bienfaits de la méditation, car nous n'osons pas essayer. L'exercice est pourtant bien plus simple que vous ne l'imaginez. Laissez de côté vos jugements sur vous-même. Voici ma méthode pour y arriver, mais n'hésitez pas à l'adapter à vos préférences ou à votre mode de vie.

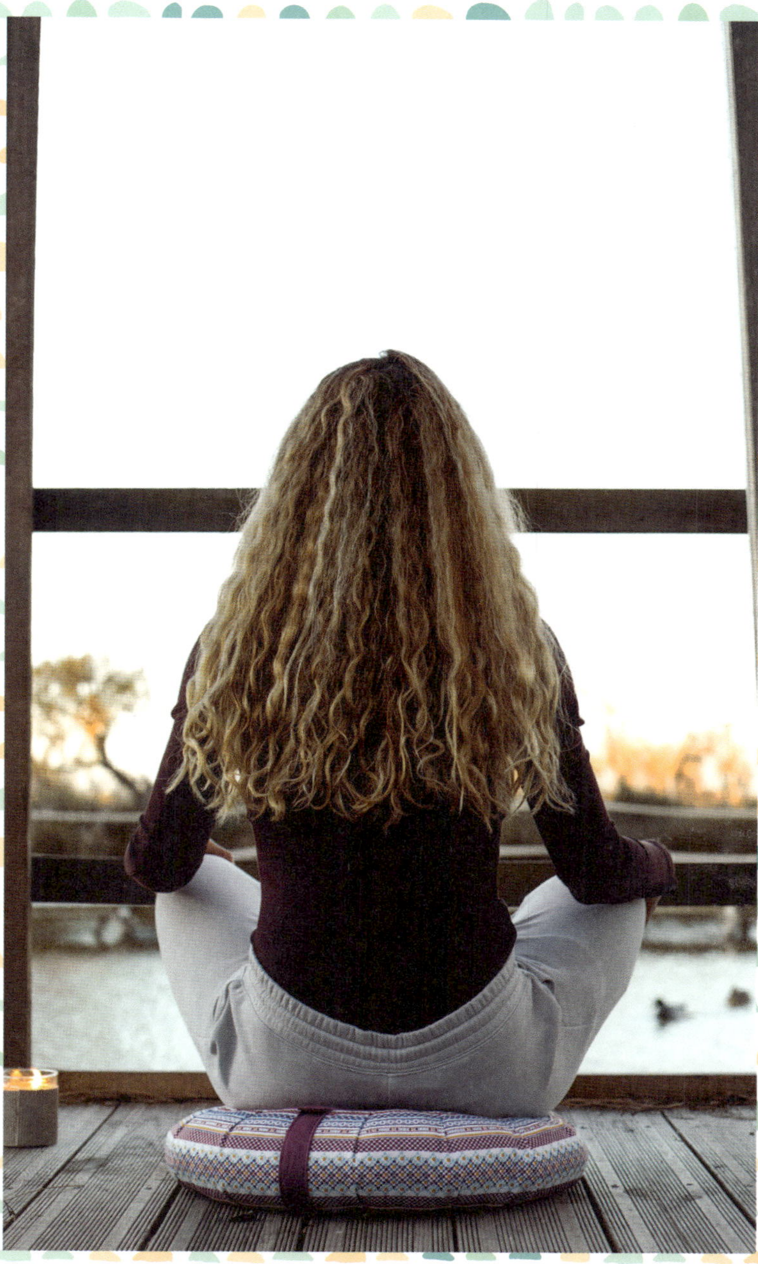

➡ **Essayez.** Je sais que c'est un premier pas difficile, car on se sent ridicule : s'asseoir et ne rien « produire » sont des choses tellement à l'opposé des attentes actuelles de notre société.

➡ **Choisissez le bon moment,** celui que vous considérerez comme le plus propice pour votre corps, votre esprit, votre rythme quotidien. Essayez de méditer à différents instants de la journée : le soir pour vous libérer des tensions, le matin pour anticiper un emploi du temps stressant. Rapidement, vous trouverez le moment le plus propice, qui vous correspond le mieux. Au fil de vos méditations, vous vous détacherez progressivement de cet horaire pour pratiquer dès que vous en aurez envie ou besoin, que ce soit dans les transports en commun, à l'université ou sur votre lieu de travail.

➡ **Acceptez de ne pas « réussir ».** Même si la méditation n'exige rien de vous, ni résultat ni production, vous devrez peut-être essayer plusieurs fois avant de vous sentir à l'aise et éprouver cet ancrage à soi ainsi qu'au présent qui vous paraît tellement flou.

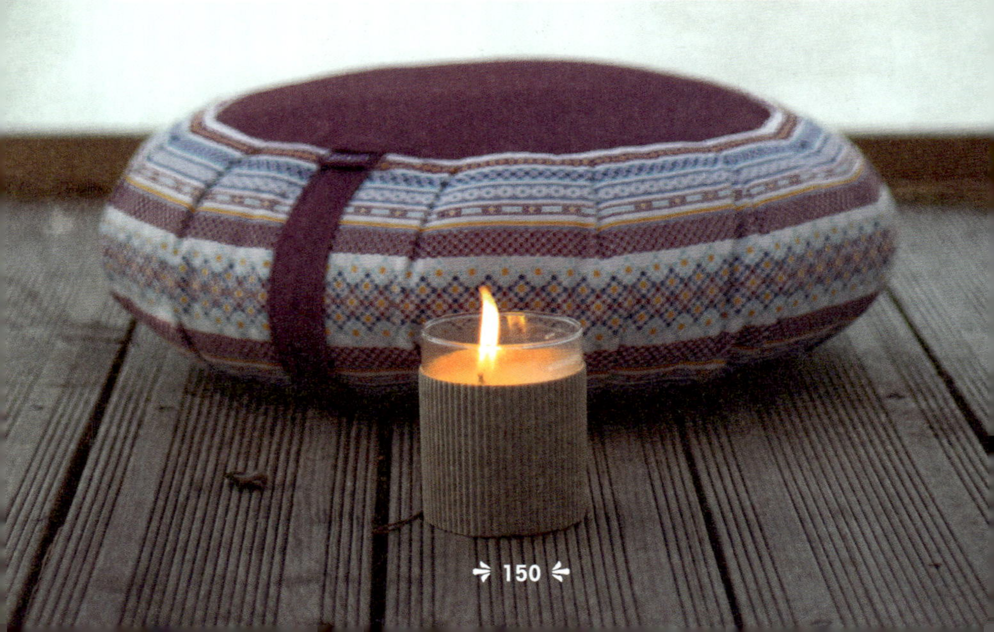

3 préjugés à mettre enfin de côté

• La méditation est une pratique spirituelle

Vrai, forcément, elle est très liée au yoga et à la philosophie bouddhiste, mais ses principes de base sont athées et n'impliquent aucun dogme religieux.

• Il faut être assis en tailleur, au calme, sur un tapis

Faux, j'aime voir la méditation comme « une activité de l'esprit ». Vous n'avez besoin de strictement rien pour l'exercer... uniquement cette capacité à vous « retirer » du temps pour mieux savourer le moment présent, en pleine conscience de ce qui vous entoure, sans pour autant y prendre part. Cet « exercice » peut finalement être réalisé quand vous voulez, comme vous le voulez, y compris en courant, mais c'est une autre histoire.

• Il faut arrêter de penser

Faux, il est impossible de s'arrêter de penser, notre cerveau est toujours en ébullition. L'objectif de la méditation n'est pas de le mettre en pause, mais de dissocier votre esprit de tout ce brouhaha de pensées qui l'envahit : la *to do-list*, le « je dois faire ça après ». C'est un apprentissage du vide, comme si vous regardiez les voitures passer sans pour autant monter dans l'une d'elles. Lors de la méditation, il faudra apprendre à laisser passer vos pensées, les laisser entrer, vous traverser, puis repartir sans vouloir les retenir. Elles passent. C'est ainsi que votre esprit se tranquillisera, s'apaisera, et alors, vous pourrez percevoir, entendre des sensations, des émotions qui vous permettront de revenir à vous, à l'essentiel.

➙ **Choisissez une durée précise** pour vos premières séances et essayez de vous y tenir, même si cela vous paraît long ou trop court.

➙ **Créez un environnement favorable :** une pièce silencieuse, où vous ne serez pas dérangée ni distraite. Optez pour le confort tant dans vos vêtements que dans votre posture. Être en tailleur (posture du lotus) n'est pas une obligation, surtout si cela vous est désagréable. Vous pouvez placer un petit coussin sous vos fesses pour être plus à l'aise.

➙ **Adoptez une entrée en matière** pour fermer la porte provisoirement sur votre quotidien. Cela peut être des étirements, des exercices de respiration, boire un thé, mettre une musique relaxante (sans parole). Vous pouvez aussi préférer une méditation guidée par le biais d'une application ou d'une vidéo sur Internet.

➙ **Relaxez-vous,** conservez vos yeux mi-clos, observez votre corps, relâchez les tensions jusqu'à vous sentir flotter sans pour autant rechercher le sommeil. L'idée est de rester en lien avec le monde environnant tout en portant son attention à soi, vers son intériorité. La relaxation du corps, son immobilité doivent vous permettre de retrouver ces mêmes dispositions pour votre esprit.

➙ **Concentrez-vous sur votre respiration,** prenez conscience de vos expirations et de vos inspirations, de la fluidité de la respiration, de sa lenteur. Cet exercice vous permettra naturellement de garder votre attention centrée… et non dispersée par le flot de pensées qui nous arrime naturellement au monde. La respiration apaise, mais aussi harmonise le corps et l'esprit. Si vous asseoir et centrer votre attention uniquement sur vous-même ainsi que sur votre respiration est dif-

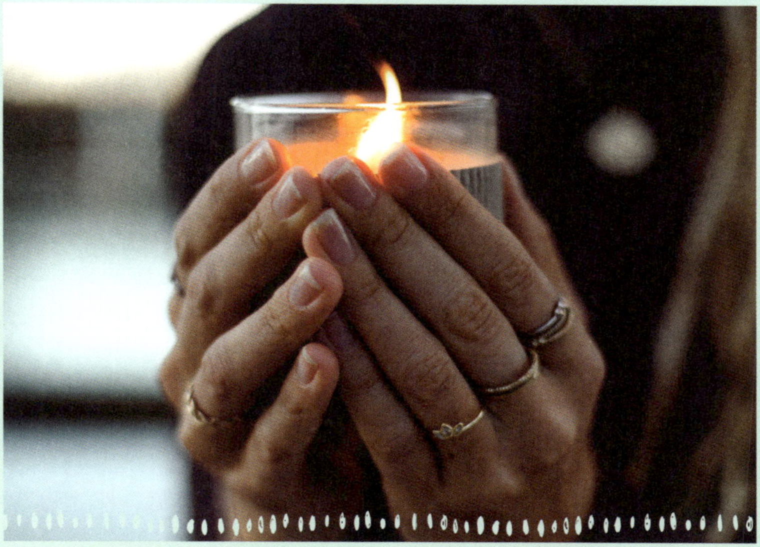

ficile au début, vous pouvez tout à fait commencer par vous concentrer sur un objet (une photo, une bougie), un sujet, un son (une musique, un chant).

➙ **Vous passerez progressivement à la contemplation**. Il ne s'agit pas de faire le vide, mais de laisser surgir les émotions, les pensées sans y prendre part, sans les retenir, sans les analyser. Si jamais vous vous sentez noyée ou bouleversée par un sentiment ou une image qui apparaît, recentrez-vous sur la respiration qui demeure votre ancrage.

➙ **Revenez doucement à vous** en vous étirant, en vous remerciant pour ce temps passé. La reconnexion doit être progressive et bienveillante. Relâchez vos muscles, ouvrez à demi vos yeux tout en fixant un point devant vous. Analysez chaque parcelle de votre corps, prenez de longues respirations jusqu'à terminer votre moment de méditation.

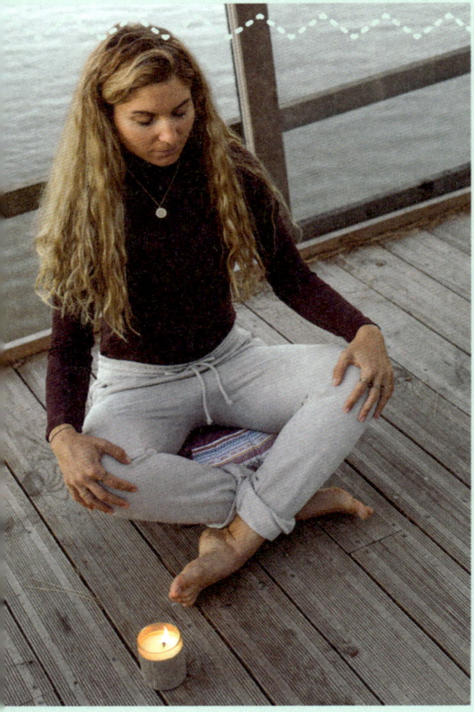

N'oubliez pas, c'est un processus. Il y aura des jours avec et des jours sans, des débuts compliqués. La méditation est comme un super pouvoir, comme un outil, un exercice qui va vous permettre de revenir littéralement à vous-même, à vos motivations, vos actions, vos pensées, tout en vous apprenant à mieux les contrôler. Cette pratique est également appelée « attention juste » ou « présence attentive ». J'aime beaucoup la notion de « présence attentive », car nous ne sommes pas là pour faire le vide, nous endormir, mais bien pour changer le sens de notre attention.

Attention, la méditation est un postulat différent de la pensée positive ou négative. Évacuez les diktats comme « Tu peux le faire ! » « Tu es forte », en fait toutes les injonctions en général… et recentrez-vous… sur vous tout simplement, afin de mieux vous écouter, d'écouter tout ce qui vous touche dans le présent. Il n'y a pas de jugements de valeur, juste de la pleine conscience, synonyme de relâchement au monde extérieur, pour s'intéresser à ce qui se passe à l'intérieur ou tout proche de vous : votre corps, vos muscles, le parfum, les odeurs, la lumière. Ainsi, vous évacuerez doucement le flot des pensées qui ne s'arrêtera pas, certes, mais qui, durant votre méditation, s'éloignera.

Les bienfaits de la méditation

Méditer va éclaircir votre esprit : vous verrez ce qui est important dans votre journée, ce qui ne l'est pas. Vous verrez plus nettement parmi vos émotions, vos choix. Quelle pensée vaut la peine d'être saisie ? Quel sentiment d'être vécu ?

Méditer est une manière de soigner votre esprit, de l'apaiser, de lui permettre de se recentrer sur vous, vos émotions, vos sensations intérieures comme extérieures. Vous rentrez en vous afin de trouver plus de calme, de sérénité, mais aussi de relaxation tant au niveau du corps que de votre mental. Vous vous connecterez avec le présent, car trop de fois, nous fuyons vers le futur ou nous regrettons le passé. Le temps de cette méditation vous ancrera dans le maintenant.

Choisir la méditation guidée

La méditation n'est pas non plus uniquement synonyme de silence. Le silence, s'il doit être, est à l'intérieur. Lorsque je pratique la méditation dans les transports, j'ai l'impression que le monde qui m'entoure passe « en sourdine ». Je ne suis plus qu'à l'écoute de moi-même, mais à aucun moment, le silence ne s'impose.

C'est pourquoi, pour vous aider à trouver ce silence, la méditation peut aussi être guidée... lors d'un cours de yoga, lors d'une séance en groupe (en effet, il est parfois difficile de lâcher prise et la voix d'une personne peut vous aider à y parvenir) ou *via* des applications ou podcast comme Petit Bambou, HeadSpace, Calm, MindBody, Pleine Conscience, Pranayama... Il est important de trouver une voix que vous appréciez. C'est souvent cela qui va déterminer votre choix du podcast ou de l'application.

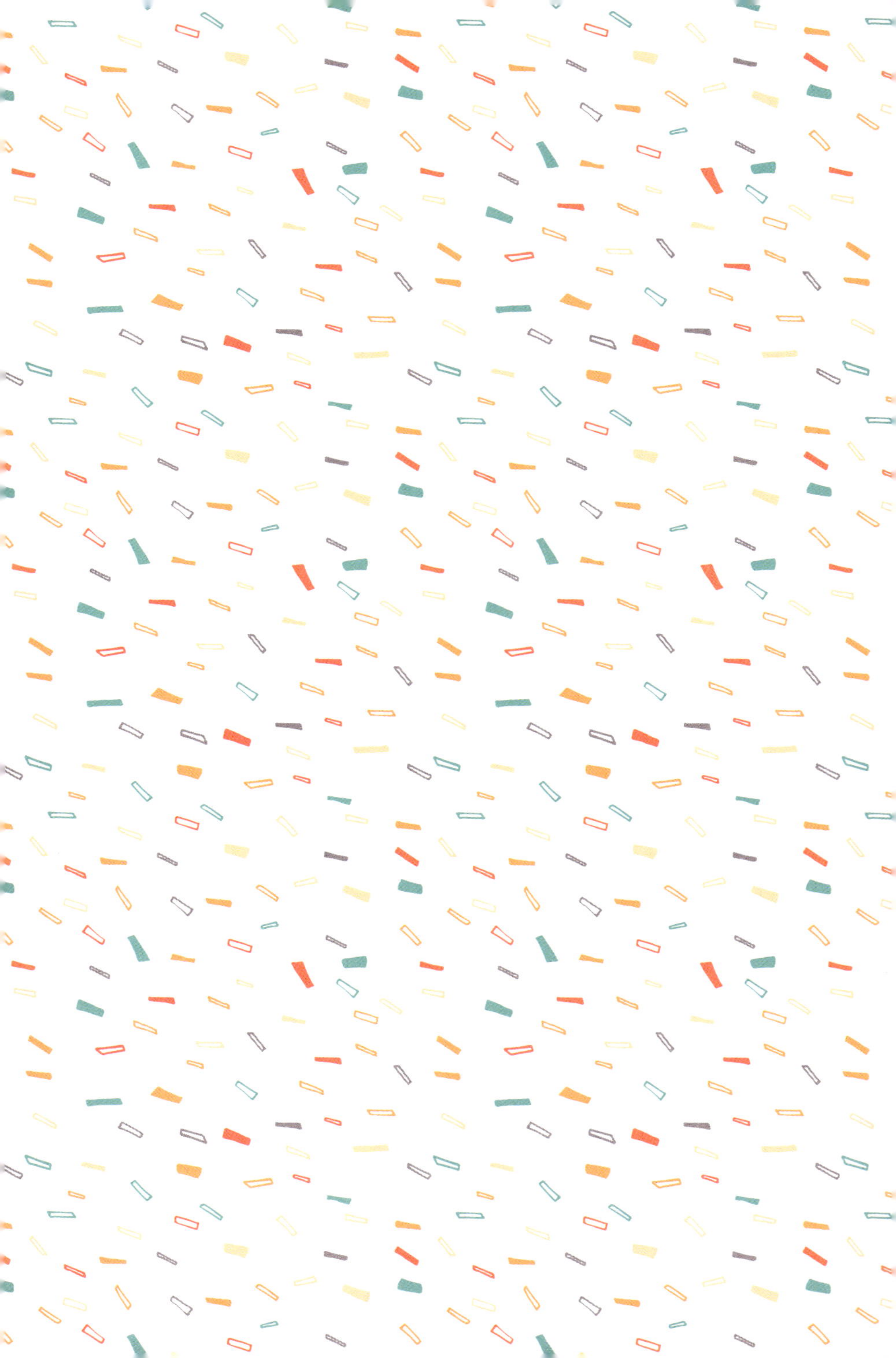

CHAPITRE 3

S'accomplir

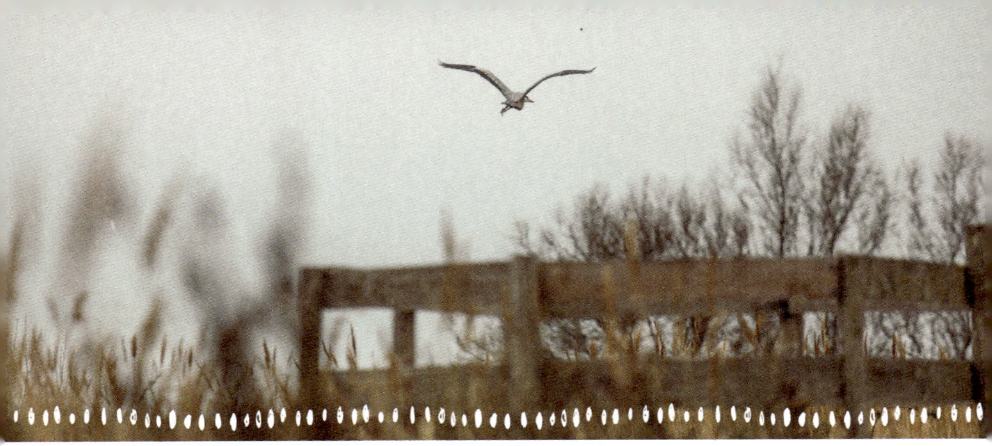

Je me rappelle exactement ce moment, quand je me suis aperçue que je n'étais pas une « vraie » coureuse, mais une femme faisant du sport. J'étais dans un sas du semi-marathon de Paris. Un homme, juste devant moi, me regardait de haut en bas avant de m'expliquer que je m'étais visiblement trompée de catégorie, que les femmes devaient se mettre derrière, au fond, avec « toutes les autres bonnes femmes », afin de ne pas gêner les « vrais » coureurs. Il se marrait avec son ami. Ils devaient avoir la petite quarantaine et s'imaginer sortis de la cuisse d'Usain Bolt. C'était mon deuxième semi-marathon. Je n'ai pas répondu, j'ai remis simplement mes écouteurs. Mais ça m'a frappée. Même si nous avions la même passion, j'étais une intruse et, clairement, je ne faisais par le même sport qu'eux, non. Courir plus vite qu'eux ? Courir plus longtemps, plus loin qu'eux ? C'était inenvisageable pour eux.

Une petite dizaine d'années après, je suis confrontée encore à des réflexions déplacées. Quand je parle de triathlon ou d'Ironman, les hommes me demandent toujours de préciser : « Tu veux dire half Ironman ? » Non, j'ai fait un Ironman, en entier, et je compte bien en refaire un. Et si ces hommes ne peuvent pas m'attaquer sur la distance, ils m'attaquent sur mon chrono, car une femme est forcément plus lente. Elle

Not all men

Bien entendu, si vous êtes un homme qui lit ces lignes, vous devez vous sentir accusé et vous aimeriez me dire : « Oui, mais moi, je n'ai jamais fait ça. » Peut-être, et c'est génial, mais peut-être avez-vous un ami qui l'a fait ? Vous ne lui avez pas dit qu'il dépassait les bornes ?

ne tient pas la comparaison, elle court juste pour papoter, porter des diadèmes dans des *princess run* ou *lady run* pendant que leurs compagnons, eux, participent au « vrai » sport, à la « vraie » compétition. Nous sommes forcément dans la *team supporter*. Et si mon chrono est meilleur que le leur, qu'importe, ils me réduisent à mon corps ou à mon physique. Je ne pratiquerais le sport que pour avoir des abdos et montrer mon fessier dans un mini-short de running. Heureusement que j'ai un petit ami, sinon ils me sortiraient que je ne fais du sport que pour « choper » du mâle.

Peut-être n'avez-vous jamais subi ces micro-agressions sexistes et vous trouvez que j'exagère ? Sachez que je suis heureuse, heureuse si vous avez été épargnée. Cela signifie que nos sœurs sportives ont bien défriché les sas de départ et autres lieux de sport où le sexisme existe néanmoins encore trop.

Le sport a été pour moi un révélateur. Il m'a permis de prendre conscience de « ma féminité », non pas dans le sens « physique », mais bien dans le sens « social » : ma place en tant que femme (ou, justement, l'absence de place lorsque j'ai commencé la course à pied).

LES COURSES FÉMININES : entre zone de sécurité et clichés

Des événements amateurs de running, trail ou raid sont exclusivement réservés aux femmes. L'argument principal de ces courses est de les aider à se lancer sans complexe dans une compétition parfois (souvent) plus accessible que la mixte proposée avant ou après, mais aussi en toute sécurité et bienveillance. Leur organisation part souvent d'un bon sentiment. Moi, la première, à l'époque où j'ai créé le #Dubndiducrew, le running féminin était souvent attaqué par des machos, et peu de femmes se sentaient à l'aise dans les sas de départ avec des hommes. Ce qui est souvent maladroitement mis en avant est le « sans complexe ». Contrairement à la majorité des hommes, les femmes ne sont pas éduquées au sport. Faire du sport est « contre nature » pour une femme dans notre société : montrer ses formes, transpirer (donc ne pas « être belle », j'exagère le trait), souffrir en public, courir en public. Elle n'a pas sa place dans cet espace, et encore moins là où elle est en train de se muscler, de se dépenser, de bouger parce que le sport est un univers d'homme, de compétition. D'ailleurs, il n'y a qu'à voir l'emploi du champ lexical guerrier pour décrire parfois des rencontres sportives. Le sport… c'est un truc d'hommes, de « vrais » hommes…

De fait, comment faire pour changer les mentalités, pour que les femmes y trouvent aussi leur place ? Parfois, c'est compliqué de s'imposer, d'expliquer gentiment à Robert, 40 ans, que vous avez le droit d'être dans le même sas que lui sans qu'il vous fasse des réflexions sur la longueur de votre short, la forme de vos fesses (et à quel point il va adorer les voir en courant !). Toutes les femmes n'ont pas la force morale ni l'envie de subir des remarques sexistes, et c'est pourquoi les courses féminines ont été créées.

À vrai dire, je le comprends. Lorsque j'ai débuté, il y avait peu de telles courses. Je prenais le départ avec mon petit ami pour me sentir en pleine confiance, affronter certains regards. Non, je n'exagère pas, quand j'ai commencé la course à pied, nous n'étions pas si nombreuses dans les sas. Je crois que c'est rassurant de se retrouver entre femmes, cela permet de « désexualiser nos corps », car non, Robert, je ne suis pas là pour draguer, pour montrer mes jambes, mais bien pour pratiquer un sport que j'aime. Mon corps en public est un corps de sportive, pas de femme en rut/à marier ou à admirer. Or, entre femmes, pas de regard, on est en sécurité, car oui, **nous partons de bien plus loin, nous, les femmes, lorsque nous nous lançons dans le sport** puisque nous n'avons pas eu pour beaucoup votre culture de l'effort. Attention, je ne généralise pas, et c'est en train de changer, mais pour ce qui concerne ma génération, nous n'avons pas vraiment été « éduquées » dans les valeurs du sport, nous n'avons pas appris à les aimer. Nous découvrons littéralement le bien-être, le plaisir que sa pratique peut nous apporter. Ce cheminement demande un certain acharnement en plus. Il faut avoir une bonne dose de confiance en soi pour débuter un sport de zéro, sans parler parfois de l'âge auquel on débute, et tout cela devant le regard de l'autre, souvent d'un homme qui a envie de tout vous expliquer.

“ Nous partons de bien plus loin, nous, les femmes, lorsque nous nous lançons dans le sport. ”

Une distance plus courte, un déguisement, un univers féminin, nos amiES, tout est fait pour nous mettre à l'aise, nous, les femmes. Tout, ou presque. Lorsque l'on débute, au final, ces courses sont idéales, d'autant plus qu'elles proposent souvent des distances plus accessibles, moins effrayantes. Sauf... que, comme toute bonne chose, il y a des travers : marketing genré rose bonbon, bon d'achat pour une épilation, conseils lessive de sport... Je crois sérieusement que la palme revient à La Parisienne. C'est devenu une caricature alors que, j'en suis certaine, nous avons et nous pourrions avoir de belles courses féminines sans pour autant tomber dans ces travers... Mais, lorsque l'on débute, on ne perçoit pas cela de la même façon.

De même, leurs qualités peuvent vite devenir... des défauts. Une fois que vous n'êtes plus débutante, la distance réduite devient un problème, vous avez peut-être assez pris confiance en vous pour rejoindre les courses mixtes. Aujourd'hui encore, je suis exaspérée en voyant que Ironman (rien que le nom en dit long...) organise des courses « Irongirl » ! Des courses féminines de 5-7 km organisées la veille des triathlons longue distance (Ironman, donc) pour que madame ait sa médaille avant d'aller encourager monsieur le lendemain. Au-delà du nom « Irongirl » (et pas Ironwoman), tout vire dans le cliché : le papillon, la typo rose, la distance... Ça suffit ! On compte au maximum 20 % de participantes dans ces triathlons, et ce n'est pas des Irongirl qui vont inspirer d'autres femmes à se lancer. Oui, je me contredis, car je suis sûre que beaucoup de femmes débutantes apprécieront cette première course, ce premier pas dans l'univers du sport avant, je l'espère, plusieurs années après, passer au triathlon et demander à leur mari de les encourager cette fois-ci.

Mais d'un autre côté, je ne peux, aujourd'hui, après plusieurs années de pratique, qu'être agacée par ces événements qui réduisent la place de la femme dans le sport à du rose, des distances tronquées (plus courte, car oui, tu comprends, la femme est moins bonne que l'homme, plus fragile, il ne faudrait pas qu'elle s'abîme…) et à la *girly* bon d'achat lessive. Ces courses nous décrédibilisent en montrant que nous sommes moins capables de nous mesurer aux distances et à la mixité, aux dossards « normaux ».

Chez l'homme aussi, j'en ai pris conscience, ce n'est pas évident de commencer un sport, car justement, ça devrait, d'après notre société, être inné d'être sportif pour lui, d'avoir la culture du sport ET en prime d'être bon. Il n'existe pourtant pas de courses masculines, car on s'en insurgerait, cependant, ça aiderait peut-être Nicolas, qui n'a jamais chaussé ses baskets, dont tous les potes font du sport depuis leurs 5 ans, et pas lui ! De même, je trouve dommage d'interdire l'accès

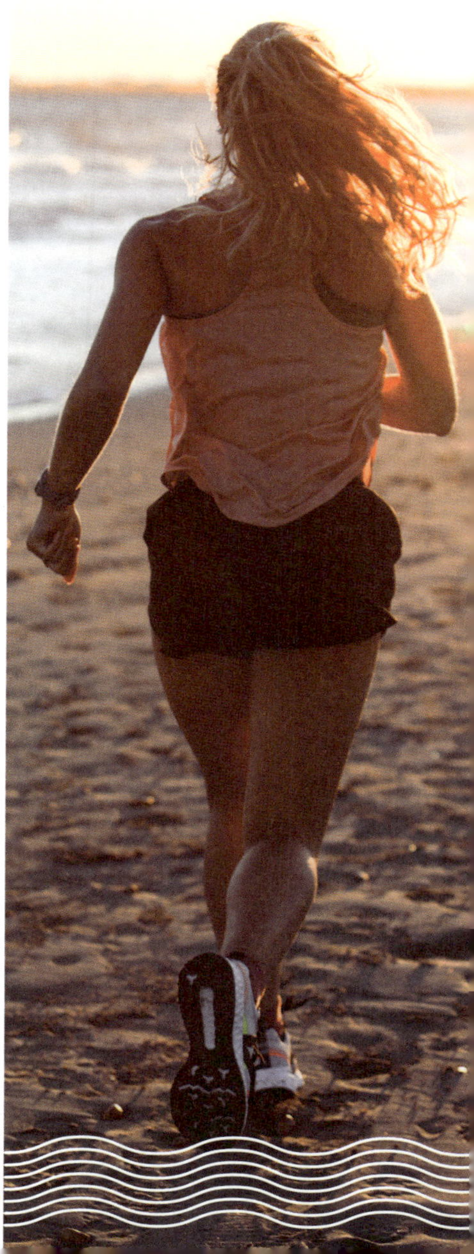

aux courses de lutte (contre le cancer du sein, par exemple) aux hommes, certains peuvent aussi se sentir concernés à cause d'un membre de leur famille qui en souffre.

Il y a 50 ans, nous n'avions pas accès aux courses hors stade. C'est par la lutte, comme celle de Kathrine Switzer à Boston, que nous avons réussi à nous imposer. Je ne prône pas la suppression de ces courses, car je crois que nous, les femmes, devons malheureusement passer par là afin de pouvoir ensuite nous affirmer dans la mixité. Lorsque nous débutons, cet univers rassure, sécurise, et tant mieux si La Parisienne peut vous mettre le pied à l'étrier, ou toute autre course féminine, car la finalité, course mixte ou pas, est la même : découvrir un sport sans complexe, prendre confiance en soi pour continuer à accumuler les kilomètres, les challenges, se sentir bien. Je sais que beaucoup de ces courses ont changé la vie de nombreuses coureuses, car elles s'y sont découvertes sportives et elles se sont dépassées. De La Parisienne au marathon de votre ville, il n'y a qu'un pas (OK, plusieurs !). C'est pourquoi il ne faut pas jeter la pierre à ces courses, mais bien comprendre le cheminement, les étapes par lesquelles débutantes, puis sportives affirmées nous passons. Elles ne doivent pas devenir la norme, elles doivent rester une exception, car je crois que nous devons encore passer par elles pour pouvoir ensuite prendre toute notre place dans le monde du sport. Je crois qu'il faut peser le pour et le contre avant de s'y inscrire. Le jour où nous n'aurons plus besoin de ces courses, j'imagine que nous aurons fait de très grands progrès pour une meilleure considération et intégration de la femme dans le sport.

TÉMOIGNAGE
Sarah M.

Après quelques années d'arrêt, je décide de reprendre le sport en 2016. Un jour de mai, je vais encourager mon petit frère qui court, avec un de ses amis, au marathon Race à Annecy (42 km pour 2 700 m de dénivelé). Depuis toujours, je déteste la course à pied, préférant les efforts courts et intenses. Mais le trail, c'est autre chose : montées, descentes, gestion de l'effort, paysages magnifiques... tout cela me laisse quand même un peu pensive. Nous attendons le passage de mon frère sous un déluge de pluie pendant une bonne heure et demie. Nous le voyons enfin arriver en marchant, soutenant son ami qui s'est foulé la cheville, après avoir eu un problème de genou plus tôt dans la course. Ce jour-là, mon frère m'a dit : « Oui, j'avais envie de faire un chrono, mais avec A., on s'était dit : "On commence ensemble, on finit ensemble." Alors je l'ai aidé à finir cette course. »

Cette image et ces paroles sont restées gravées en moi. J'ai trouvé cela beau sur le plan sportif, du dépassement de soi : plus de 8 heures sous la pluie, dans la boue, à aller puiser au fond d'eux-mêmes et sur le plan humain la solidarité et l'entraide. Cette anecdote a été un véritable déclencheur pour moi. Du jour au lendemain, je me suis dit : « OK, je me mets à courir, moi aussi, je vais faire du trail. »

De fil en aiguille, étant très déterminée et motivée par rapport à mes entraînements et ma progression, j'ai épinglé quelques dossards et, surtout, je me suis fait plaisir. Plaisir d'abord de constater que j'arrivais sans problème à tenir ma cadence d'entraînement, plaisir de voir que j'adorais mes sorties, plaisir de voir ma progression.

Découverte des frissons et du stress d'avant-course, libération et fierté sur la ligne d'arrivée. Plus je m'appliquais à tenir mes objectifs, plus je ressentais en moi un bien-être et une estime de moi-même qui grandissaient. Fierté aussi de voir que mon entourage m'encourageait, reconnaissante de l'admiration qu'il pouvait me porter. Les changements physiques que j'ai pu constater m'ont poussée à prendre confiance en moi et en mes capacités. Un corps plus tonique, plus résistant. Je m'apercevais que, tout comme je repoussais mes limites au niveau mental, je pouvais aussi faire évoluer les capacités de mon corps.

Très vite, j'ai commencé à réfléchir à l'impact que pouvait avoir ma pratique sportive sur les autres aspects de ma vie : amitié, travail, manière de gérer mon quotidien et de prendre des décisions. Dans le même temps, j'ai également repris les sports de combat.

Éducatrice dans le cadre de la Protection de l'enfance, je travaille auprès de divers publics : personnes adultes en situation de handicap, adolescents réfugiés, enfants placés en accueil d'urgence. Un milieu professionnel parfois très pesant dans lequel il n'est pas toujours simple de résister psychologiquement face aux situations complexes et difficiles rencontrées. Plus le temps passait, plus il est devenu évident pour moi que ma pratique sportive, certes très intense, me permettait véritablement de maintenir un équilibre de vie.

L'aspect dépassement de soi, tenir même quand c'est dur, que ce soit pendant un fractionné, une sortie longue en montagne où il faut continuer même avec les jambes lourdes ou une situation difficile à gérer au travail, je me suis aperçue que le même mécanisme de résistance mental se mettait en place. Je me dis à chaque fois : « OK, c'est dur, mais ça ne va pas durer, respire, tu peux le faire. Tu restes calme et tu gardes le rythme. »

Grâce à mes longues sorties en trail, je me suis rendu compte que le mental et le corps sont incroyablement connectés. Le message qu'on envoie à son cerveau peut complètement changer ce qu'on va ressentir dans son corps. Même dans les moments difficiles, rester calme, bien respirer et se dire que, quoi qu'il arrive, on peut surmonter ce qui est en train de se passer donne une force supplémentaire pour aller au bout de son objectif (franchir une ligne d'arrivée ou bien terminer un rapport, gérer une crise). Cette capacité à tenir face à une situation difficile m'est également utile lorsque je dois prendre des décisions difficiles.

Le sport me permet de décharger toutes mes frustrations et l'impuissance que je ressens souvent dans mon travail. Les sports de combat m'ont également permis de prendre confiance en moi et en mes choix. Cela est ensuite bénéfique dans ma vie personnelle, en couple ou avec mes amis. Je suis plus détendue et plus à même de profiter des moments que je passe avec eux.

Pour finir, ayant une bonne condition physique, j'appréhende beaucoup moins les longues journées ou semaine de travail, car je sais que j'en suis capable et que j'ai appris à gérer mes efforts, tout comme je le fais lorsque je planifie mes entraînements.

Aujourd'hui, je suis persuadée que la réussite d'un objectif quel qu'il soit dépend aussi bien de sa préparation physique que mentale.

TROUVER SA PLACE
dans un univers sportif encore sexiste...

Lorsque l'on s'éveille au féminisme, tout l'univers sportif nous apparaît comme un lieu hostile et arriéré : très peu de compétitions féminines sont télédiffusées, le sport féminin professionnel et amateur est encore trop peu soutenu. On se souviendra de l'initiative « Misscyclette » par la Fédération française de cyclisme pour appeler les femmes à débuter « la bicyclette » (quand je vous parlais d'infantilisation !). Laissons le vélo, le « vrai », aux hommes du Tour de France.

Faites une expérience : regardez une émission type *Tout le sport*, qui résume chaque semaine les événements sportifs, et comptez les femmes sportives. Ouvrez le journal *L'Équipe*. Le sport féminin souffre d'une totale invisibilisation. Chaque dimanche soir, je regarde l'émission sportive *Stade 2* et je m'amuse à compter les sportives mises en avant. Ce petit jeu permet de prendre conscience de notre absence et du manque de considération des médias. Essayez avec n'importe quel journal de sport à la télévision. C'est désespérant. Peu de médiatisation, peu de sponsoring, peu d'argent, peu de professionnalisation, et nous arrivons au XXIe siècle avec des joueuses pro qui doivent travailler à côté pendant que leurs homologues masculins gagnent des millions. Pire, certaines catégories de femme sont supprimées pour raison d'économie ou faute de participantes.

Où sont les femmes ? Où sont les filles ?

Je regardais le Tour de France quand j'étais petite, je regardais la Coupe du monde et, jamais, je me suis dit : « Un jour, moi aussi, je ferai du vélo ou du foot. » Certainement parce que je ne voyais que des hommes pédaler ou courir sur le stade. Quand bien même j'aurais voulu, est-ce que j'aurais pu ? Que me proposait-on, si ce n'est de la gymnastique ! Même si les institutions essaient d'ouvrir les sports aux femmes, le retard à couvrir est considérable. Il est parfois de votre devoir de montrer à d'autres femmes que, comme vous, elles peuvent aussi le faire. **Soyez une éclaireuse.**

Pousser la porte d'un club ou d'une salle de sport

Il est vrai que l'année 2020 a encouragé la pratique du sport dans notre salon ou là où nous avions un peu de place et de tranquillité pour nous exercer, mais avant, nous poussions autant que possible la porte d'une salle de sport : yoga, zumba, fitness, CrossFit, musculation, cardio. Ces hauts lieux du sport rendent accessibles le suivi et les conseils d'un coach, de nombreuses activités sur de larges amplitudes horaires et la possibilité de transpirer avec d'autres personnes passionnées. Sauf que… ce n'est pas si simple pour nous toutes. Ces salles sont souvent le territoire bien marqué des hommes, avec d'un côté le cliché des cours collectifs pour femmes et, de l'autre, l'espace musculation rien que pour eux… À vrai dire, tout le reste est plutôt conçu pour leur pratique. Et, étant novices, nous avons d'autant plus peur du regard des autres, peur de mal faire, peur du jugement.
Quand bien même nous choisissons la bonne machine de musculation, effectuons le bon mouvement, nous avons

toujours quelqu'un de bonne volonté pour nous interrompre et vouloir nous corriger, « à sa façon ». Sans parler de certains pratiquants qui s'imaginent que le club de sport est un lieu de drague. Oh oui, c'est flatteur, mais peut-être que vous préfériez juste être tranquille pendant que vous réalisez votre séance ! J'exagère à peine. Personnellement, je n'ai plus d'abonnement en salle de sport. Je m'entraîne chez moi avec de l'équipement que j'ai acheté. Je me rends uniquement en studio de yoga ou de Pilates. Même dans ces lieux, lorsqu'on débute, il est parfois difficile de pousser la porte. Il est essentiel d'être courageuse et de ne pas hésiter à poser des questions. Vous serez toujours bien accueillie et accompagnée.

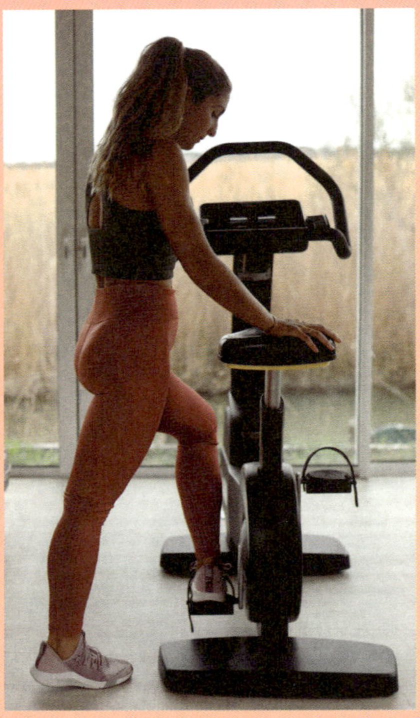

Le sport amateur comme professionnel, à quelques exceptions près (heureusement), est structuré par et pour les hommes. De nombreuses femmes mènent une lutte discrète pour s'imposer. Vous-même, peut-être, la menez sans vous en rendre compte. Même si vous êtes la seule femme dans votre club, sachez que vous incarnez un phare pour d'autres femmes. Votre présence les encouragera, les motivera, leur donnera confiance et les aidera à se lancer, voire à vous rejoindre. Créez ce cercle vertueux dans votre sport et dans votre entourage : mère, tante, cousine, petite-fille, soutenez toutes ces autres femmes. Oui, c'est beaucoup d'énergie dépensée pour faire bouger les lignes, mais regardez, nous allons bientôt (enfin) avoir un Tour de France féminin. Nous sommes entre 30 et 40 % de femmes au départ de 10 km et de semi-marathons. Mais plus la course s'allonge, moins de femmes tentent l'aventure. Cette absence n'est aucunement liée à des incapacités physiques, mais est plutôt multifactorielle : manque de confiance en soi, manque de temps pour s'entraîner (enfants, tâches ménagères, travail), manque de soutien de leur partenaire si elles sont en couple (il faut bien que quelqu'un prenne le relais à la maison). C'est pourquoi, sur des compétitions de longues distances, l'homme domine encore. Même si la répartition des tâches s'améliore, encore faut-il oser prendre son dossard.

Il suffit d'un exemple pour ouvrir la voie aux autres femmes. Je ne dis pas que c'est facile. Il m'arrive encore d'être impressionnée et de me sentir bien seule dans mon sas, entourée d'hommes. C'est pourquoi, nous sommes nos meilleures alliées. Partagez vos expériences autour de vous pour donner des ailes aux femmes en sport, mais d'une certaine manière, ce raisonnement peut s'appliquer à d'autres sphères de notre quotidien : professionnelle, familiale...

RENFORCER VOTRE CONFIANCE : se préparer mentalement

Je ne peux pas garder vos enfants, je ne peux pas négocier avec votre partenaire ou votre employeur, je ne peux pas ajouter des heures à vos journées, mais je peux vous accompagner afin que vous ayez assez confiance en vous pour vous lancer dans un défi particulier.

On aborde souvent la préparation physique d'un événement, très peu la préparation mentale. Or, il en faut pour se lancer dans certains challenges… à vrai dire, quel que soit le challenge. Au début de ce livre, je partageais avec vous mes conseils pour viser progressivement de plus en plus loin afin, un jour, de pouvoir ET d'avoir suffisamment confiance en vous pour atteindre votre objectif. Trail long, triathlon longue distance, tour du monde, traversée, escalade, GR… peu importe, on fait tout pour avoir un corps entraîné et un équipement adapté. Et on oublie le mental. Vous ne le savez peut-être pas, mais lui aussi se muscle au fil de vos préparations de plus en plus longues et exigeantes. **Vous développez la discipline, la maturité, l'écoute, l'organisation, mais aussi et surtout la résilience.** La résilience est certainement une qualité dont on ne prend conscience que dans les mauvais moments. Lorsque nous nous sommes blessées, lorsque notre plan ne s'est pas déroulé comme prévu, on arrive après quelque temps à percevoir la lumière au bout du tunnel. Que ce soit par une remise en question ou par la résilience. Alors que d'autres pourraient se noyer dans un verre d'eau, le sport nous a appris à résister et à récupérer.

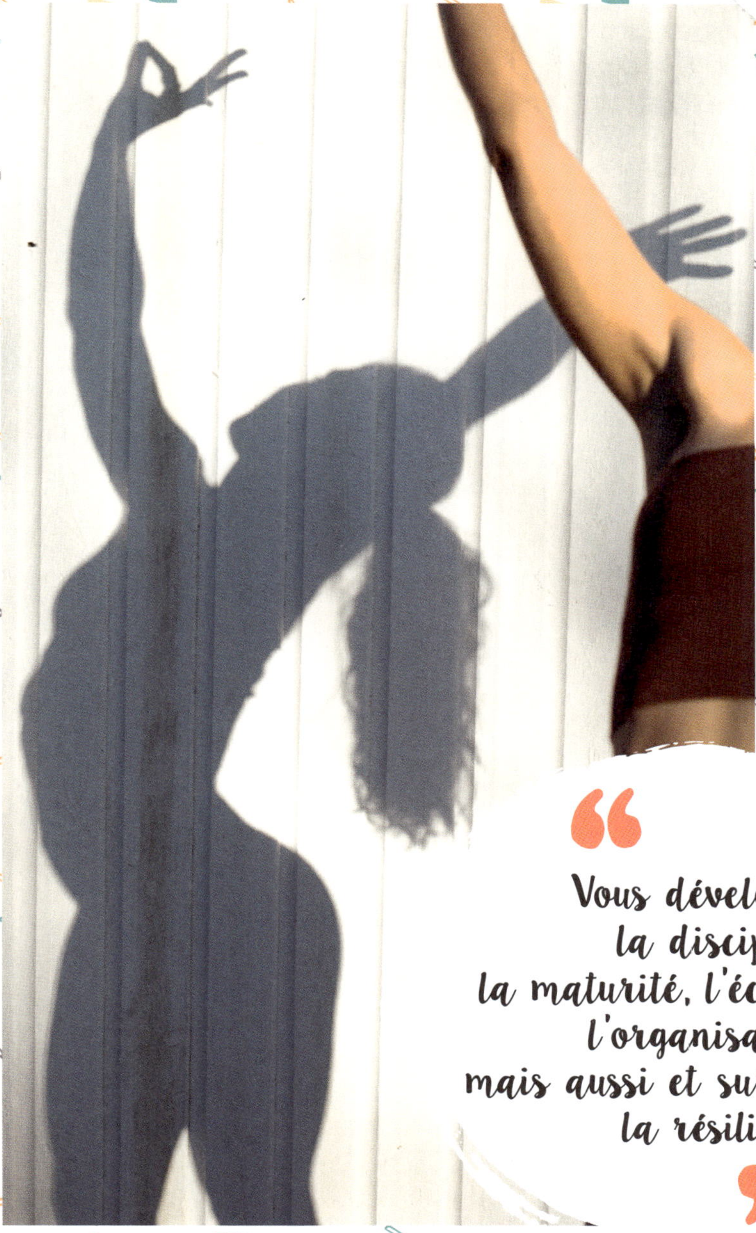

“Vous développez
la discipline,
la maturité, l'écoute,
l'organisation,
mais aussi et surtout
la résilience.”

ités ne sont pas innées, c'est bien la pratique ui nous les apprend. Parfois, il est nécessaire de aire enseigner si on en ressent le besoin. Nous nalheureusement notre premier ennemi. Il arrive souvent que ce soit le mental qui flanche d'abord lors d'une compétition. C'est pourquoi il vous faut lui aussi l'entraîner. Il n'y a pas encore de préparation ni de recettes magiques. **Néanmoins, voici 3 moyens pour vous y aider :**

1. Affirmation positive : le *Just do it* de Nike n'est pas qu'un slogan pour vendre. Il a inspiré énormément de sportifs à juste « le faire », car c'est bien ce dont il s'agit. « Juste, fais-le » : mets tes baskets et lance-toi. Ce lâcher-prise, ce refus du jugement, ce dépassement est accessible à tous, quel que soit son corps : si le mental est là, on peut le faire. Le sport est une opportunité, une main tendue. Votre corps, votre mental n'a plus qu'à approuver. Dans les faits, il faut accompagner votre esprit par des petites phrases qui vous touchent là où vous en avez le plus besoin. Des affirmations à prononcer dans votre tête ou à voix haute. Des affirmations qui seront plus fortes que les négations également émises par votre mental.
- « Je peux le faire. »
- « Je sais le faire. »
- « Je vais y arriver. »

Et ainsi de suite. À vous de trouver celles qui vous font le plus de bien et vous accompagnent jusqu'à votre sommet.

2. Division positive : cet exercice est à effectuer plutôt pendant un entraînement en divisant mentalement votre effort. Par exemple, si vous vous élancez sur votre premier trail de 100 km (voyons grand !), divisez la distance en étapes, en plusieurs petits objectifs qui vous motiveront pour poursuivre votre course, en les atteignant l'un après l'autre. Personnellement, soit je divise mathématiquement

100 km en 10. Je me dis alors que je sais faire 10 km et que, vraiment, je saurai aussi le courir 10 fois de suite. Cela rend le total beaucoup moins stressant et effrayant. Soit je divise la distance en moments : 23e km sommet, 37e km ravitaillement, 42e km coucou à ma famille...

Cela fonctionne aussi en triathlon, en divisant la course en 3 sports. Vous pouvez également diviser chaque épreuve. L'aller-retour en natation, au lieu de 1 900 m sur un Ironman 70.3 : motivez-vous à faire 1 000 m, et après les derniers 900 m, c'est le ravitaillement. Facile, et qu'est-ce que c'est 900 m après avoir fait 1 000 m ? Il en va de même à vélo si vous vous lancez sur votre premier col. Prenons le mont Ventoux par Bédoin, 22 km, dont bien 20 km d'ascension à 7 % en moyenne, avec 7 km très difficiles à la fin (tant qu'à faire). C'est sûr que, si vous vous arrêtez au cumul du dénivelé et des kilomètres qui vous attendent, ce col vous paraîtra bien trop dur. L'astuce, encore une fois, c'est de prendre chaque kilomètre individuellement et de le considérer comme une réussite jusqu'au suivant. Kilomètre après kilomètre, 22 victoires sur ce col jusqu'au « grand final » (n'oubliez pas la photo en haut). Mentalement, ces divisions vous occuperont l'esprit tout en vous motivant.

3. Projection positive : vous vous visualisez sur la ligne d'arrivée, vous vous voyez obtenir une médaille, réussir... Ces petites images sont motivantes, mais surtout encourageantes lorsque vous sentez que vous flanchez, lorsque vos entraînements vous semblent interminables. Personnellement, la visualisation de ces moments de fierté et de succès me réconforte extrêmement et me pousse à me dépasser pour les vivre. Si mon esprit sait que je peux franchir cette ligne d'arrivée, s'il me montre que j'y serai, que je peux atteindre ce sommet, alors mon corps peut suivre, tout ira bien. Il faut faire preuve d'un peu d'imagination, certes.

C'est super... pour une fille !

Ces encouragements nous font toujours plaisir, n'est-ce pas ? C'est un joli compliment, c'est plutôt motivant, surtout venant d'un homme qui a l'air de s'y connaître, lui, en sport. Mais vous êtes indépendante, vous êtes une femme majeure et libre. Arrêtons de se faire infantiliser et valorisons nos résultats pour ce qu'ils sont. Ils sont bons, et c'est super, point barre. Jamais on ne dirait : « C'est super… pour un garçon », alors pourquoi le dire dans l'autre sens ?

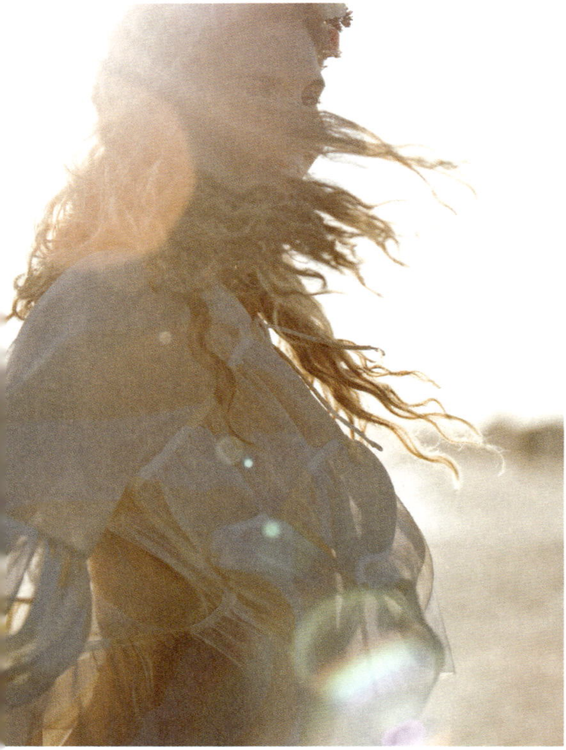

Ces stratégies peuvent se cumuler en fonction du moment ou, peut-être, une seule vous suffira pour vous permettre de réaliser ce que vous souhaitez. Ce travail sur votre mental et votre corps n'est pas voué uniquement à votre pratique sportive. Le sport ne sert pas qu'à prendre soin de votre santé, il peut vous donner des capacités utiles dans votre quotidien pour surmonter des situations ou résoudre des problèmes que vous n'étiez pas préparée à affronter.

TÉMOIGNAGE
Marion

Jusqu'à récemment, j'avais une relation assez complexe avec le sport : j'en faisais pour me vider la tête, parce que cela me faisait du bien, mais aussi pour rester fine et correspondre ainsi aux standards de beauté actuels. Cependant, mes épaules sont devenues assez carrées avec la natation et cela me complexait, car je ne trouvais pas cela féminin. Ironique quand on pense que je faisais du sport pour l'être davantage !

Quand j'ai commencé à parler de musculation, il y a six mois environ, mon entourage m'a tout de suite dit : « Ne porte pas trop lourd, tu vas devenir trop musclée et ce n'est pas beau pour une femme. » C'est à ce moment-là vraiment que je me suis rendu compte du sexisme dans le sport : faire du sport pour rester en bonne santé, oui ; pour prendre du muscle et soulever des poids de plus en plus lourds, non. Ce sexisme est d'autant plus flagrant quand on parle de sports de combat, car on pense que les femmes n'ont pas à pratiquer un sport « violent ». On s'est félicité que j'ai choisi la natation plutôt que la lutte.

J'aurais certainement continué à trouver cela normal si je n'avais pas fait mon premier semi-marathon en octobre 2019 lors de la Run in Reims. Déjà, la différence entre le nombre d'hommes et le nombre de femmes m'a interpellée et celle-ci était d'autant plus grande pour le marathon. Pendant le parcours, une supportrice encourageait particulièrement les femmes, et une petite fille lui a demandé pourquoi. Elle lui a alors répondu que les femmes avaient besoin de plus d'encouragements, car c'était plus difficile pour elles à cause des barrières : une femme n'aurait pas les mêmes capacités physiques qu'un homme, elle pouvait moins s'entraîner, car qui allait garder les enfants sinon... Cette supportrice a provoqué un véritable déclic en moi : oui, c'est sûr, en tant que femmes, nous ne sommes pas vraiment avantagées pour faire du sport. Entre les obstacles sociétaux et ceux naturels (je pense notamment aux règles qui sont pour les plus malchanceuses un véritable frein une semaine par mois quasiment), il y aurait de quoi jeter l'éponge. Pourtant, sur les groupes Facebook principalement (pour ne pas dire exclusivement) féminins consacrés au sport comme le #Dubndiducrew, on voit de tout, mais certainement pas des femmes prêtent à abandonner. Il y a des moments de démotivation certes, mais le groupe est là pour remotiver. Malgré toutes les difficultés qu'une femme peut rencontrer en sport, et même lors des événements sportifs officiels (toilettes pas adaptées, par exemple), elles continuent à s'entraîner et à se dépasser toujours un peu plus. Pendant encore un très long moment certainement, à cause de la biologie, les hommes resteront ceux qui courent le plus vite, ceux qui portent les charges les plus importantes, mais cela ne veut pas dire qu'une femme ne peut pas courir un ultra trail et/ou faire une compétition d'haltérophilie. Et cela ne veut pas dire non plus qu'elle ne sera pas féminine, car elle aura des jambes plus musclées que les standards actuels.

Le sport m'a aidée à mieux comprendre ma vision de la féminité : je ne serais pas moins féminine parce que je fais de la boxe et je ne le serais pas plus si je fais de la danse classique. La féminité est propre à chacune, il n'y a pas de critères universels pour définir la féminité, mais des définitions personnelles. J'ai donc commencé la musculation, je porte des charges de plus en plus lourdes et je vais commencer un sport de combat, car c'est ma vision de la féminité : sportive, déterminée, aventurière, passant d'un tee-shirt trempé de sueur à la robe du soir, sans oublier le jean-basket.

« JE PEUX FAIRE LE MÊME SPORT QUE TOI, *mais en saignant* »

J'ai couru un marathon le premier jour de mes règles, j'ai eu mes règles en plein milieu d'un trail, j'ai eu des fuites sur un triathlon, mais j'ai toujours franchi la ligne d'arrivée. Allier sport et règles est complexe. Moi aussi, au collège, je demandais à ma mère de me faire un mot dans mon carnet pour me dispenser de sport. Était-ce la douleur ou juste l'inconfort de mes protections ? Aujourd'hui, nous nous questionnons chaque mois : « Aller au sport ou pas quand elles sont là ? J'y vais ou j'y vais pas ? Je vais peut-être avoir encore plus mal après ? J'ai trop mal pour faire du sport ? Ça va me fatiguer davantage ! »

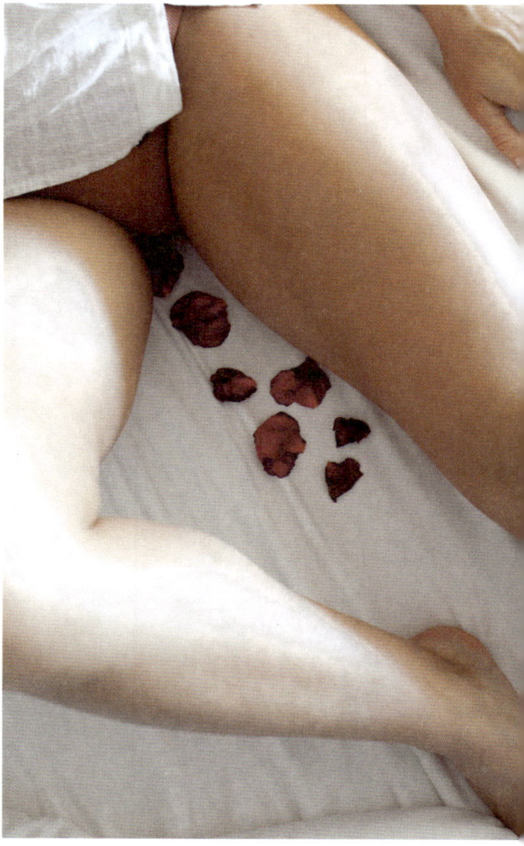

Il m'est arrivé d'en parler avec des amies, mais c'était vraiment par hasard. Du genre : « C'est drôle, j'ai battu mon record alors que j'avais mes règles. » Comme si, avoir ses règles, c'est être en incapacité. Bien sûr que j'espère sincèrement ne pas les avoir un dimanche de course officielle, MAIS je ne choisis pas et je fais avec. Parfois, je suis surprise de voir à quel point j'y arrive malgré ce « détail »… D'autres fois, non, je vous rassure. Avoir ses règles n'est pourtant pas un « détail » en sport (même si ce sujet intéresse très peu les entraîneurs ou les chercheurs en la matière !). Soyons réalistes, nous sommes chacune unique et nous vivons chacune différemment cette période de notre cycle. Néanmoins, il est essentiel de le dire haut et fort : avoir ses règles est NATUREL !

Mettons de côté les clichés. Faire du sport pendant les règles est possible et peut même vous aider à mieux gérer cette période. Attention, tout dépend aussi de l'intensité des symptômes prémenstruels ET menstruels que vous subissez. Nous sommes malheureusement inégales face à eux. Pas besoin de se le cacher, vous n'êtes pas la seule dans cette situation, même des athlètes qui gagnent des médailles d'or aux Jeux olympiques ont peut-être eu leurs règles pendant leur épreuve. Ont-elles raccroché les baskets, non ? Faire du sport pendant cette période est une question d'habitude, mais surtout d'écoute de son corps… Ainsi la question n'est pas : « Oui ou non, j'y vais ou j'y vais pas », mais plutôt : « Comment continuer à pratiquer ? » Je crois que **l'essentiel est de s'écouter et d'adapter sa pratique** sans forcément supprimer vos séances de sport. Il faut juste parfois accepter de réduire l'intensité d'une séance ou la décaler.

Pour résumer, il y a **3 bonnes raisons de faire du sport malgré ses règles** (cela me permet, au passage, de lever quelques préjugés).

1. Cela soulage les symptômes liés aux règles (prémentruels et menstruels) : crampes, ballonnements, tensions. Contrairement à ce que l'on pourrait croire, l'activité physique d'intensité douce à modérée est bénéfique. On évitera les activités intenses et/ou les impacts forts. Alors, n'hésitez pas à continuer la pratique de votre sport, en vous écoutant et en y allant avec plus de douceur. Le sport n'est pas contre-indiqué lors des règles.

2. Vous pourrez vous sentir plus forte dans l'exécution de certains exercices, notamment en musculation. En effet, pendant vos règles, votre résistance à la douleur est bien plus élevée que d'habitude grâce à l'augmentation de vos hormones. Alors, si vous vous en sentez capable, n'hésitez pas à tenter d'aller un peu plus loin que d'ordinaire. Globalement, les règles n'affectent pas votre performance (j'insiste sur le « globalement », car le premier jour de mes règles, j'ai toujours l'impression qu'un camion m'a roulé dessus).

3. Le sport rebooste votre énergie et votre humeur. C'est vrai que, durant notre cycle, on se sent souvent fatiguées, étourdies, irritables. Mais, vous le savez, pratiquer une activité physique libère des endorphines, l'hormone du bonheur... raison de plus pour aller transpirer un peu et se remonter le moral.

Bon à savoir

Il est vrai que le flux sanguin de vos règles peut augmenter durant votre activité physique, mais il n'augmentera pas de manière globale durant tout le cycle. Vous perdrez toujours autant au final, il faut juste adapter votre protection durant l'activité physique.

QUELLE PROTECTION PENDANT LES RÈGLES ?

Vous vous souvenez de ce cours en SVT où une infirmière du collège venait vous présenter des protections périodiques des années 1950 et rendait la classe hilare (ou rouge de honte, car bouuuh les règles, c'est sale). Je plaisante, mais j'avais été traumatisée par la taille d'une serviette hygiénique jetable et d'un tampon. Comment j'allais porter ça ? Toutes les femmes mettent ces couches ? Quelle horreur, ces premiers mois avec les règles, ces fuites... ! Merci aux vêtements noirs, merci aux manteaux longs, merci aux copines et aux modes d'emploi de Tampax, Nana et compagnie, merci aux tampons applicateurs... Merci, vraiment ? Ce n'est pas la faute de l'infirmière, mais nous avons la chance aujourd'hui d'avoir un choix bien plus large pour vivre plus sereinement ces hémorragies mensuelles, tout en préservant notre porte-monnaie et la planète.

Voici un petit rattrapage de toutes les innovations du marché :

- **La coupe menstruelle** est fabriquée en TPE ou en silicone médical. Le choix de la composition de votre coupe menstruelle est important, car qui dit TPE dit dérivé de pétrole. Le silicone médical, quant à lui, est à base de silicium (rien de radioactif ici, puisque c'est un minéral que l'on retrouve, par exemple, dans le sable). C'est plus naturel, mais ce n'est pas parfait, ce n'est pas une coupe sans reproche que nous sommes de plus en plus nombreuses à utiliser. En tout cas, toutes les coupes sont certifiées hypoallergéniques et sans PVA, BPA, phtalates et métaux lourds. Néanmoins, de par sa durée de vie (jusqu'à 5 ans), la coupe menstruelle est lavable et réutilisable. Contrairement à d'autres solutions jetables ou lavables, une seule coupe suffit pour votre cycle. Les écono-

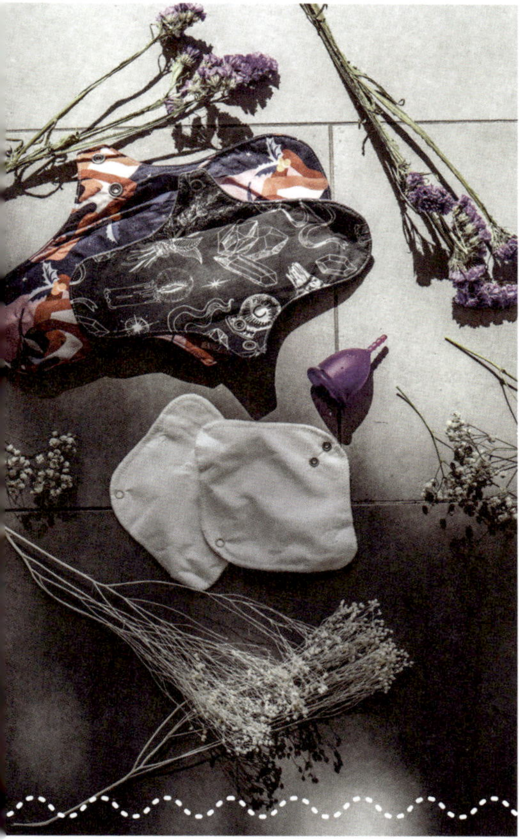

mies sont assez énormes, malgré le coût d'achat (entre 10 et 20 euros). À la fin et avant votre cycle, pensez à bien la stériliser en la faisant bouillir 7 minutes dans une casserole d'eau. Durant vos règles, rincez votre coupe à l'eau claire entre chaque usage ou, si c'est impossible, essuyez-la avec du papier.

La coupe menstruelle est plus performante que les tampons les plus absorbants du marché. Elle est plus respectueuse de votre flore vaginale, car elle recueille uniquement votre sang, sans générer d'odeur, car le sang ne rentre jamais en contact avec l'oxygène. Attention au moment du retrait et de l'insertion, pour éviter le fameux effet ventouse : faites un petit appel d'air en pressant sur l'une des parois de la coupe.

Pour la coupe menstruelle, vous avez souvent le choix entre deux tailles, en fonction de votre flux, mais aussi de votre anatomie. Alors, effectivement, nous n'avons pas toutes une carte détaillée de notre nous profond. Pour vous résumer la chose, les coupes de grande taille s'adressent aux femmes ayant déjà eu des enfants.

Le syndrome du choc toxique

Même si la coupe menstruelle n'a pas de composant toxique, comme les tampons, elle peut aussi entraîner le syndrome du choc toxique. Le problème n'est pas lié à sa composition, mais au temps de port. Si vous la portez trop longtemps sans la vider, le staphylocoque doré, responsable du choc toxique, a le temps de se multiplier, la toxine de passer dans le sang et de provoquer par la suite ce syndrome. Ne vous alarmez pas, une vingtaine de cas seulement sont recensés chaque année en France. Cela reste donc très rare, mais pour limiter les risques, il est recommandé de vider et nettoyer votre coupe 3 fois par jour (pour les tampons, on le change toutes les 4 heures). C'est pourquoi il est à présent déconseillé de la porter la nuit et de plutôt privilégier une culotte menstruelle ou une serviette.
Redoublez d'attention pour votre hygiène intime pendant vos règles. Nul besoin d'utiliser un savon, l'eau suffit. Par contre, surtout si vous utilisez une coupe menstruelle, lavez-vous impérativement les mains avant et après avoir changé votre protection hygiénique.

- **Les serviettes hygiéniques et protège-slips lavables** sont fabriqués en coton bio. Douces, absorbantes, les serviettes ont une durée de vie de 3 ans environ (200 lavages en moyenne, ce qui vous permet d'économiser jusqu'à 500 serviettes jetables…). Elles sont disponibles en différentes tailles pour s'adapter à votre flux (protège-slip pour la fin du cycle ou en association avec une coupe, par exemple). Prélavage au savon froid ou directement dans la machine à laver, l'entretien est donc très facile. J'adore celles proposées par la marque Dans ma culotte, car elles sont hyper *funky* : des motifs, des couleurs... pas que du noir. De quoi vous redonner le sourire en l'appliquant, même si vous venez de tacher votre sous-vêtement favori !

- **Les culottes menstruelles ou de règles** sont des sous-vêtements habituels, mais avec un insert plus épais au niveau de l'entrejambe, permettant l'absorption des règles, et une membrane imperméable pour éviter les sensations d'humidité. Cet insert est plus ou moins épais en fonction de la capacité d'absorption du modèle. Fabriquées en coton bio, elles peuvent se porter jusqu'à 12 heures sans risque de fuite, elles se lavent ensuite en machine à 30 °C pour protéger leurs fibres et, en y prenant soin, peuvent avoir une durée de vie jusqu'à 7 ans. Confortables, pratiques, elles demeurent une alternative coûteuse : entre 20 et 40 euros pour un unique modèle... alors qu'à l'usage, il en faudrait au moins 4. Néanmoins, la culotte de règles demeure une petite révolution pour notre protection hygiénique : pas de risque de choc toxique, pas de composant douteux ou difficilement recyclable. Croisons les doigts pour que son prix baisse si elle devient populaire.

ET LES TAMPONS OU LES SERVIETTES JETABLES, ALORS ?

Une femme utiliserait jusqu'à 10 000 protections au cours de sa vie. Une accumulation non négligeable de déchets ET un coût mensuel considérable. Ces meilleurs amis de notre quotidien cachent bien leur jeu puisqu'il a été longtemps impossible de connaître leur composition. Ce n'est que très récemment que plusieurs associations de consommateurs ont révélé ce que l'on mettait en nous ou au plus près de notre intimité : résidus toxiques (aluminium, alcool, parfum, hydrocarbures, pesticides), toxines dangereuses à long terme. Encore peu de femmes savent réellement que l'utilisation de ces protections peut avoir un impact sur leur santé. Et depuis l'été 2018 seulement, l'ANSES (Agence nationale de sécurité sanitaire de l'alimentation, de l'environnement et du travail) a recommandé une amélioration de la qualité des composants principaux des produits d'hygiène féminine. Autant vous dire que, sans un mouvement citoyen et un « vote » par notre porte-monnaie, sommes-nous sûres que cette recommandation sera suivie d'effet ? **Est-il normal qu'actuellement, en achetant un produit aussi intime, nous soyons incapables de connaître sa composition en retournant la boîte ?** Il faut aller sur le site des fabricants, avec un dictionnaire à côté ou une application mobile, pour analyser les composants. Là, mon regard sur le tampon applicateur, mon sauveur du collège et des cours de piscine, a radicalement changé. Quelle tromperie ! Comment peut-on à ce point prendre notre santé en otage ? Car les règles tombant tous les mois, nous devons acheter des protections hygiéniques.

Si vous n'êtes pas convaincue par les alternatives dont je vous ai parlé ou si ce n'est actuellement pas possible pour vous d'en acheter pour des raisons de budget (eh oui, les nouvelles protections sont des investissements), choisissez au moins des tampons ou serviettes jetables bio qui ne sont parfois pas plus chers, mais avec des compositions plus saines.

DES PROTECTIONS HYGIÉNIQUES SPÉCIAL SPORT ?

Certaines marques de protections hygiéniques conventionnelles ont lancé des produits « spécialement » pour la pratique sportive. Honnêtement, un tampon ou une serviette pour le sport ou pour la ville, ça ne change pas grand-chose. Oui, le sport peut provoquer de petites fuites malgré vos protections, car vous êtes plus en mouvement. Néanmoins, ça ne nécessite pas un achat spécifique. Cela étant dit, pour les protections lavables, je vous conseille, si le budget suit, d'investir dans des culottes menstruelles spécifiques au sport. Leur composition est légèrement différente. À base de laine de mérinos, elles sont antibactériennes, éliminent rapidement les odeurs et la sensation d'humidité liée à la transpiration (pas qu'aux règles). J'ai même pu récemment tester un short de running avec culotte menstruelle intégrée. Comment n'y avait-on pas pensé plus tôt ? De même, avec cette technologie, de nombreuses marques lancent des maillots de bain ! Cette solution est parfaite pour la fin du cycle ou en association avec une coupe menstruelle afin de vous rassurer. Double protection, encore moins de risque d'avoir des fuites, double confiance en soi. Car, disons-le clairement, la peur des fuites devient vite un obstacle à la pratique sportive.

Bouger et transpirer, cela implique d'avoir confiance en son corps. Nous ne pouvons pas nous concentrer sur une petite fuite tout en courant. C'est pourquoi je vous conseille de changer vos protections juste avant le début de votre séance afin de prévenir cet incident et de choisir un bas dans lequel vous êtes à l'aise, de préférence de couleur foncée ou noir. Si fuite il y a, ça ne se verra pas. Pour des raisons d'hygiène, veillez à changer votre protection également juste après.

Le saviez-vous ?

Même si cela varie d'une femme à une autre, nous perdons entre 10 et 55 ml de sang menstruel par cycle, en moyenne 40 ml. Une cuillerée à soupe fait 15 ml. En adoptant la coupe menstruelle, je me suis aperçue que je perdais du sang, mais pas autant que je l'imaginais. Je ne sais pas pourquoi, mais je me suis sentie très puissante en m'en rendant compte.

QUEL SPORT durant les règles ?

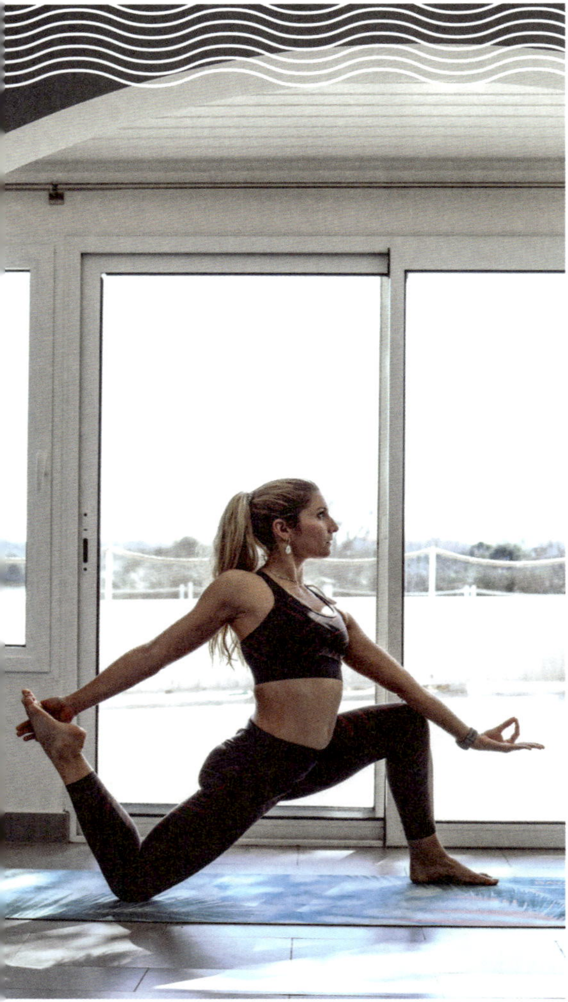

Les sports de haute intensité et à fort impact ne sont pas recommandés durant cette période, surtout en tout début de cycle. Le running en fait partie. Personnellement, j'essaie d'éviter la course à pied le premier jour, le plus douloureux, et privilégie d'autres activités à moindre impact telles que le vélo, le yoga, le Pilates ou encore la natation. Ces sports sont particulièrement adaptés, car ils permettent de vous détendre (muscles, articulations, moral), tout en vous renforçant. Je ne modifie pas mon programme ni le contenu de mes séances, je permute juste les séances pour être la moins gênée possible par mes règles.

Un petit coup de pouce de l'intérieur

Juste avant d'avoir mes règles, j'ai l'impression d'être un estomac sans fond, un estomac qui aime le sucré, le chocolat… Ces petites friandises font du bien au moral, mais n'aide pas trop votre organisme, souvent fatigué et ralenti, au moment des règles. Sans supprimer ces petits moments de consolation, essayez de bien vous hydrater afin de soutenir votre corps dans son effort d'évacuation. On évitera au maximum : les graisses saturées, les laitages, les aliments à fort indice glycémique, la viande rouge… D'une manière générale, privilégiez un régime vert, léger et riche en oméga-3 (notamment en choisissant des huiles végétales de bonne qualité) pour une alimentation anti-inflammatoire, ou du moins une alimentation qui ne l'accroît pas.

Je m'entraîne en matinée, à jeun, car je me sens plus légère, pleine d'énergie. Mon énergie et mon humeur se dégradent souvent au fil de la journée. Auparavant, j'avais beaucoup de mal à aller nager le premier et le deuxième jour de mes règles. J'ai très mal en haut des cuisses, en bas du dos, et soyons honnêtes, la peur de la fuite joue aussi. Après plusieurs essais de coupe menstruelle et le constat que, non, je n'ai pas perdu du sang dans l'eau de la piscine, je sens que la natation est vraiment le sport qui me soulage le plus. Je m'étire dans l'eau, je suis portée, je peux nager sans forcément solliciter mes cuisses, tout en apaisant mes migraines. N'hésitez pas à persévérer et trouvez vous-même la pratique sportive qui sera votre alliée dans ce moment particulier.

DOULEURS, RÈGLES, SPM : *un joyeux programme*

Même si, avouons-le, quelquefois, nous avons été heureuses de découvrir que nous avions nos règles, la majorité du temps, nous sommes contrariées. J'essaie toujours de voir le bon côté : elles montrent que mon corps fonctionne bien, une sorte d'expression unique de mon cycle, de mon équilibre, de ma féminité. Oui, bon, sans vous mentir, elles sont aussi et surtout une expression de la douleur qui plie mon corps en deux.

LES SPM, QU'EST-CE QUE C'EST ?

Le syndrome prémenstruel (SPM) est un ensemble de symptômes physiques et émotionnels qui peuvent apparaître entre 2 et 7 jours avant les règles. Ils se manifestent souvent par des seins sensibles, des troubles intestinaux, des crampes ou des gênes musculaires au niveau du dos, des jambes, du bas-ventre, une humeur très variable et un moral en baisse. Le SPM joue sur votre corps, votre humeur et vos comportements. Les symptômes disparaissent normalement dès le début des règles ou les jours suivants et peuvent être soulagés au moyen d'une bouillotte chaude et des antidouleurs en vente libre. Ils peuvent aussi être graves et nuire à vos activités normales. N'hésitez pas à consulter votre médecin (gynécologue ou sage-femme).

Peut-être découvrez-vous ce syndrome en lisant ces mots, mais en pratique, nous le connaissons toutes un peu. Plus de 75 % des femmes éprouvent des symptômes légers à l'approche de leurs règles, sans pour autant être empêchées dans leurs activités quotidiennes. Cela étant dit, jusqu'à 30 % des femmes en souffrent plus intensément et sont gênées. Le SPM n'a été défini officiellement que très récemment et demeure encore assez mal connu, peu pris au sérieux par le corps médical, y compris par nous, les femmes ! Comme si souffrir était inhérent au fait d'avoir ses règles ou d'être une femme. Qui n'a jamais eu ce genre de réflexion : « T'es chiante, tu as tes règles ou quoi ? », « Oh, ça va, c'est quoi cette excuse des règles pour pas faire de l'EPS ? » OUI, on me l'a dit ! OUI, saigner peut générer un tel état psychologique ET physique. Les causes sont encore peu étudiées, mais l'une des explications est la fluctuation hormonale en fin de cycle qui peut nous affecter physiquement et psychologiquement. Oserais-je dire que, si ça touchait les hommes, on aurait déjà un remède ?

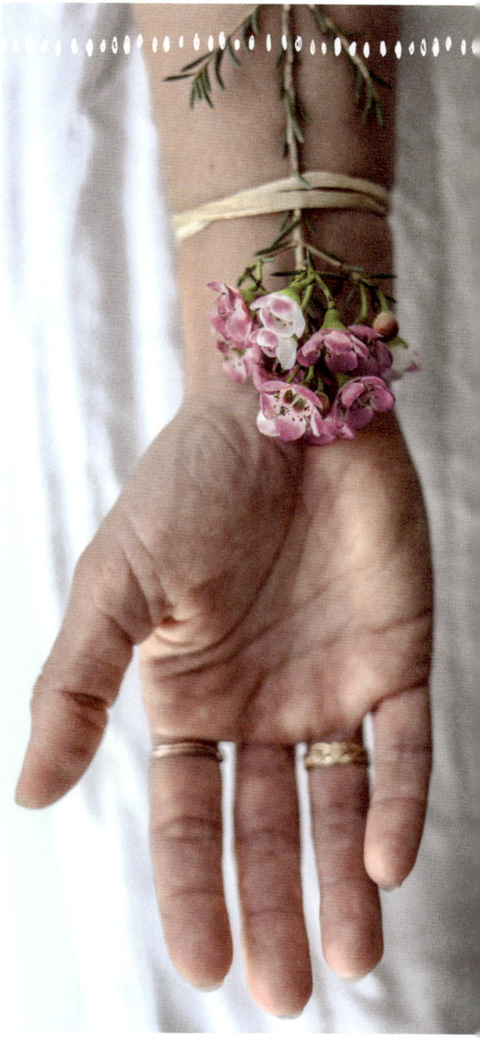

C'est pourquoi, on enchaîne les remèdes de grands-mères (bouillotte, tisane...) ou les antidouleurs moins naturels. Personnellement, j'ai des règles plutôt douloureuses, mais pas toujours. Je n'ai parfois aucun symptôme, d'autres fois, je souffre énormément physiquement (crampes aux jambes, à l'utérus, forte migraine…) et psychologiquement (déprime, manque d'envie, forte irritabilité). Quand je suis dans ce « mauvais cycle », je prends un Antadys (fort antidouleur). Pendant ma prise de pilule, je n'avais pas vraiment de symptômes, c'est depuis son arrêt que je dois faire avec le SPM qui, cela dit, ne me handicape pas tant que ça. Je peux presque tout faire, à quelques exceptions près.

Vous l'avez compris, les règles ne me gênent pas vraiment dans ma pratique sportive. Néanmoins, si je m'écoutais, je ne ferais pas de sport, surtout les 2 premiers jours du cycle. Mais je me force gentiment à y aller, car je sais que je me sentirai mieux après. Je n'ai jamais regretté une séance avec mes règles. Je regrette juste l'effort supplémentaire que je dois fournir pour me motiver. En plus, je crois vraiment que la pratique du sport, même si je me sens plus faible et moins énergique à ce moment-là, a un effet positif sur le SPM, sur moi et sur mon flux. Il y a même des cycles durant lesquels je me sens bien plus performante que d'ordinaire… OK, pour d'autres, c'est tout le contraire, mais je ne me décourage pas. **J'adapte ma pratique à mes ressentis, je ne culpabilise pas si l'appel du canapé-bouillotte est plus fort.** Je crois justement que les règles sont un temps que nous devons consacrer à nous-mêmes, à notre « intériorité ».

Je me souviens de quelques cycles durant lesquels je devais faire des siestes, prendre des bains pour soulager mes douleurs ou ma migraine. Pas plus de 1, 2 ou 3 cycles par an. Je ne m'explique pas pourquoi j'avais des cycles doux et d'autres non. Mais maintenant, je sais que « c'est normal ». C'est normal de me sentir nulle, d'avoir faim tout le temps, d'être un aspirateur à chocolat ou autre, une cible à fléchettes, une essoreuse à salade… Ce qui n'est pas normal, c'est que ce ne soit pas reconnu comme une maladie. Oui, vous avez bien lu. Peut-être l'ignorez-vous, mais quelques pays permettent aux femmes souffrant de règles douloureuses de prendre un ou plusieurs jours de congé (congé MENSTRUEL). Même si cela reste controversé et l'usage marginal dans les pays l'ayant adopté, il demeure la reconnaissance de l'impact des règles sur la santé des femmes.

En effet, moi, je ne me plains que de règles un peu douloureuses, mais je vis avec, comme beaucoup d'autres femmes. Ce n'est pas le cas de nombreuses autres, parfois bien plus impactées et affectées. Si vous vous sentez seule à l'approche de vos règles, filez faire un tour sur le profil Instagram @SPMtamere qui ne soignera pas vos douleurs, mais vous donnera le sourire et vous apaisera certainement.

Endométriose

L'endométriose est une maladie chronique de l'endomètre qui touche 5 à 20 % des femmes en âge de procréer.
Les principaux symptômes sont une grande fatigue et de fortes douleurs dans le bas-ventre, le dos, les jambes pendant les règles, voire les rapports sexuels.
Cette maladie étant encore peu reconnue, le retard de diagnostic est malheureusement fréquent : il peut s'écouler jusqu'à 10 ans entre les premiers symptômes et la confirmation de la maladie, ainsi que sa prise en charge, car il existe maintenant enfin des traitements, médicamenteux et chirurgicaux. Ce n'est pas tout à fait normal de souffrir « autant » pendant nos règles ! C'est pourquoi vous ne devez pas minimiser vos douleurs menstruelles et l'impact qu'elles ont sur votre quotidien, car vous souffrez peut-être d'endométriose.

QUELLE contraception ?

Combien de fois me suis-je retrouvée avec mes règles la veille ou le jour d'une compétition ? Combien de fois ai-je eu un doute sur la prise de ma pilule ? Combien de fois ai-je rejeté le contraceptif que je prenais depuis des années ? Combien de fois me suis-je sentie seule responsable de cet aspect de « notre » vie sexuelle de couple ? Combien de fois ai-je été privée de ma libido ?

Peut-être vous posez-vous ces mêmes questions ? Peut-être pas, mais ce sujet demeure tabou et je souhaite l'aborder pleinement pour vous montrer à quel point vos choix de contraception ne se résument pas à la pilule prescrite au lycée.

Je ne suis ni médecin ni sage-femme, je ne suis pas habilitée à vous conseiller médicalement. Je ne fais que partager avec vous ma propre expérience et ma vision de la contraception. Rien ne remplace une consultation avec un praticien. L'objectif est uniquement de vous permettre de vous interroger et de vous sentir plus à l'aise dans vos choix. Les moyens contraceptifs, la légalisation de la pilule ont été de grandes avancées pour la libéralisation et les droits des femmes.

Depuis 5 ans maintenant, je n'ai plus de contraceptif hormonal. Rien. Je ne suis pas une extraterrestre qui compte les jours, réalise des calculs savants ou utilise des outils de pointe. Je crois même que je suis comme vous, j'ai dû avoir le même itinéraire contraceptif. Venez, je vous en dis un peu plus sur moi avant d'entrer dans le vif du sujet.

MON ERRANCE CONTRACEPTIVE

J'ai commencé à prendre la pilule vers mes 16 ans, en même temps que j'entamais ma vie sexuelle. Prendre la pilule et être sexuellement active était intrinsèquement lié pour moi. Ma mère a été très compréhensive et m'a emmenée tout de suite chez sa gynécologue. Au-delà des MST ou du sida, j'avais une grande peur de tomber enceinte. Honnêtement, je n'ai jamais aimé prendre cette pilule : pas de libido (ironie de la chose à l'adolescence), migraine, rétention d'eau, saignement en dehors des règles. Au bout de 3 mois, je suis retournée chez la gynécologue avec ma mère pour lui expliquer mon manque de libido. Elle m'avait alors rétorqué qu'il me faudrait consulter un sexologue pour ce genre de problème. Je crois que je n'ai jamais eu autant honte. Discussion close.

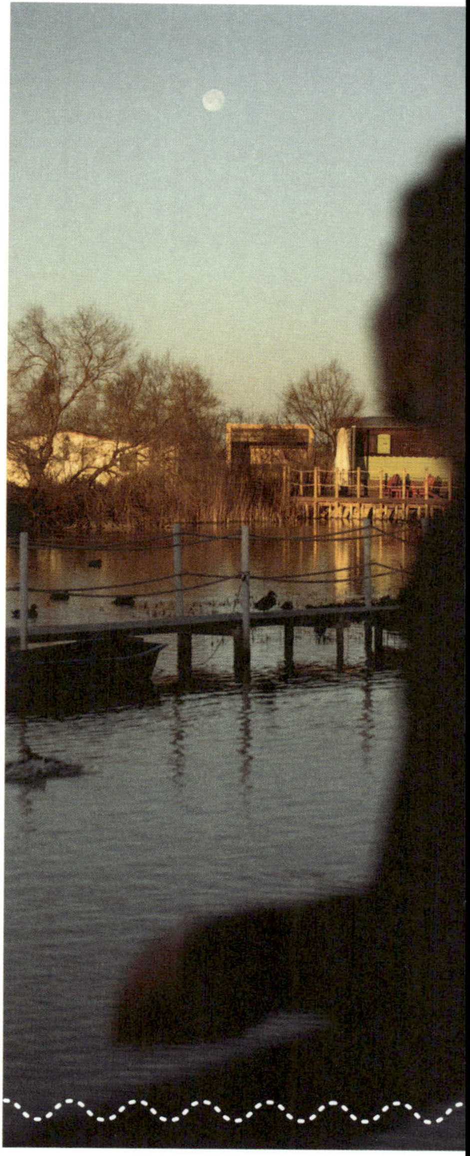

Au début de mes études à Aix-en-Provence, j'ai consulté une gynécologue bien plus à mon écoute, qui a su me prescrire une pilule... qui passait mieux.

J'étais en couple depuis plus d'un an avec mon actuel compagnon, Matthieu, et après une prise de sang pour le VIH, nous avions décidé d'arrêter le préservatif. J'étais seule responsable de la contraception et assez stressée à l'idée qu'un accident puisse arriver. Je subissais énormément d'effets secondaires avec cette pilule que je mettais sur le compte d'une vie d'étudiante assez active. Je travaillais en parallèle de mes études, études assez intenses en elles-mêmes. Des migraines, des jambes lourdes, de grands moments de déprime... rien de plus normal à 19 ans. Ma gynécologue m'a prescrit d'autres pilules, j'ai même essayé les patchs contraceptifs, mais rien n'allait vraiment. J'étais un peu désespérée, car **je me disais qu'en tant que femme libre et indépendante, je devais prendre la pilule !** Je ne comprenais pas pourquoi je ne trouvais pas LA pilule qui allait me libérer de cette inquiétude de tomber enceinte... sans y perdre ma santé. Les discussions avec mes amies me décourageaient d'autant plus : « J'ai la même pilule depuis 4 ans, pas de soucis ! »

Nous sommes toutes différentes, mais j'avais du mal à l'accepter, je voulais, moi aussi, ne pas avoir tant de difficulté à m'accoutumer à ce petit... tout petit médicament à prendre à heure fixe. À côté de ces tracas, j'ai commencé à avoir beaucoup d'acné, malgré la pilule... Mon dermatologue, en accord avec ma gynécologue, m'a mis sous Diane 35 pour faire d'une pierre deux coups. Malgré cette pilule anti-acné, physiquement, mentalement, sexuellement... rien n'allait vraiment. Partant étudier un an aux États-Unis et après plusieurs mois sous Diane 35 sans vraiment d'amélioration, ma gynécologue m'a alors proposé de passer sous stérilet en cuivre. Elle me l'a posé (relativement sans douleurs) 3 mois avant le grand départ. Fini les hormones et la contrainte quotidienne, ce fut une petite révolution. J'ai retrouvé mon corps, j'ai retrouvé mes règles (certes plus abondantes), j'ai découvert ma libido.

Néanmoins, j'ai subi tout au long de mon année à l'étranger une acné plus forte que jamais. Je ne le vivais pas très bien, d'autant plus que j'étais alors en stage en entreprise. J'avais cette sensation d'être sale. J'ai longtemps cru que mes débuts en sport et la transpiration étaient la cause de cette résurgence de boutons. *A posteriori*, je crois que c'est plutôt le sport qui l'a atténuée et me permet d'avoir une peau pas trop vilaine aujourd'hui.

À mon retour en France, j'ai entamé un traitement Roaccutane® assez fort. À l'époque, j'ai dû me faire retirer mon stérilet afin de reprendre une contraception hormonale à la demande de mon dermatologue. Ce traitement implique obligatoirement la prise d'un contraceptif, mais pas forcément la pilule. Je ne l'ai appris que récemment. J'aurais tellement préféré rester avec mon stérilet en cuivre, qui était pour moi le choix le plus « naturel » et en accord avec mon corps.

Paradoxalement, cette prise de la pilule m'a permis de découvrir la coupe menstruelle. Auparavant, sur Internet, j'avais lu que l'association coupe ET stérilet était dangereuse. Beaucoup de praticiens la déconseillaient, car l'effet de ventouse causé par la coupe au moment de l'insertion et du retrait pouvait entraîner l'expulsion du stérilet. Ceci est totalement faux. Je crois qu'à l'époque (la coupe menstruelle dans les années 2010 était encore peu utilisée et connue), il y avait une méconnaissance de cette protection hygiénique et énormément de préjugés.

D'un côté, je faisais des économies et je protégeais la planète avec ma coupe menstruelle, de l'autre, je me ruinais pour une nouvelle pilule afin de me débarrasser enfin de mon acné. Au-delà des effets secondaires du traitement, j'avais renoué avec les symptômes habituels de prise de contraceptif hormonal chez moi : migraines, jambes lourdes, rétention d'eau et même prise de poids alors que j'avais une hygiène de vie saine ! Une fois le traitement terminé et n'ayant plus de gynécologue, j'ai continué par défaut la pilule. Je n'ai jamais questionné cette pilule, je n'ai jamais vraiment cru que cela pouvait être la cause de tout ce que je vivais. D'autant plus que je n'avais pas entendu de femmes s'en plaindre autour de moi. J'avais 23-24 ans, je m'intéressais de plus en plus au féminisme. La pilule était tout un symbole pour moi. La rejeter, la considérer comme responsable de mes maux, c'était comme un manque de respect pour toutes les femmes qui avaient lutté pour sa légalisation.

Sauf que des pilules de nouvelles générations ont commencé à faire scandale, certaines ont été retirées du marché, d'autres ont été accusées d'avoir provoqué le décès de plusieurs jeunes femmes. Sans tomber dans la diabolisation bien entendu, ma pilule a vu sa mise en vente suspendue. J'ai commencé à réellement me questionner. Est-ce que cette pilule pouvait être responsable de mes symptômes, de mon mal-être ? Du jour au lendemain, il ne me restait que 2 plaquettes et plein de questions sans gynécologue pour me conseiller. En poussant mon auto-éducation, à force de ne plus garder pour moi ce que je ressentais, j'ai pu prendre connaissance de témoignages de femmes qui partageaient l'importance de mieux se « connecter » à son corps, son cycle... sans hormone. Après mes lectures, mes échanges avec d'autres femmes, je me suis lancée. J'ai terminé mes plaquettes, puis je n'en ai pas racheté. Mon médecin généraliste était dans le sud de la France, j'étais à Paris. Je n'ai même pas cherché à consulter un autre professionnel de santé. Je crois que je n'avais pas envie de l'entendre me vanter la pilule ou se moquer de moi : quoi de plus naturel que la pilule, voyons ? Des millions de femmes l'ont prise ou la prennent, c'est vous le problème, pas la pilule. C'est faux, nous sommes toutes différentes et nous méritons toutes d'avoir un contraceptif qui nous respecte, physiquement et psychiquement.

Mon compagnon et moi avons eu une discussion. Enfin... pas vraiment une discussion, je lui ai simplement fait part de mon choix qui impliquait l'utilisation d'un préservatif. C'est triste à dire, mais ayant déjà partagé cet épisode de ma vie avec d'autres femmes, j'ai eu de la « chance ». Matthieu a été très ouvert et a accepté. Tous les compagnons, maris, petits copains ne sont pas si compréhensifs. Ils n'ont pas à vous demander de prendre un contraceptif s'ils ne peuvent même pas, eux, s'obliger à mettre un préservatif. La charge doit être partagée.

Honnêtement, j'ai plusieurs fois pensé que j'avais fait une bêtise, car il faut le reconnaître, la pilule est confortable : on sait quand on a ses règles, on peut même les décaler. Quand on fait beaucoup de sport et qu'on participe à des compétitions, c'est un aspect très pratique. Cet arrêt n'a pas été facile, n'a pas été une épiphanie dès le premier cycle, au contraire. J'ai eu un gros retour d'acné, j'avais mes règles n'importe quand, j'ai même eu une longue période où je les avais toutes les 2 semaines. J'étais très fatiguée, je subissais ce corps que je voulais pourtant réveiller et mieux comprendre.

Progressivement, les choses sont rentrées dans l'ordre. Les médecins nous disent qu'il faut au moins 3 mois pour s'habituer à une pilule, c'est vrai également dans l'autre sens. Cela prend du temps de retrouver un cycle « naturel ». En dehors de ma parenthèse avec le stérilet en cuivre, j'avais pris la pilule pendant une décennie. J'avais l'impression de n'avoir jamais vécu de cycle menstruel naturel. Après quelques mois de patience, mais en pleine confiance dans mon corps, j'ai retrouvé un cycle régulier et ma peau est redevenue nette. Dans ce processus, mon ostéopathe sur Paris m'a beaucoup aidée, il m'a soutenue juste par quelques phrases, sans jugement. Si vous avez l'habitude de voir un ostéopathe, n'hésitez pas à lui décrire vos douleurs, votre ressenti sur votre cycle (régularité...).

De même, à l'occasion d'une visite annuelle chez mon médecin généraliste, je lui ai enfin parlé de ce que j'avais fait (en l'écrivant, on dirait que j'ai commis un crime !). Elle a approuvé, elle m'a rassurée. Finalement, si c'était ce qui me convenait, ce qui correspondait à mon mode de vie, il fallait que je me fasse confiance. Je vais bientôt avoir 30 ans, je ne regrette pour rien au monde ce choix. Je regrette même de ne pas l'avoir fait plus tôt. Je n'étais pas assez informée et je n'avais pas assez confiance en moi pour prendre une décision. J'étais passive alors que, maintenant, je suis active et consciente de mon cycle.

Dans mon couple, nous ne fonctionnons qu'avec le préservatif. Mes règles sont assez régulières. Je note dans une application de sport quand elles débutent. Celle-ci calcule chaque mois quand elles tombent, quand elles s'arrêtent. Je peux ajouter les symptômes, mon ressenti. Il existe maintenant tellement d'applications pour vous accompagner dans votre contraception. J'avoue n'en utiliser aucune, car sans pour autant généraliser, je les trouve toutes un peu trop tournées vers la conception plutôt que vers la contraception. De même, je ne souhaite pas m'y fier, car le risque zéro n'existe pas.

La Sécu vous rembourse !

Le saviez-vous ? Deux marques de préservatifs sont remboursées par la Sécurité sociale. Il suffit de se les faire prescrire par son médecin et de se rendre en pharmacie.

MA VIE INTIME
n'est pas la vôtre

Je reprendrai donc les mots de mon médecin : « Faites-vous confiance. » Si je partage avec vous mon parcours, ce n'est pas pour vous révéler ma vie intime, mais juste pour vous montrer que certaines choses ne sont pas acceptables. Aucune femme ne devrait passer des années à souffrir d'un choix de contraceptif et de manque d'informations à ce sujet. Si c'est normal de devoir changer de contraceptif, d'en essayer d'autres, n'oubliez jamais que votre corps est unique. Ce qui convient à votre meilleure amie ne vous ira peut-être pas.

C'est pourquoi mon choix n'est peut-être pas votre solution magique. Cela fonctionne dans mon cas, dans mon couple. Selon votre situation, vos besoins, ne rejetez pas totalement les contraceptifs qui s'offrent à vous. Ce n'est pas mon intention que vous n'en preniez pas. Soyez maîtresse de votre contraception. Le choix d'un contraceptif ne doit pas se faire juste pour le confort de votre partenaire ou à cause de votre peur de la grossesse, mais aussi et tout simplement en fonction de votre santé. Ne subissez pas pour faire plaisir à la personne qui partage votre vie. Il existe de nombreuses solutions pour assurer votre protection (MST et grossesse), renseignez-vous, discutez bien avec des personnes informées, faites-vous votre opinion, puis choisissez ce qui vous correspond de manière plus éclairée que lorsque vous étiez moins en pouvoir de le faire à 16 ans. J'insiste sur cette notion de pouvoir sur votre corps. Si votre gynécologue ne partage pas votre approche, changez-en. Vous pouvez aussi consulter des sages-femmes ou des médecins généralistes.

« J'ai mes lunes »

Peut-être n'avez-vous jamais entendu cette expression. Pourtant, elle fait référence à un lien assez unique entre le cycle lunaire et le cycle menstruel. Depuis que j'ai mes règles « naturellement », j'ai remarqué qu'elles se sont synchronisées sur la nouvelle lune. Je suis plutôt éloignée de ces idées d'énergie féminine, néanmoins, j'avais quand même envie de vous en parler. Il est vrai que nous ne pensons à notre vagin, notre utérus, nos ovaires, voire à notre périnée, qu'à des moments désagréables de notre quotidien : pendant nos règles ou lors de prises en charge médicales. Leur porter une attention positive peut vite vous paraître tabou et gênant. Nous nous préoccupons de notre santé, notre corps, notre nutrition, en négligeant ce qui nous rend femme. Même si ça me coûte de le reconnaître : physiquement, nous sommes différentes des hommes, et c'est bien d'en avoir conscience. Pourquoi ne pas renouer avec cette partie intime de notre corps ? Pourquoi ne pas accepter notre cycle ?
J'ai longtemps détesté cette idée, je l'ai longtemps combattue. Je veux être au top chaque jour du mois… mais nous sommes des êtres cycliques. Je l'avais oublié, comme vous peut-être, car nous sommes dans une société fondée sur l'énergie masculine.
Cette énergie est valorisée afin de nous encourager toujours plus à viser la performance. Il n'y a pas de place pour autre chose.
Or on peut accepter de ne pas suivre cette voie.
Au fil du temps, nous avons oublié que nous sommes, en tant que femmes, des êtres cycliques. Nous avons le droit d'avoir des hauts et des bas, nous avons le droit d'avoir un jour de l'énergie pour conquérir le monde et, le suivant, envie de rester sous notre plaid (Netflix-chaussettes). Cela ne fait pas de vous quelqu'un de pas fiable ou de faible. Cette énergie cyclique fait partie de vous.
C'est pourquoi il peut être intéressant de se « reconnecter » avec notre énergie féminine, notamment par le biais du cycle menstruel,

mais aussi celui du cycle lunaire qui a une grande influence sur nous. La durée est quasi identique, 28 jours, et a les mêmes phases : nouvelle lune, montante, pleine lune, descendante.

Voici un aperçu de ces 4 phases :

- 1re phase : le début du cycle menstruel est la période des **règles**, qui durent entre 1 et 7 jours. Côté lune, ce moment est rattaché à la **nouvelle lune**, lorsqu'elle est totalement noire. C'est une phrase de cycle calme, on revient sur soi…
- 2e phase : c'est celle, d'un côté, de la **pré-ovulation** et, de l'autre, de la **lune montante**. Dans le corps de la femme, la montée d'hormones prépare l'ovulation. C'est une phase plus active.
- 3e phase : c'est celle de l'**ovulation**, mais aussi de la **pleine lune** (la fameuse, qui nous empêche de dormir). L'action est ici à son summum. Nous rayonnons, nous sommes créatives, très actives. Notre énergie est tournée vers l'extérieur et souvent un peu trop vers les autres.
- 4e phase : l'ovule a été libéré, c'est la **phase lutéale**, c'est celle de la **lune descendante** qui invite à un retour au calme et d'attente. C'est aussi le moment du syndrome prémenstruel.

Peut-être que ces phases et ces sentiments vous apparaissent comme une évidence, peut-être pas. Néanmoins, je crois qu'il est essentiel de nous réapproprier ce savoir sur nous-mêmes afin d'être plus attentives pour mieux accepter cette énergie.

EN PARLANT de bébé…

… pourquoi faut-il écarter la question : « Es-tu enceinte ? » de nos conversations ?

J'ai 29 ans, et depuis mes 24-25 ans, on me pose cette fameuse question dès que j'affiche un ventre un peu enflé. Pourtant, j'ai déjà formulé à plusieurs reprises mon souhait de ne pas avoir d'enfant. Je n'ai jamais ressenti le besoin de me justifier, mais je reconnais l'avoir peut-être formulé maladroitement. Je crois profondément qu'il n'y a pas une unique manière pour les femmes de s'épanouir, il y en a autant que nous le souhaitons et cela n'implique pas forcément de devenir mère. Nous avons le choix depuis presque 50 ans, et ce choix est notre droit à toutes.

Cependant, la société nous met encore une pression folle, et par société, j'entends aussi nous, les femmes : notre regard, nos paroles sur nous-mêmes sont parfois les plus sévères. Comme si devenir mère était LE rite de passage dès que nos ovaires sont prêts, comme s'il fallait combler le vide de notre utérus. Ding, ding, ma chérie, passé les 25 ans, l'horloge tourne. Il faut devenir mère, la maternité est une expérience unique, incontournable. Je grossis le trait, mais si vous saviez tout ce que j'entends dès que j'explique que je ne souhaite pas devenir mère, plus j'avance, plus ce choix devient définitif. C'est un choix personnel, j'ai encore du mal à comprendre comment on peut se permettre de donner son avis sur une décision aussi privée et intime. On parle d'avoir un enfant,

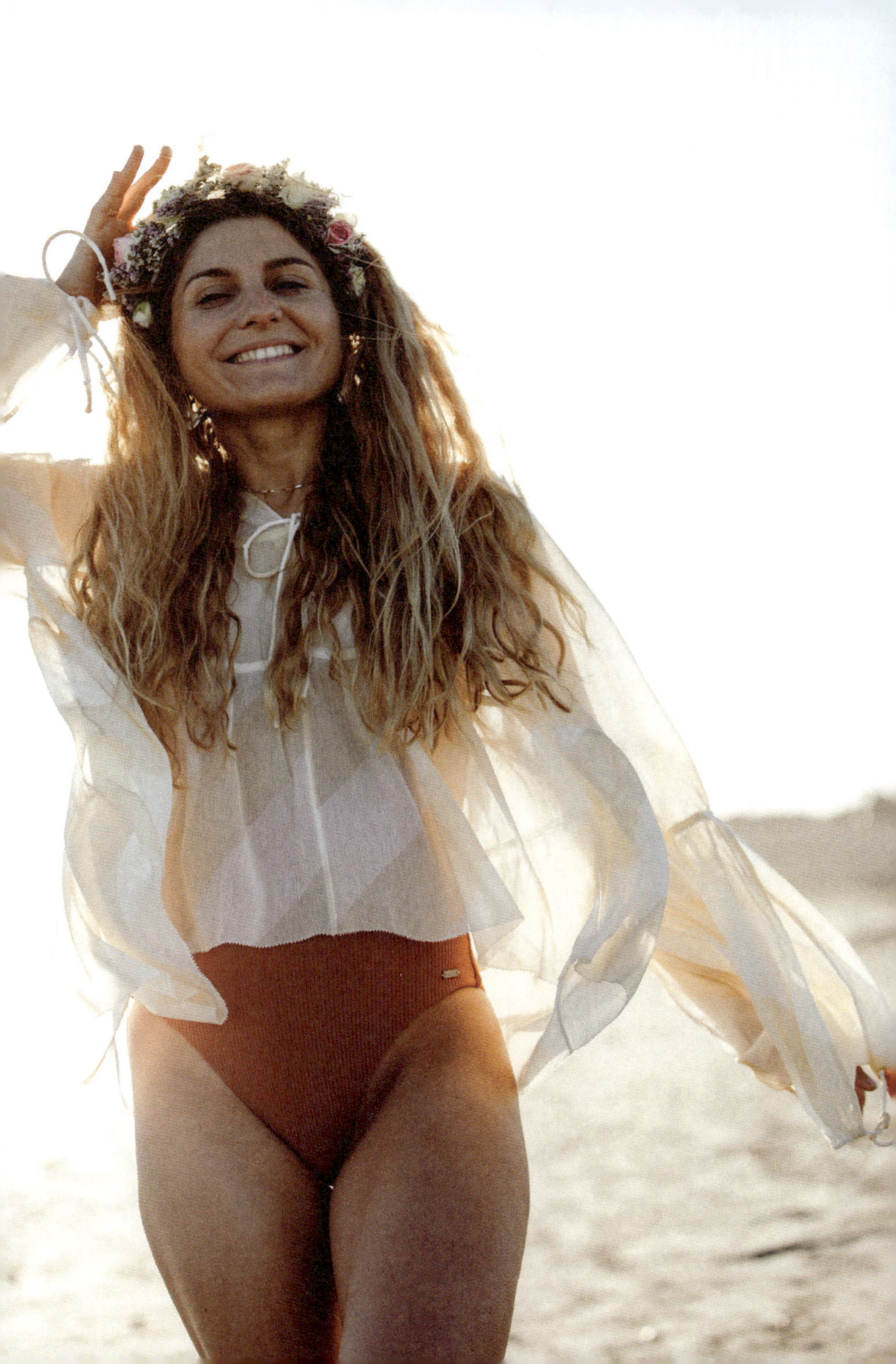

de s'engager sur la vie, bien plus loin qu'un mariage, qu'une maison, alors qu'on en discute comme si c'était la dernière chaussure à la mode. Ce n'est pas un sujet léger ni anodin.

Mais il est essentiel de comprendre que nos utérus, pendant des siècles, ne nous appartenaient pas. Ils devaient reproduire la lignée de nos maris qui « nous possédaient » comme un bien matériel. Maintenant que nous sommes des femmes libres, c'est la société qui se charge de nous rappeler à l'ordre. « C'est la nature, notre instinct maternel : si tu ne deviens pas mère, qui es-tu ? Certainement pas une vraie femme... tu finiras seule, aigrie, mal-aimée. » Là, par contre, je ne caricature même pas.

On peut penser, souhaiter, espérer pour une amie, une femme d'être enceinte, mais on ne doit pas le lui dire. D'une part, car ce sont souvent nos propres désirs que nous projetons sur elle. Aussi bienveillants soient-ils, ils ne tiennent pas compte de la situation dans laquelle la femme se trouve. Je m'explique. Je conçois totalement que, pour beaucoup de femmes, devenir mères est ou sera un pur bonheur. Ce n'est pas mon cas et ce n'est peut-être pas le cas de la personne en face de vous... ou, pire, c'est peut-être le cas, mais pour de multiples raisons, elle ne peut pas. Mais ni vous ni moi ne pouvons le savoir, car nous envahissons sans trop y faire attention sa vie intime, car là, on parle d'ovaires, d'ovule, d'embryon, d'utérus, d'enfant pour la vie. Cette question n'est pas légère.

Imaginez ces situations :
- Cette femme est stérile et ne pourra jamais avoir d'enfant.
- Elle essaie de tomber enceinte depuis des années, mais n'y parvient pas.

- Elle vient de subir une énième fausse couche (car oui, ça arrive bien plus que l'on ne l'imagine).
- Elle est effectivement enceinte, mais rencontre des problèmes médicaux.
- Elle n'est pas enceinte, elle a peut-être des règles douloureuses, des problèmes graves de santé, un ventre enflé après un bon repas (coucou le *body shaming* !).

Même si on vous a déjà demandé si vous étiez enceinte en rigolant, apprenons à être bienveillantes entre femmes et compréhensives. Nos envies ne sont pas celles des autres, ou elles le sont, mais vous êtes juste en train d'enfoncer le couteau dans une plaie très douloureuse qui ne se refermera peut-être jamais et, surtout, cela ne vous regarde nullement.

Sororité

Liberté, égalité, fraternité, et pourquoi pas sororité, tiens ? Ce terme, nous l'entendons encore trop peu, car dans les faits, nous ne nous soutenons peut-être pas assez entre femmes. Nous sommes, avouons-le, stimulées pour entrer en compétition entre nous : qui sera la plus belle ? Qui fera mieux telle ou telle chose ? Tout ça pour attirer l'attention de qui ? Pourquoi ne pas soutenir et pousser vers le haut d'autres femmes ? Les hommes se tirent assez peu dans les pattes et se serrent les coudes, quoi qu'il arrive, y compris dans des situations problématiques. Sororité est l'équivalent féminin de fraternité. Développons ce lien unique de complicité et surtout de solidarité.

LAISSONS NOS CORPS *en paix*

Arrêtons également de participer à cette société qui ne peut s'empêcher d'objectifier nos corps de femmes et à scruter nos défauts, scruter nos poils, scruter notre cellulite, scruter nos ventres, nos bourrelets et ces grossesses présumées. Arrêtons de nous brutaliser avec ces questions, car oui, je peux vous assurer que, lorsque c'est aussi récurrent, ça devient moralement épuisant.

De mon côté, je n'ai aucun projet bébé, je continue de poster mes photos, y compris celles où je suis ballonnée, car j'ai envie de montrer mon corps tel qu'il est vraiment. Je n'ai pas mes abdos saillants 24 heures sur 24. La réalité est que je mange, que j'ai mes règles, que je suis ballonnée quand je prends certaines photos que je poste sur les réseaux sociaux. Je n'ai pas envie de participer à cette société de la femme parfaite, j'ai envie que vous voyez un corps qui change au fil de la journée, au fil du cycle menstruel, car c'est la normalité. J'ai aussi de la cellulite, des poils, des pores...

Les réseaux sociaux étaient censés offrir la vision de la pluralité du corps que nous ne retrouvons pas dans les magazines. Or, la vision de nos corps de femme est de plus en plus déconnectée de la réalité. C'est une fiction, le ventre toujours plat. C'est normal d'avoir l'estomac gonflé après un repas, c'est normal les bourrelets quand on est assise... Il faut être sincère.

En tant que femmes, l'ironie de la chose, c'est que nous le savons, nous le voyons bien sur nous-mêmes. Pourtant, nous sommes les premières à être si sévères, si scrutatrices. Je n'ai jamais entendu une femme dire de but en blanc à un homme : « Ouah, toi, tes spermatozoïdes n'ont pas l'air très fertiles », « Toi, tu as mis une femme enceinte récemment, non ? Tu rayonnes, ton teint est sublime. » Sérieux… Les hommes sont bien plus en paix avec leur corps. Faisons de même pour nous et commençons par nous-mêmes. Bannissons de notre vocabulaire ces questions brutales. On peut penser ce que l'on veut, mais laissons la personne se confier si elle le souhaite. Arrêtons aussi le *body shaming* (humilier une personne au sujet de son corps). Il n'y a rien de mal à avoir un joli ventre gourmand. Nous ne devons plus rire de ça, j'insiste, faute de perpétuer la pression sociale sur nos corps. Arrêtons et éduquons avec patience les femmes qui nous entourent pour répandre enfin une réelle bienveillance sur nos corps… et nos utérus.

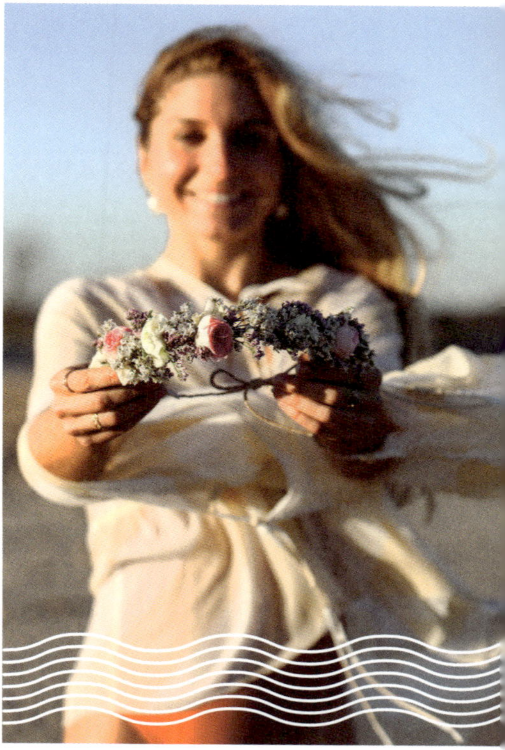

ABDOS ET PÉRINÉE :
un heureux duo

PARLEZ DU PÉRINÉE SANS COMPLEXE

Lorsque l'on parle de grossesse et de post-partum, on pense souvent à ce fameux périnée. Mais avant d'affronter une rééducation ou d'en discuter avec une amie qui vient d'accoucher, avouons-le, nous ignorons totalement ce qu'est le périnée et à quoi il correspond dans notre anatomie. Pour cause, c'est une zone un peu taboue, car elle ferme la cavité abdominale et, surtout, elle se situe dans la zone « pipi-caca-sexe ». Anatomiquement, c'est une forme de losange entre le pubis, les ischions (les os des fesses) et le coccyx. On imagine souvent le périnée comme un muscle, voire au mieux plusieurs, en réalité, c'est une zone. Celle-ci réunit plusieurs muscles qui forment le « plancher pelvien » ou le « diaphragme pelvien ». Ce n'est pas dur comme un plancher, c'est plus comme un trampoline. C'est souple. Il part de l'urètre (pipi), au milieu le vagin pour les femmes et les testicules pour les messieurs (car oui, les hommes aussi en ont un), et remonte jusqu'à l'anus. Ce n'est donc pas une zone facile à aborder, mais indispensable à notre vie « triviale ».

Cette zone doit être correctement musclée, ni trop ni pas assez, afin de bien soutenir les organes, sans oublier tous les éléments suspenseurs (tendons, ligaments fascia) à prendre en compte en running ou en sports d'impact. Pour reprendre l'image du trampoline, il faut que les organes puissent bien rebondir avec un trampoline à la fois souple et solide.

Reprise du sport après une grossesse

Il est essentiel d'attendre au moins 3 mois après l'accouchement. La reprise du run doit être progressive, encadrée et testée soit par votre sage-femme, soit par votre kinésithérapeute. Elle ne peut avoir lieu que si vous êtes allée au bout de la rééducation de votre périnée et, si possible, combinée avec les abdos. À chaque sortie, soyez attentive à votre fatigue, à votre forme. Ce sera comme reprendre après de longs mois d'arrêt, donc soyez patiente. Vous n'aurez pas le niveau que vous aviez. C'est pourquoi, au début, alternez marche et course, puis progressivement, trottinez tout en restant vigilante à ce qui se passe « en bas » : fuite ou pas ? Dès que retrouvez vos sensations, vous pourrez allonger les sorties. Soyez vraiment patiente et bienveillante avec vous-même.

Nous parlons encore trop peu de cette zone, alors qu'elle est importante tout au long de notre vie, et pas uniquement durant ou après une grossesse. Avoir des fuites urinaires, par exemple, n'est jamais normal, c'est plutôt signe d'un périnée trop relâché, un peu fatigué en somme. Malgré nous, nous mobilisons énormément cette zone au quotidien, mais aussi lors de notre activité sportive. Si vous pratiquez régulièrement, aucun sport n'abîmera votre périnée. L'excès de pratique peut accroître la pression sur le périnée. Néanmoins, en combinant sa pratique à du renforcement musculaire, il n'y a pas d'inquiétudes à avoir. L'objectif est de renforcer la chaîne postérieure (fessiers et dos), mais aussi les stabilisateurs du bassin (abdos, dorsaux...), afin que ces groupes musculaires fonctionnent en synergie, automatiquement et de manière équilibrée, pour courir sans risque de blessures.

3 conseils pour préserver votre périnée :

- **Apprenez à sentir votre périnée :** asseyez-vous, les deux fesses bien ancrées, le dos droit, mais tout en étant détendue. Inspirez et expirez profondément, focalisez votre attention sur le bas-ventre. Lorsque l'on expire, il n'y a plus de pression sur les viscères, le périnée remonte. C'est une première prise de conscience. Toujours dans cette position, pourquoi ne pas essayer de retenir un gaz ? Tout de suite, on se redresse. Si on serre un peu plus, sans pour autant contracter les fessiers, vous devez sentir ce « serrage » au niveau du périnée, comme la sensation de fermer le vagin ou de retenir les urines. Vous venez de percevoir de 3 manières différentes la zone du périnée. Testez et ressayez régulièrement ces petits exercices. Avant de souhaiter le muscler et le préserver, il est essentiel de passer par cette phase de prise de conscience.
- **Adoptez une posture d'auto-agrandissement :** durant vos séances de sport, se tenir droite, s'agrandir, s'étirer vers le haut va naturellement mobiliser les muscles posturaux, dont le périnée. Si vous n'êtes pas certaine de bien adopter cette posture, pensez à pousser la tête vers le plafond tout en amenant votre coccyx vers l'avant. Ce qui sera compliqué est, lors d'un effort très intense, de ne pas vous avachir, de continuer à bien respirer. Plus vous accumulerez de fatigue, plus vous relâcherez votre périnée. Bien sûr, les épreuves longues ne vous permettent pas d'être attentive à votre posture, mais essayez d'y penser.
- **Découvrez la respiration abdominale :** réalisez un petit test en inspirant pour serrer le périnée (tenez 20 à 30 secondes), tout en engageant la sangle abdominale. Si vous sentez que le périnée lâche déjà, il va falloir le renforcer à fond. Sinon, exercez-vous à la respiration de gainage et « hypopressive ». En somme, si vous renforcez bien tout votre corps, y compris le périnée, il suffit d'adopter une bonne respiration ET une posture d'auto-agrandissement lors de votre pratique sportive.

FAIRE DES ABDOS PEUT-IL VRAIMENT ABÎMER LE PÉRINÉE ?

Naturellement, le périnée est lié aux abdominaux, surtout aux transverses qui sont la première couche d'abdominaux. Ils travaillent ensemble. Les abdos ne sont pas réellement mauvais pour le périnée, mais à condition de faire les « bons » abdominaux ! Il faudra donc éviter au maximum les exercices qui forcent le rapprochement des côtes et des hanches, ce qui poussent les organes vers le bas et accentue la pression sur le périnée. À force de créer trop de pression, il y a un risque de descente d'organes et/ou de créer des incontinences. Le périnée deviendra trop souple, trop étiré, il ne sera plus assez solide pour supporter les organes ou leur pression lors de sports d'impact.

Les mouvements à privilégier sont donc tous ceux en étirement de la colonne vertébrale, tels que le gainage ou les exercices statiques. Durant vos entraînements, il est essentiel de travailler votre respiration et de synchroniser le mouvement. Essayez de vous souvenir :

1. Allongée au sol, **j'inspire en gonflant le ventre**.

2. Puis j'expire par la bouche en rentrant le ventre, en creusant l'abdomen, « en aspirant » le nombril vers la colonne vertébrale. Le périnée et l'ensemble des organes sont alors tirés activement vers le haut.

3. Je bloque la respiration sur le mouvement, tout en gardant le ventre plaqué, le dos à plat au sol. À aucun moment, vous ne devez creuser ni décoller votre dos du sol.

4. Je relâche mon effort.

gainage, c'est facile, on peut vite s'ennuyer. avec vous **quelques idées d'exercices ciblant x, tout en douceur :**

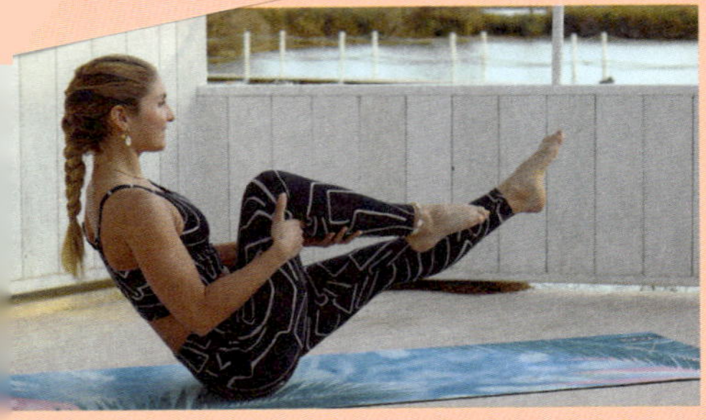

1. Demi-barque, puis barque alternance : relevez le buste, placez vos mains sous vos cuisses, puis décollez vos jambes sur l'expiration, restez gainée 10 à 20 secondes. À répéter 3 fois. Plus difficile : tendez une jambe par alternance.

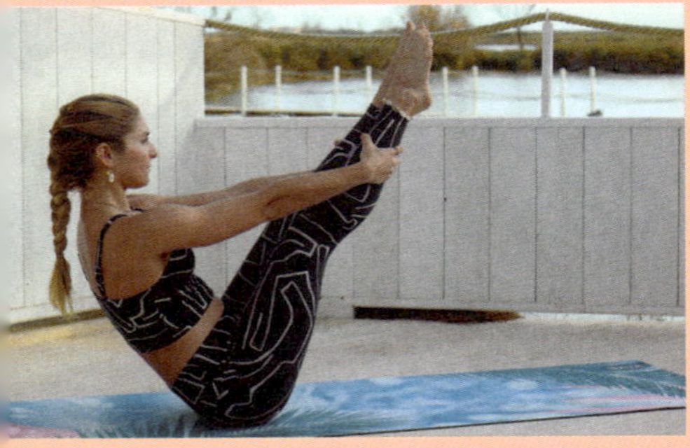

2. Bateau : relevez le buste, placez vos mains sous vos cuisses, puis décollez vos jambes sur l'expiration, conservez le dos plat et la poitrine bien ouverte. Restez gainée 10 à 20 secondes. Plus difficile : écartez les jambes de la largeur de votre bassin.

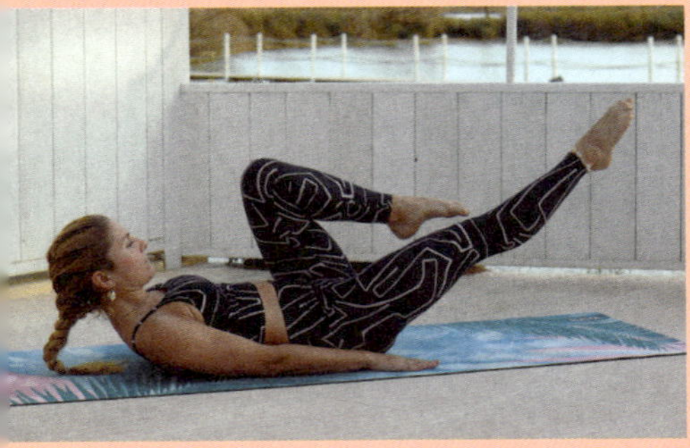

3. Demi-V : ramenez sur votre poitrine le genou gauche, tendez la jambe droite sans qu'elle touche le sol. Placez vos bras le long du corps légèrement soulevés. Ayez la tête relevée et les omoplates décollées du sol. Restez gainée 10 à 20 secondes, puis changez de côté.

4. The Hundred : relevez le buste, omoplates décollées du sol, jambes pointées, décollées du sol, bras le long du corps, puis effectuez 3 fois 10 battements avec les mains de haut en bas.

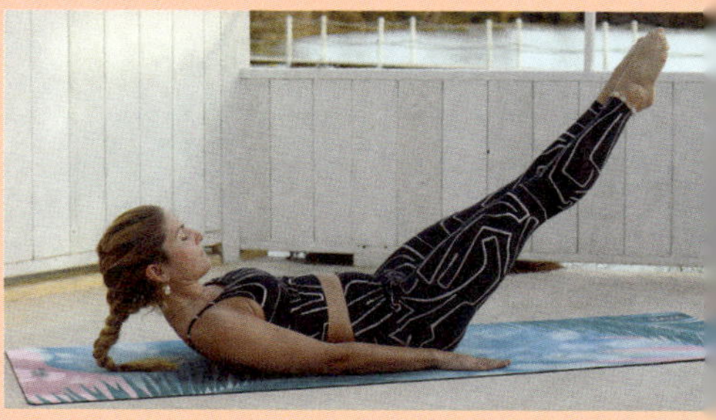

5. Bicyclette : relevez votre buste, mains si besoin sous votre nuque sans la tirer, sinon le long du corps, portez votre regard vers vos pieds, décollez vos jambes, puis pointez vos pieds et effectuez un mouvement de pédalage, sans bloquer la respiration. Plus difficile : effectuez le pédalage en sens inverse.

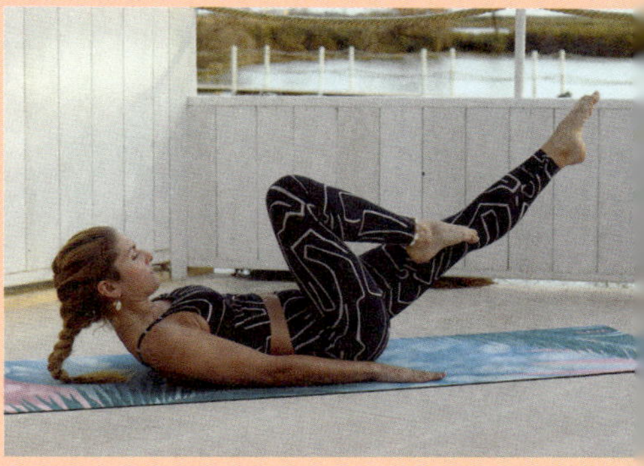

6. Pendulum : dos et buste plaqués au sol, bras le long du corps, ramenez vos jambes à 90°, puis effectuez le mouvement de pendule (dessinez un cercle) en gardant les pieds joints et sans décoller vos hanches. Votre « cercle » n'a pas besoin d'être grand, vous devez garder vos hanches stables. Plus difficile : effectuez le cercle en sens inverse.

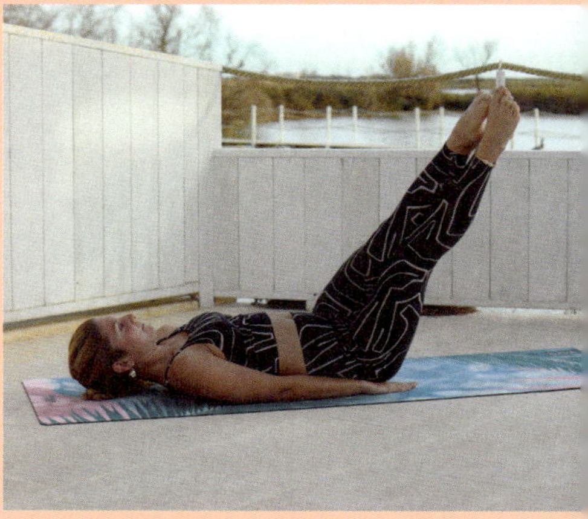

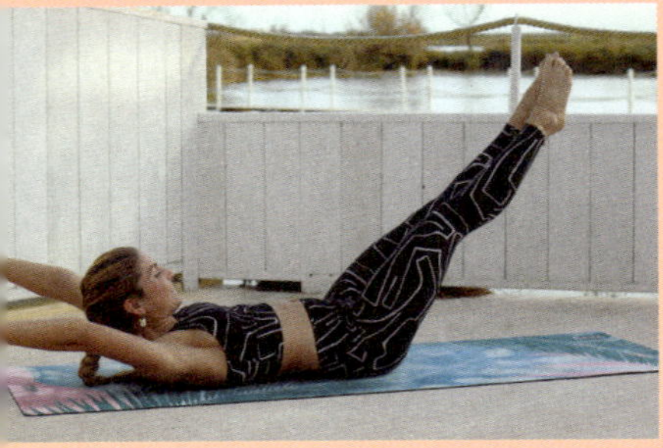

7. Double leg stretch : gardez le bas de votre dos plaqué au sol, bras tendus au-dessus de votre tête, inspirez, expirez en ramenant les genoux sur votre buste et en les serrant avec vos bras, bloquez 10 secondes. Inspirez en revenant à la posture initiale.

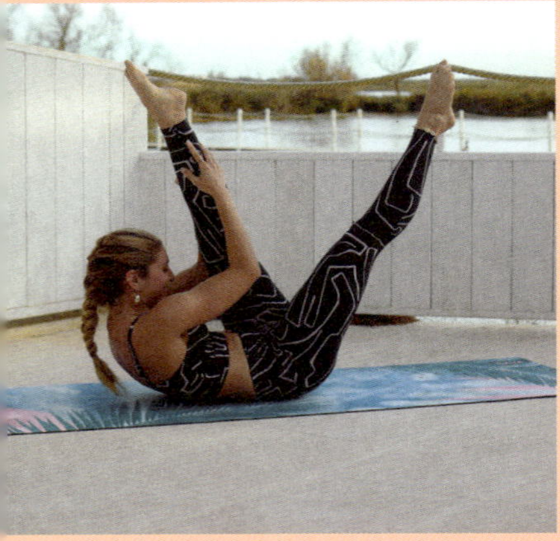

8. Scissors : relevez légèrement le buste (vous pouvez le faire aussi en restant allongée), tendez les jambes, pieds pointés, ramenez une jambe tendue le plus proche de votre buste, attrapez-la avec les bras, bloquez votre respiration et conservez-la 30 secondes, puis alternez. Si votre buste est relevé, n'approchez pas votre tête de votre jambe, le mouvement part toujours du bas vers le haut.

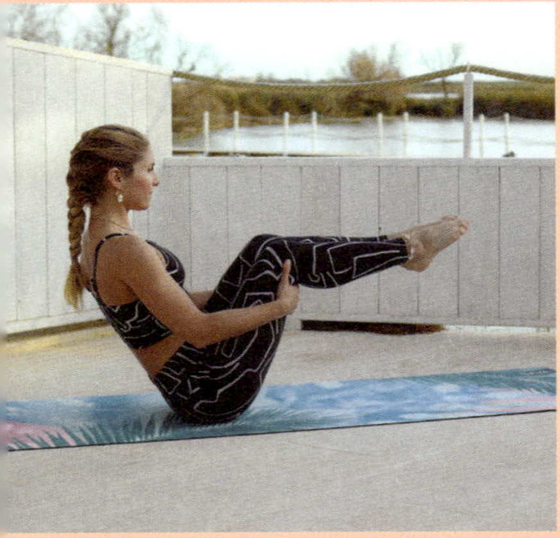

9. Demi-enroulement : buste complètement relevé, genoux pliés, pieds proches de vos fessiers, sur l'expiration, dos arrondi mais engagé, venez allonger votre buste sur le sol en contrôlant la descente, inspirez, puis remontez sur la prochaine expiration. Les bras sont devant, tendus au niveau des épaules tout au long de l'exercice et accompagnent le mouvement. Plus difficile : ouvrez votre bras gauche vers l'arrière, côté gauche, et tournez légèrement votre buste. Ne descendez plus qu'à moitié. Revenez au centre et alternez.

10. Relevé de bassin : genoux à 90° bien ancrés au sol, légèrement écartés de la largeur de vos hanches, bras le long du corps, poussez votre bassin vers le ciel sur l'expiration sans creuser votre dos. Celui-ci doit rester bien plat. Restez gainée 10 à 30 secondes, puis redescendez vertèbre après vertèbre. Plus difficile : une fois en gainage, relevez une jambe tendue à 90° et restez gainée. Reposez-la avant de redescendre. Alternez.

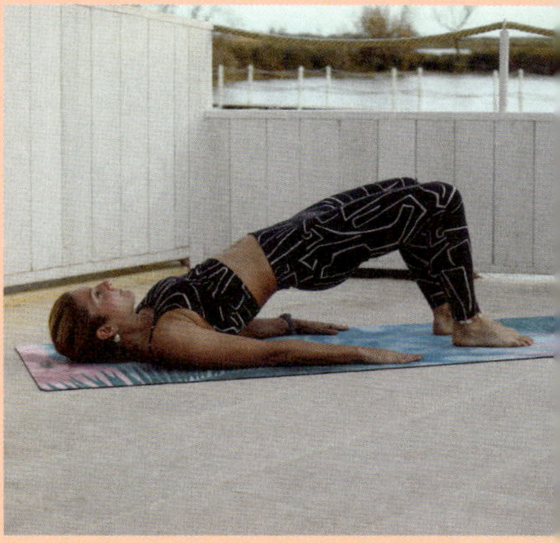

Note : si un exercice est un peu trop difficile, conservez votre buste allongé et le bas de votre dos bien plaqué au sol, quitte à avoir les jambes un peu plus relevées.

Même si avoir un ventre plat et des abdominaux fait rêver (il n'y a pas de mal à être féminine ET à avoir des abdos), sachez que cette approche esthétique passe avant tout par un régime alimentaire assez strict afin d'obtenir ce résultat. Or, les objectifs principaux des abdos ne sont clairement pas d'être beaux, mais plutôt de soulager votre dos, d'améliorer votre posture, votre digestion et vos performances sportives. Alors, même s'ils sont un peu cachés, prenez toujours du plaisir à les entraîner en vous fichant du regard des autres.

CHAPITRE 4

S'enraciner

S'il y a bien une leçon que j'ai retenue en sport, c'est que rien n'est acquis. S'il faut 3 semaines pour acquérir une nouvelle habitude, toute la vie nous est nécessaire pour l'enraciner et la cultiver. Elle peut s'envoler aussi vite qu'elle s'est installée ! Je sais que la routine apparaît souvent comme ennuyeuse, voire effrayante au sein d'un couple ou juste dans nos vies. Personnellement, je la trouve rassurante. Elle me permet d'entretenir mon bien-être, physiquement et mentalement, tout en m'aidant à réaliser mes projets. Dans la routine, je trouve un mélange d'organisation et de discipline, mais qui laisse pourtant place aussi aux rêves et à l'imprévisible ! Une routine n'est pas une prison, juste une passerelle sûre qui nous conduit là où l'on souhaite et nous aide à ne pas trébucher sur notre chemin. Vous pouvez toujours changer d'itinéraire, rien ne vous en empêche. Cela dit, un jour, peut-être, vous aurez peur de sortir de votre routine, car elle sera devenue synonyme de sécurité et de confort. Le quotidien nous fournit un cadre rassurant dans lequel nous pouvons vite nous engluer et oublier nos rêves. Comme pour tout, il est bon d'apprendre ce savant équilibre entre surprise et routine.

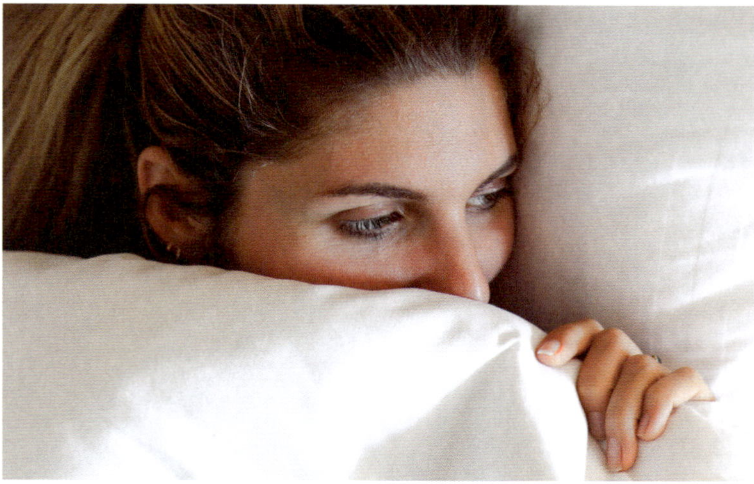

LE SOMMEIL

Le repos fait partie intégrante de notre vie, mais aussi de notre performance en tant que sportive. Sur une année, nous passons en moyenne 118 jours à dormir. Ce sommeil nous est vital pour bien fonctionner au quotidien. Malheureusement, nous avons tendance à dormir de moins en moins longtemps et notre sommeil est de plus en plus décousu. C'est en partie dû aux écrans de nos smartphones, qui nous accompagnent jusqu'au creux de nos oreillers, mais pas seulement.

Le manque de sommeil peut être dangereux lorsque l'on fait du sport régulièrement (quel que soit son niveau). Plusieurs études ont montré le rôle majeur du sommeil dans la récupération. À savoir que les sportifs dormant moins de 8 heures par nuit ont bien plus de risques de se blesser, ceux-ci augmentant au fur et à mesure que le temps de sommeil diminue. La durée idéale pour une bonne récupération serait de... 9 heures. Certes, le temps de sommeil est propre à chacun. Personnellement, je sais que 8 heures me suffisent amplement, mais en dessous, une certaine faiblesse s'accumule au fil de la semaine si je ne rattrape pas mon retard de sommeil.

« Le sommeil fait partie intégrante de la récupération. »

Si vous manquez de sommeil, votre corps ne récupérera pas aussi bien après vos séances de sport. Un corps fatigué est un corps plus exposé à la survenue de blessures ou de petites maladies telles que le rhume ou la grippe. Ainsi, les sportifs dormant seulement 5 heures par nuit ont 4 fois et demie plus de risque d'attraper un rhume que ceux ayant un sommeil de plus de 7 heures. De même, une mauvaise récupération implique une fatigue supplémentaire physiologique, musculaire, articulaire que le corps ne pourra supporter que jusqu'à un certain point. Au-delà, les blessures seront plus ou moins graves. Je connais assez bien la chanson pour être allée jusqu'à la rupture avec ma fameuse fracture de fatigue.

L'accent doit également être mis sur la qualité du sommeil : bonne respiration, aucun réveil nocturne, bonne position, température adaptée. On peut très bien passer 9 heures dans son lit et pourtant très mal dormir à cause de bruits, de la lumière ou encore du téléphone qui vibre. Résultat : le sommeil n'est pas efficace pour réellement récupérer. C'est pourquoi il est essentiel de mettre en place les conditions d'un bon sommeil.

Quelques conseils pratiques pour un endormissement apaisé :

- **S'éloigner des écrans :** dès 22 h 30, je délaisse l'ordinateur… et j'essaie de mettre de côté mon téléphone. C'est compliqué, alors soyez indulgente au début avec vous-même pour retirer progressivement les écrans. Personnellement, je mets 2 alarmes : la première pour m'inviter à finir ce que j'étais en train de faire et la seconde pour me signifier qu'il faut vraiment que j'éteigne l'écran. Les lumières bleues de nos téléphones ou tablettes sont si excitantes. Et les « 5 petites minutes » à scroller dans son lit qui se transforment vite en 1 heure ni vu ni connu nous font perdre un temps fou. Rendez votre lit sacré : là, on y dort ou on y a des activités douces (plus ou moins). C'est le moment de reprendre un bon livre, un magazine, que vous soyez ou non une grande lectrice. Lire avant de se coucher permet de nous apaiser et aide à l'endormissement (même si le sujet est passionnant). Dès que l'on sent des signes de somnolence, on ferme tout et on se couche.

- **S'organiser pour aller au lit à l'heure :** il peut s'écouler 1 heure entre la décision de me coucher et le moment où je suis effectivement dans le lit. Le temps de lancer la machine à laver, ranger le linge que j'ai posé sur le lit, faire sortir le chien, nettoyer la cuisine... toutes ces tâches que l'on repousse, mais que, comme par hasard, on souhaite absolument réaliser le jour même. Depuis que j'ai pris conscience que jamais je ne serai au lit à l'heure que je souhaite, car j'aurai toujours un petit truc à faire, je m'organise pour quitter plus tôt le canapé ou l'ordinateur. Ainsi, si je suis au lit avant l'heure prévue, j'ai d'autant plus de temps pour bien me préparer à l'endormissement.

- **Tout en beauté avant de filer au lit :** je suis des étapes avant de me coucher. Comme un rituel : douche, brossage des dents, crème du visage et du corps, pipi, verre d'eau. C'est bête, mais ces 10 à 20 minutes à prendre soin de moi me calment, me préparent à me glisser en douceur sous les draps.

- **Instaurer un rituel dodo :** si je sens que je suis encore bien trop éveillée, je n'hésite pas à réaliser une courte séance de yoga à base d'exercices doux de respiration et d'étirements. J'étire ma nuque (droite, gauche, cercle) pour bâiller en douceur, en adoptant quelques postures d'auto-massage (ou carrément de massage des jambes, des pieds), d'étirements du dos, des hanches et des fessiers.

- **Choisir un réveil tout en douceur :** j'ai choisi un réveil « simulateur d'aube » qui, en plus, « tracke » mon sommeil.

Faire ou ne pas faire de séances de sport intenses le soir ?

Effectivement, on dit souvent qu'il faut éviter toute activité sportive à haute intensité quelques heures avant de se coucher. Après 19-20 h, on conseille de mettre de côté les baskets et de privilégier des activités plus douces comme le yoga ou le Pilates. Mais avons-nous vraiment le choix de nos horaires pour pratiquer, surtout en hiver (ou durant les longues nuits d'été si agréables) ? Honnêtement, c'est compliqué. Si vous voyez que vos entraînements en début de soirée perturbent votre endormissement, essayez une petite séance de méditation ou d'étirements dans votre lit pour vous apaiser, faire redescendre la température de votre corps et vous préparer au sommeil.

Je peux ainsi suivre mes heures de sommeil, la qualité de celui-ci, tout en me réveillant en douceur. Pas besoin de téléphone et la lumière de l'horloge affichée se règle. Ce qui signifie aucune petite lumière perturbatrice ni de tic-tac.

- Aménager votre chambre pour le sommeil : épurée, calme, sans lumière gênante, fraîche, rangée, sans animaux la nuit (même si on les aime, surtout pour les câlins, chacun son lit)… Si vous vivez dans un studio et qu'il vous faut déplier votre canapé, essayez de vous fixer une heure où vous allez transformer votre salon en chambre : faire son lit, adoucir la lumière, mettre un peu d'ordre dans la pièce afin de réunir les bonnes conditions pour vous endormir.

LE « MANGER SAIN »

J'aime à croire que la pratique sportive nous fait entrer dans un cercle vertueux. Le sport renoue la relation fragile que nous avons avec notre corps. Nous l'écoutons, nous l'observons à nouveau. Le sport évacue l'énergie, les tensions, les émotions… mais pour bien le pratiquer et en tirer ces bénéfices, nous devons aussi nous pencher sur la nutrition. J'ai envie de vous rassurer : il n'y a rien de plus simple que de manger sainement. Oubliez les régimes plus farfelus les uns que les autres qui promettent des pertes de poids impressionnantes. Manger sain signifie comprendre ce qu'on mange et pourquoi on le mange, sans régime, ni cure, ni jeûne.

DE COMPTER LES CALORIES À SE NOURRIR SAINEMENT

Quand j'étais au lycée, je comptais les calories, je faisais attention à tout : la quantité de pain que je mangeais, je ne prenais pas de desserts, pas d'apéro, je n'allais pas au fast-food. Les repas n'étaient pas une partie de plaisir, mais plutôt de culpabilisation.

Si vous absorbez plus de calories que vous n'en brûlez, elles ne vont pas disparaître. Elles vont se stocker. C'est un peu la base de tous les régimes amaigrissants : déséquilibrer la balance des calories pour la rendre négative : plus de calories brûlées qu'ingérées. Sauf que, de ce point de vue purement mathématique, on néglige totalement la qualité des calories. En un repas au McDo, vous pouvez avoir absorbé toutes les calories que vous étiez censée prendre en une journée. Aurez-vous pour autant répondu à tous vos besoins énergétiques et nutritifs ? Non, assurément non.

Cheat meal

Ou le « repas plaisir »... Beaucoup de sportifs amateurs en sont adeptes. Ils suivent un régime strict et se font plaisir une journée ou à un repas dans la semaine. Honnêtement, je préfère la règle du 80-20 : manger sain à 80 % et se faire plaisir le reste des 20 %. Cela peut être un morceau de chocolat, un bon goûter, un plat riche le midi. Il s'agit uniquement de ne pas s'imposer une approche restrictive de votre alimentation qui vous angoissera et vous poussera à des crises de *binge eating*, d'« hyperphagie incontrôlée » en français.
Ce trouble alimentaire est encore peu connu et reconnu.
Or, il touche de plus en plus de personnes sans qu'elles en aient vraiment conscience. Ces « crises » d'hyperphagie se traduisent par la prise rapide d'une grande quantité de nourriture.
Ces moments incontrôlés peuvent d'autant plus se produire après des jours de privation et de frustration.

Le sport m'a permis de changer de vision sur la nourriture. Bien sûr, je brûle des calories qu'il faut compenser, mais mon corps n'a pas besoin de calories à proprement parler, mais de nutriments : glucides, vitamines, lipides, protéines... Si je souhaite rester en bonne santé, être forte et pouvoir pratiquer les activités physiques que j'apprécie, je dois bien m'alimenter. Cela ne passe pas forcément par un régime restrictif, mais par une réelle attention aux aliments que je choisis pour faire le plein en nutriments. Vous ne mettriez pas du charbon dans votre voiture diesel, n'est-ce pas ? Vous veillerez à prendre le bon carburant, à bien l'entretenir afin qu'elle dure longtemps. Votre corps est mécaniquement pareil, mais ne lui donnez surtout pas du diesel !

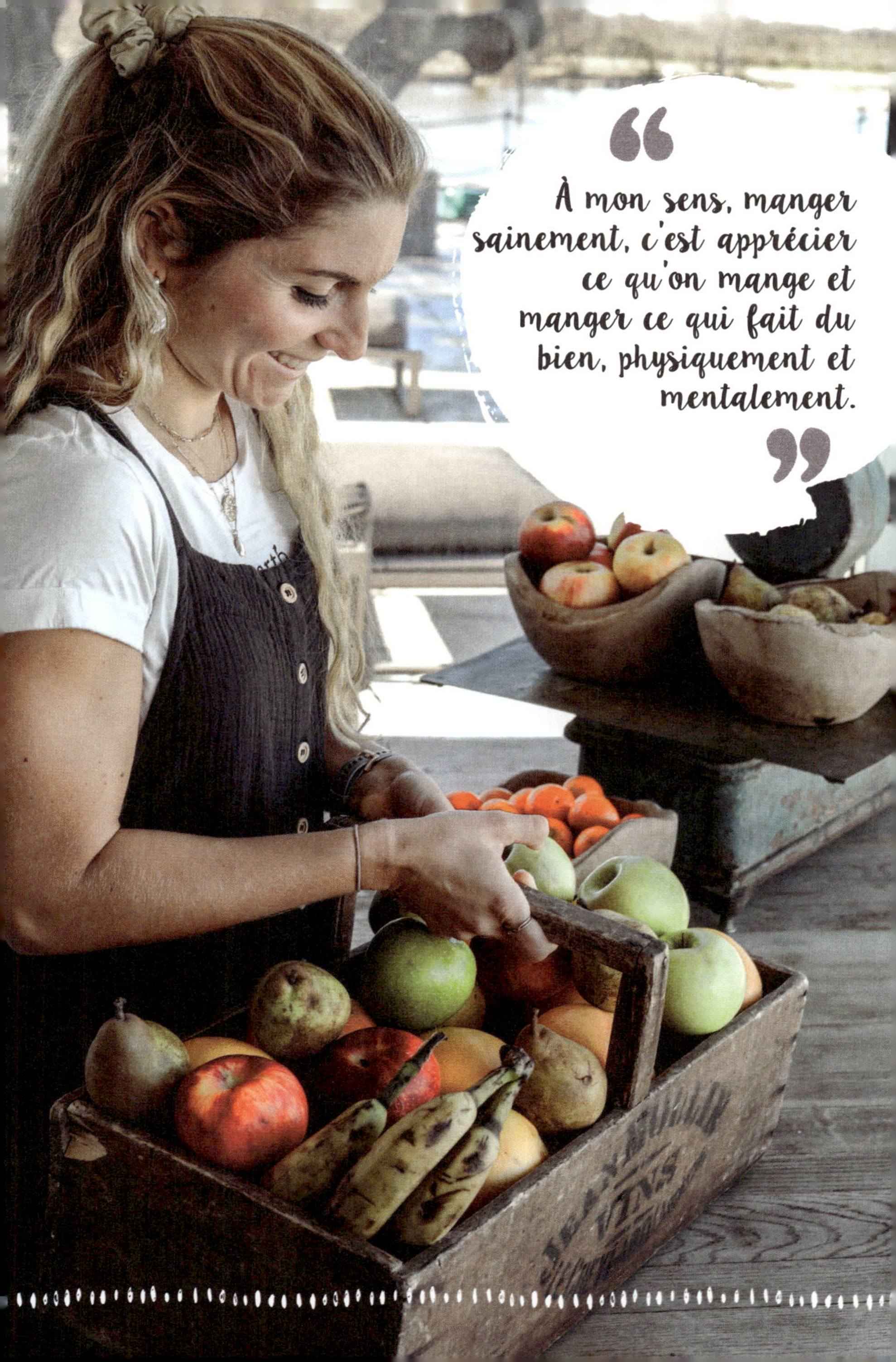

« À mon sens, manger sainement, c'est apprécier ce qu'on mange et manger ce qui fait du bien, physiquement et mentalement. »

Même s'il est difficile de trouver son équilibre alimentaire, la privation n'est pas une solution. C'est plutôt vers la modération qu'il faudra se tourner, tout en accordant une réelle attention à ce que contient votre assiette et à l'acte de manger.

L'HYDRATATION

Vous le savez déjà : l'hydratation est la clé de voûte du sportif. Boire quand on a soif est souvent déjà trop tard, surtout lorsque vous faites du sport. Vous pouvez perdre jusqu'à 30 % de vos capacités physiques durant l'effort si vous êtes déshydratée ! Il est important de redoubler d'attention sur une bonne hydratation, avant, après, pendant le sport… bref régulièrement, même lorsque vous n'avez pas soif. Et en tant que femmes, nous sommes aussi plus sujettes aux cystites, surtout lors d'un effort (j'en ai déjà eu plusieurs). On me surnomme le « chameau », car je bois très peu, même en effort. Je dois me forcer et programmer des temps d'hydratation. De fait, je suis un très mauvais exemple, mais je préfère être honnête avec vous. Ce n'est pas si facile pour tout le monde de rester correctement hydraté. Durant l'effort, efforcez-vous de boire après chaque kilomètre en trail ou tous les 3 à 5 km à vélo. Conservez toujours avec vous une gourde d'eau qui sera sans cesse une invitation à vous hydrater. Si le goût de l'eau vous lasse, laissez-vous tenter par des tisanes ou du thé froid.

CHOISIR UNE ALIMENTATION RESPONSABLE SANS DEVENIR VÉGÉTARIEN

Je ne suis pas l'avocate du régime végétarien ou vegan, car je comprends que l'on puisse vraiment apprécier de manger de la viande. Nous sommes toutes différentes : physiquement, mais aussi dans l'approche de nos besoins et de nos envies alimentaires. Les régimes végétarien et vegan ne conviennent pas à toutes. Notre alimentation doit rester nutritive, mais aussi gourmande.

Se déclarer végétarien pousse souvent les autres convives d'un repas dans leur retranchement, comme si ce choix remettait en cause le leur et qu'ils devaient se justifier. Ce n'est pas ce que je recherche, et à parler franchement, je me fiche de ce que vous mettez dans votre assiette, mon engagement... n'engage que moi, et je ne vous juge pas. Il n'y a pas un régime alimentaire supérieur à un autre, par contre, il y a des fruits, légumes, viande ou poisson de meilleure qualité que d'autres. Et qu'on le veuille ou non, notre alimentation a un réel impact sur l'environnement. C'est la viande qui en a le plus : émissions de gaz à effet de serre, déforestation, consommation d'eau : l'élevage affecte notre planète bien plus qu'on ne peut l'imaginer. Chaque année, ce sont plus de 65 milliards d'animaux qui sont tués (soit près de 2 000 par seconde) pour finir dans nos assiettes.

Vous tenez un livre dans vos mains, fabriqué à partir de papier. Saviez-vous qu'en arrêtant de consommer du papier (cartons, emballages, livres...) pendant un an vous sauveriez environ 8,5 arbres ? Pas mal, non ? Mais saviez-vous aussi qu'en arrêtant de consommer du bœuf pendant la même période, vous sauverez non pas quelques arbres, mais 3 432 ! Soit une belle forêt. Impressionnant ? Et cela ne vous engage pas à abandonner tout le rayon charcuterie. Une réduction de sa consommation est déjà bonne, tant pour votre santé que pour la planète.

Sans devenir végétarienne, **en adoptant une alimentation responsable**, vous pouvez avoir un impact sur la protection de l'environnement (moins de transports, de traitement phytosanitaire). Comment ?
- En supprimant ou **réduisant votre consommation de viande et de poisson**.
- En **évitant les produits industriels** trop transformés.
- En privilégiant autant que possible **le fait maison**.
- En consommant **local et de saison**.

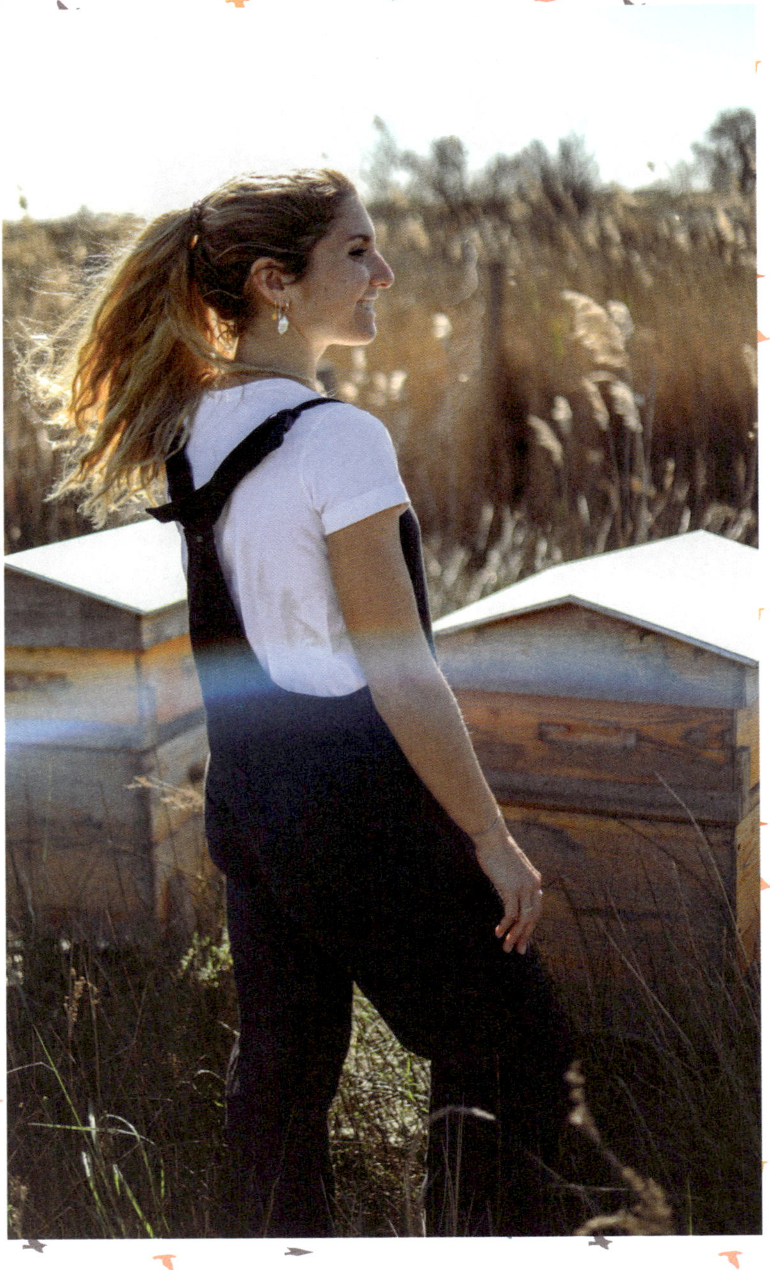

C'est difficile, mais changer ses habitudes alimentaires ne doit pas forcément se faire radicalement. Pourquoi ne pas adopter le « lundi sans viande ni poisson » ? Le fléxitarisme est, à mon avis, un premier pas accessible à toutes dans le changement de ses habitudes.

QU'EST-CE QUE LE FLÉXITARISME ?

Dans « fléxitarien », on entend surtout flexible. J'aime voir le fléxitarien comme un « végétarien à temps partiel » (attention, ce n'est pas du tout péjoratif). Matthieu, mon compagnon, et moi avons longtemps été fléxitariens. On mangeait végétarien 95 % du temps. Dès qu'un plat végétarien était proposé, on le choisissait. Chez nous, on mangeait majoritairement végétarien, mais on consommait quand même de temps en temps de la viande et du poisson. On choisissait avec soin de la viande locale et d'éleveurs « respectueux » (de la Lozère et de l'Aveyron), du poisson bio ou directement du marché, pêché au large de Sète. En somme, nous en mangions beaucoup moins, mais mieux. « Flexible » signifie aussi sans culpabilité si, un jour, vous avez envie d'une crêpe avec du jambon.

Il est difficile de changer ses habitudes alimentaires du jour au lendemain. Ainsi, dans ma famille, on me demande encore parfois ce que je mange, si je ne mange pas de la viande. Nous avons toutes des traditions, des recettes de cuisine que l'on se transmet de génération en génération : le gigot de mamie, le poulet de tata... Si vous ne vous sentez pas encore capable de changer, commencez par un geste vertueux qui en entraînera progressivement d'autres, comme manger localement et de saison, soutenir les agriculteurs locaux, ce qui contribuera à la santé économique et environnementale de votre ville et de votre région. En plus, vous serez en meilleure santé (et aussi un peu heureuse et fière de vous).

Je sais, c'est plus facile à dire qu'à faire. Je vous rassure : moi non plus, je ne suis pas parfaite. Je mange encore beaucoup de bananes importées (même si je privilégie la filière bio ou française de Guadeloupe et Martinique), des avocats ou, pire, des fruits exotiques. Même si je consulte les tableaux de fruits et légumes de saison, je tombe parfois dans le piège d'un étal ou tout simplement d'une envie (y compris en magasin bio !).

Modifier ses habitudes doit se faire **progressivement**. Fixez-vous des objectifs au fil de vos courses et de vos repas. Voici quelques astuces pour vous y aider :
- **Achetez de saison,** mais autorisez-vous 1 fruit ou 1 légume hors saison de temps en temps que vous appréciez.
- **N'achetez plus en drive, super ou hypermarché :** plus il y a de choix, plus il y a de tentation. Avec Matthieu, on ne se rend plus que dans des petites supérettes (bio ou pas) proches de chez nous.
- **N'achetez plus de plats à emporter ou tout prêts,** qui génèrent des déchets (emballages...) et ne sont pas particulièrement sains.
- **Cuisinez à l'avance.** Le fait maison n'est pas possible tout le temps. Mon astuce est de préparer et de congeler mes repas de la semaine afin d'éviter les plats tout préparés de dernière minute. Vous pouvez aussi cuisiner un peu plus afin d'avoir des restes pour le repas suivant.
- **Privilégiez le bio si vous achetez des produits transformés.** L'application Yuka m'aide à y voir plus clair dans la qualité de ces produits, mais cela ne m'empêche pas de lire les étiquettes aussi.
- **Soyez plus attentive aux étiquettes.** En effet, je me méfie du « tout naturel » et des gros drapeaux français sur les emballages. J'essaie de déchiffrer les étiquettes pour bien comprendre ce que j'achète (et mange).

Cette liste semble impressionnante, mais pas de pression ni de culpabilité : prenez votre temps pour effectuer doucement ces changements. Un à un, parfois en faisant 2 pas en avant, 3 en arrière. L'idée est de s'engager durablement pour son alimentation et sa santé.

Méfiez-vous, car il y a aussi quelques **pièges :**

- **Les fruits et légumes bio ne sont pas forcément synonymes d'une alimentation plus responsable.** Vous pouvez tout à fait acheter un ananas bio, ce qui sera toujours mieux qu'un ananas conventionnel, mais cela reste un fruit exotique avec un fort impact sur l'environnement.
- **Les produits transformés** bio ne sont pas beaucoup plus sains que les produits transformés non bio. Regardez toujours la composition des produits.
- **Les produits locaux ne sont pas toujours naturels ou bio.** Certes, on soutient un producteur local, mais attention, en France aussi, on utilise des pesticides. Matthieu et moi adorons acheter de l'oignon doux des Cévennes et des pommes, mais on a totalement conscience que ce sont des produits traités. Entre le bio qui vient de loin et soutenir un agriculteur de sa région, que faut-il choisir ?

> J'aime aussi penser que nos actes d'achats sont comme des votes. On peut « voter » contre une industrie en n'achetant plus ses produits.

Il est vrai que le bio est souvent plus cher. C'est pourquoi il est essentiel de bien choisir : local, mais pas bio ? Pas local, mais bio ? Bio et local, mais trop cher ? Personnellement, je préfère toujours le local au bio, car je peux me fournir directement chez le producteur sans me ruiner. Bien sûr que j'aimerais pouvoir acheter QUE du bio, mais financièrement, ce n'est pas possible, et franchement, dans certains cas, ça n'a pas de sens. Au final, vous avez énormément d'opportunités au quotidien pour réduire votre impact sur la planète par le biais de votre alimentation. Chaque repas est une occasion de le faire.

VERS LE VÉGÉTARISME

Depuis quelques années, je « vote » contre l'industrie de la viande et du poisson par mes achats et ma consommation alimentaire. Je suis végétarienne, sans produits laitiers. Je ne le revendique pas comme un régime supérieur à un autre, mais uniquement comme mon choix personnel qui est l'aboutissement de mes propres engagements. Bien sûr, j'aurais pu rester fléxitarienne et continuer à soutenir des éleveurs respectueux du bien-être animal... Mais, à force de lire, de regarder, de m'informer sur le traitement des animaux et les conséquences environnementales de cette industrie, je ne pouvais plus ignorer l'impact global que la viande ou le poisson pouvait avoir. J'ai la chance de vivre à une époque et dans un pays où j'ai accès à tellement d'autres produits que je pouvais faire cet effort de m'en passer. Je ne le regrette pas. Je suis sortie de ce paradoxe : j'aime les animaux, je n'aime pas les voir morts.

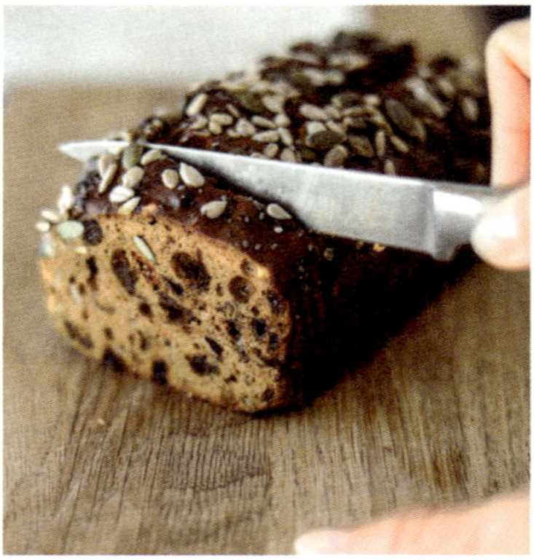

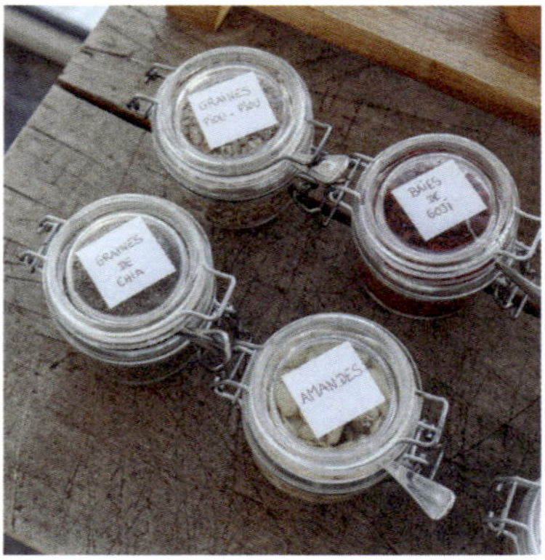

Je regrette simplement de devoir toujours me justifier et expliquer mes choix. Bien que les mentalités évoluent, je conserve cette impression d'une France qui ne comprend pas le végétarisme, qui le perçoit comme un régime alimentaire « punitif » et ennuyeux. Je me retrouve à manger de pauvres feuilles de salade, car la viande ou le poisson est le mets principal des plats. Légumes ou féculents sont des accompagnements négligeables. C'est encore trop souvent compliqué dans les restaurants de trouver considération, adaptation et compréhension. J'avoue que, parfois, j'angoisse quand j'ouvre la carte et que le serveur s'approche afin de prendre ma commande. Le sujet du bien-être animal et de la surconsommation de viande est pourtant au cœur des préoccupations actuelles.

Paradoxalement, le végétarisme m'a poussée à réinventer ma cuisine et m'a permis d'enrichir énormément ma connaissance des fruits et légumes, des saveurs, des associations de goûts. Jamais je n'aurais découvert toutes ces associations en gardant la viande ou le poisson au centre de mes recettes. Cette « contrainte » (qui n'en est plus une) ouvre la porte à la créativité. Je mange tellement plus varié et avec tellement plus de plaisir.

NUTRITION ET SPORT : LES PROTÉINES !

Végétarienne et sportive, cette association semble surprendre beaucoup de monde, pourtant, il n'y a aucun problème. Au contraire, de nombreux sportifs de haut niveau sont végétariens, voire vegan ! Sachez que notre régime omnivore en Europe est actuellement bien trop riche en viande et poisson. On en mange trop alors qu'à l'inverse, on ne consomme pas assez de légumes et de céréales.

Faut-il consommer des « faux » steaks, des « faux » nuggets ?

Les rayons végétariens s'agrandissent de plus en plus et se fournissent d'imitations de produits « carnés » comme des faux steaks, du faux haché. J'en mange de temps en temps, car ils permettent de remplacer facilement certains ingrédients dans des recettes très populaires telles que les spaghettis à la bolognaise ou les légumes farcis. Cela reste des produits plaisir. Forcément, on se demande à quoi ils servent parce que, si l'on est végétarien, c'est peut-être en partie par dégoût de la viande ou des produits trop transformés. Personnellement, je suis devenue végétarienne, car je pouvais tout à fait remplacer au point de vue nutritionnel la viande ou le poisson par d'autres produits, avec de bonnes recettes, mais aussi parce que je souhaitais m'engager contre les industriels pour la protection animale. Donc, quand j'en consomme, je ne cherche pas à retrouver exactement le goût de la viande, mais juste à apprécier un plat traditionnel en remplaçant l'un des ingrédients. Ce sont des moments plaisir, car il faut dire que, souvent, ces produits n'ont pas une composition très saine. Mais on ne devient pas végétarienne pour ne manger que des carottes, non ?

Pour réduire notre consommation de viande et de poisson, il existe cette fameuse alternative des protéines végétales. Nous les connaissons toutes déjà, mais nous ignorons leurs véritables bienfaits et teneur en protéines. De plus, ces protéines végétales apportent autant, si ce n'est plus, de nutriments que les protéines animales. Vous ne mettrez pas votre santé en danger en substituant les unes aux autres. Même en n'étant pas végétarienne, il est intéressant de savoir les cuisiner pour varier vos menus. Sachez que notre alimentation se compose de plusieurs nutriments essentiels.

- **Les macronutriments :** ce sont les plus connus. On retrouve les protéines, les lipides (graisses) et les glucides (sucres).
- **Les micronutriments :** les vitamines, les minéraux…
- **Les fibres alimentaires :** les meilleures sources sont les fruits secs, les légumineuses, certains fruits et légumes.

Dans un même aliment, vous pouvez avoir un peu de protéines, un peu de lipides et un peu de vitamines. C'est donc en connaissant sa composition que l'on peut vraiment se rendre compte de ses apports en nutriments. Si on regarde de plus près, des lentilles peuvent être aussi riches en protéines qu'une cuisse de poulet. Les légumineuses sont même parfois plus riches en protéines que les aliments d'origine animale : 23 % contre 20 % en moyenne.

Les plus grandes sources de protéines **d'origine végétale** sont les céréales complètes (non raffinées), les légumineuses (dits aussi « légumes secs ») et les oléagineux. Pour les protéines **d'origine animale**, on trouve la viande, le poisson et les fruits de mer, les œufs et les laitages. Si vous êtes végétarienne, vous pouvez aussi consommer des œufs et des laitages comme source de protéines en plus des protéines végétales.

Pour vous aider à vous y retrouver facilement dans les **aliments riches en protéines végétales**, voici une petite liste bien utile :
- **Céréales complètes :** amarante, quinoa, blé, froment, épeautre, avoine, maïs, millet, seigle, orge, sarrasin, riz, riz sauvage…
- **Légumineuses :** fève, haricot, lentille, luzerne, pois, pois chiche, pois cassé, soja, lupin…
- **Autres végétaux riches en protéines :** oléagineux, sésame, algues…

Les 4 avantages à consommer des protéines végétales

1. Varier et diversifier les apports en protéines.
2. Avoir une alimentation plus riche en nutriments, mais pas forcément plus grasse, au contraire même.
3. Réduire son impact environnemental lié à la production de protéines animales.
4. Alléger sa facture, car ces protéines sont bien moins chères (c'est un mythe, l'alimentation végétarienne n'est pas plus onéreuse !).

LES BONNES ASSOCIATIONS POUR UN APPORT EN PROTÉINES OPTIMAL

Il faut le reconnaître, et c'est ce que pointent souvent certains nutritionnistes, les protéines végétales ne sont pas aussi complètes que les protéines animales, elles manquent d'acides aminés. Mais ce qu'on oublie de dire (car ça arrange beaucoup de monde), c'est qu'on ne doit pas s'inquiéter, car la nature a bien fait les choses. Pour compenser cet inconvénient, il suffit d'associer les protéines végétales avec des aliments riches en acides aminés. L'association la plus courante que nous faisons d'ailleurs spontanément est celle **des légumineuses avec des céréales**. D'autres associations sont possibles telles que **des céréales avec des fruits secs, des œufs avec des céréales, un produit laitier avec des légumineuses et/ou des céréales**.

Ces associations ne doivent pas forcément avoir lieu au cours du même repas, mais au moins dans la même journée. Ne stressez pas, car souvent, nous réalisons ces associations dans nos recettes sans s'en rendre compte. Donc, le préjugé sur les carences des végétariens ne devrait pas exister. Depuis que je connais et cuisine tous ces aliments riches en protéines végétales, il est clair que je ne souffre d'aucune carence, alors même que je suis sportive.

Même si vous ne souhaitez pas devenir végétarienne, ces produits sont une bonne alternative si jamais vous vouliez réduire votre consommation de viande et de poisson sans diminuer vos apports en protéines.

Carence et vitamine B12 ?

Les végétariens et les vegan ne souffrent pas de carences s'ils ont un régime équilibré (un peu comme tout le monde), sauf dans le cas de la vitamine B12. Mais à vrai dire, quel que soit son régime alimentaire, nous pouvons toutes en souffrir. La vitamine B12 est une vitamine soluble dans l'eau, présente sous forme absorbable par l'être humain que dans des produits d'origine animale tels que la viande, le poisson et les fruits de mer, les produits laitiers et les œufs (en bien moindre quantité). La vitamine B12 est essentielle au bon fonctionnement du système nerveux, du cerveau, à la synthèse de l'ADN et à la formation des cellules de l'organisme.
Une carence en cette vitamine peut mettre plusieurs années avant de s'installer. Elle est également difficilement détectable, car les symptômes ne sont pas spécifiques (anémie, fatigue, faiblesse physique et nerveuse, troubles digestifs et neurologiques…). C'est pourquoi il est essentiel (et il n'y a pas de honte à ça) de se supplémenter si on est vegan et c'est recommandé si on est végétarienne.

GUIDE DE SURVIE POUR BIEN VIVRE SON VÉGÉTARISME EN FAMILLE

Fêtes de fin d'année, d'anniversaire et réunions familiales sont autant d'occasions joyeuses, mais aussi stressantes quand nous portons l'étiquette de la tante/cousine/sœur végétarienne. La rebelle. Celle qui va « fatiguer » tout le monde avec la souffrance des lapins et des huîtres. Celle qui va manger juste la salade et, si vous êtes à côté d'elle, vous faire la morale, car vous mangez du foie gras. J'exagère un peu, car votre famille est peut-être ouverte. Malheureusement, pour beaucoup d'entre nous, ces retrouvailles sont source d'angoisse. De mon côté, j'ai globalement été chanceuse, mais j'ai parfois moins bien vécu ces réunions. Elles mêlent traditions et émotions autour de notre gastronomie, et le changement ou la différence d'alimentation intriguent. Alors que ces moments en famille devraient être l'occasion de se retrouver, de profiter d'être ensemble, d'accepter nos différences, ils peuvent vite tourner à l'incompréhension, aux moqueries. Ainsi du fameux : « Et la carotte, elle souffre aussi, non ? »

Pour les repas de Noël chez ma belle-famille, j'ai la chance d'avoir, à chaque fois que je ne « pouvais » pas manger la viande, le foie gras ou les coquilles Saint-Jacques, une alternative. Pas question de ne manger que les accompagnements (comme cela peut arriver) : là, j'avais un « faux » foie gras, de l'avocat... Bref, j'ai droit à un dîner de fête végétarien sans que cela pose problème à personne à table, au contraire. Tout le monde était curieux de goûter le « faux » foie gras. Je n'avais rien demandé en plus. À chaque fois que je mange en famille ou chez des amis, je précise que je suis végétarienne, mais que « je m'adapterai », sous-entendu que je ne réclame pas du tout un repas particulier. Je n'impose pas mon végétarisme à mes hôtes, mais j'anticipe pour ne pas les vexer lorsque les plats sont servis à table et que je dois refuser le rôti qui a mijoté avec amour. Je préfère juste goûter les accompagnements, car je n'ai pas envie que l'on se tracasse pour moi, car je comprends que cette situation de recevoir peut être stressante. Il est évident que je suis très heureuse lorsque mes hôtes décident de préparer un petit quelque chose afin que, moi aussi, je profite pleinement du repas. Du côté de ma famille, je passe souvent aux fourneaux pour compléter mon plat. En fait, je ne veux pas gêner ni imposer quoi que ce soit, alors je donne un coup de main.

Mais chacun reçoit comme il l'entend. Ce qui me choque, c'est l'agressivité que des amis, des membres de la famille peuvent avoir : « Oh, avec son végétarisme, elle ne peut pas manger comme tout le monde, même à Noël » ou « Elle ne respecte pas la super gastronomie, les traditions françaises. » Noël, les fêtes de fin d'année sont l'occasion de se retrouver au-delà de nos différences. Ces confrontations sont complexes. Il est délicat d'expliquer calmement que c'est notre choix ; que, non, la dinde ne nous manque pas ; que, oui, c'est sain d'être végétarienne. Chaque année, c'est pareil. Personnellement, j'évite les débats, je ne donne jamais mon avis et j'essaie de vite évacuer la question. Chacun mange ce qu'il veut, comme il veut, ce qui se passe dans MON assiette ne regarde que moi. Je respecte aussi ce qui se passe dans celle des autres. Les traditions d'aujourd'hui ne seront pas celles de demain, il faut savoir changer, faire évoluer les plats et la gastronomie. Un repas de famille, c'est aussi une question de respect.

LA VIE *de couple*

Matthieu, mon compagnon (mon pacsé !), et moi sommes en couple depuis plus de 12 ans maintenant. Je ne l'ai pas rencontré sur les bancs du lycée, car il avait déjà son bac à notre premier baiser, mais j'entrais en terminale. Il était un peu, beaucoup, à l'opposé de mon idéal. Accrochez-vous ! Je détestais le sport et je considérais, globalement, tous les sportifs comme étant un peu « débiles ». Car il fallait l'être pour s'infliger de telles souffrances physiques alors que les livres, les études, la philosophie, l'économie, l'actualité, la culture étaient des activités bien plus passionnantes et enrichissantes. J'avais tort, et sur toute la ligne. Il faut avoir certaines qualités, pas uniquement physiques, pour se lancer dans le sport que pratiquait Matthieu à l'époque, et on peut aimer le sport sans être une brute.

J'avais pas mal de préjugés, mais qui ne m'ont pas empêchée de sortir avec Matthieu. Il était tellement timide à l'époque, et moi tellement têtue. Je ne pensais qu'à mon bac et surtout à mon concours d'entrée à Sciences Po. Je passais tout mon temps seule à réviser, à lire… ou à réviser en groupe. Le peu de loisirs que je m'accordais, c'était pour lui et mes amies proches. Je ne sais pas comment l'expliquer, mais dès le début, j'ai su que j'étais amoureuse de Matthieu. Néanmoins, je ne réfléchissais jamais vraiment au « nous ». Le long terme me paraissait flou, même si, comme beaucoup d'adolescentes, j'adorais pouvoir dire que j'avais un copain à l'université et que nous fêtions nos « moisiversaires ». Il n'y avait pas de projet d'avenir. C'était sérieux sans vraiment l'être.

Mes parents ont tout de suite adoré Matthieu. J'ignore, par contre, si les parents de Matthieu m'ont tout de suite adorée, mais le courant a toujours bien passé. Je crois que j'avais un caractère encore très fort, j'étais peu dans la conciliation et rapidement dans l'extrême. J'ai quitté Matthieu je ne sais combien de fois dans les premiers mois pour des raisons tellement idiotes. Nous nous rendions malheureux pour des bêtises afin de mieux nous retrouver. À ce titre, je crois que l'une de ses plus belles qualités est la patience. Bien que ni lui ni moi, ironiquement, n'exprimions nos sentiments ou nos désirs, on s'apportait (et on s'apporte toujours) ce que l'un et l'autre avait besoin. Qu'est-ce qu'un couple à 17 ou 18 ans ?

Avec sa douceur et son écoute, il a su me donner confiance en moi, en mes capacités. Même s'il ne m'aidait pas dans mes révisions à proprement parler, il faisait beaucoup par sa présence, ses mots, ses attentions. Lorsque j'ai été reçue à Sciences Po et qu'il allait être évident que j'allais devoir déménager, on ne s'est pas posé de question. Nous avons beaucoup souffert de cette relation à distance qui a finalement duré quasiment pendant toutes nos études, mais je crois que c'est ce qui a renforcé notre couple. C'est aussi que nous partageons les mêmes valeurs fondamentales : indépendance, fidélité, respect et soutien dans les projets de chacun.

Nous avons vécu plusieurs fois et plusieurs mois à des milliers de kilomètres l'un de l'autre, pour notre bien, pour notre réussite, mais aussi pour notre formation en tant qu'adulte. Je crois foncièrement que, pour aimer quelqu'un d'autre et être heureux en couple, il faut être capable de s'aimer soi-même et être heureux en étant seul. Bien entendu, j'aurais aimé partager avec Matthieu certaines expériences uniques que j'ai pu vivre lors d'un voyage ou lors de mon année aux

États-Unis. Mais le fait de vivre seule ces opportunités m'a permis de devenir et d'être une femme libre et indépendante, capable de s'épanouir sans le regard de son partenaire, sans le besoin d'être approuvée par lui. Cela fonctionne aussi dans l'autre sens, peut-être même plus pour Matthieu.

Je ne dis pas que mon couple est parfait. Nous avons de bons comme de très mauvais moments, parfois même des impasses. Nous nous sommes mêmes séparés plusieurs mois. On en reparle volontiers. Ces mois m'ont permis de me rendre compte à quel point j'étais amoureuse de Matthieu et surtout à quel point j'avais de la chance de l'avoir rencontré et de pouvoir partagé un bout de chemin, peut-être toute ma vie avec lui. Mon cas n'est bien entendu pas une généralité. Cependant, ces difficultés qui s'accumulent dans un couple et qui nous paraissent vite insurmontables peuvent facilement disparaître si nous y mettons, à deux, de la bonne volonté.

Si je devais pointer là, tout de suite, nos problèmes, ce serait des petites disputes sur les tâches domestiques : qui range quoi ? Qui nettoie quoi ? Il est vrai qu'au bout de quelques mois ou d'années de vie commune, ces désaccords ou le laisser-aller peuvent être pesants. Heureusement, nous apprenons à communiquer et à immédiatement dire ce qui ne va pas. Matthieu a beaucoup d'humour aussi, il sait rapidement faire redescendre la pression. Je crois qu'il s'agit vraiment de pouvoir relativiser. Nous savons où nous voulons aller, nous avons nos jardins secrets, mais aussi nos passions communes, ce qui rend notre routine de couple pas si ennuyeuse que ça.

Enfin, nous nous connaissons et nous n'espérons pas changer le caractère de l'autre. Matthieu n'est pas mon sauveur, je ne suis pas sa sauveuse. J'ai appris à accepter ses défauts

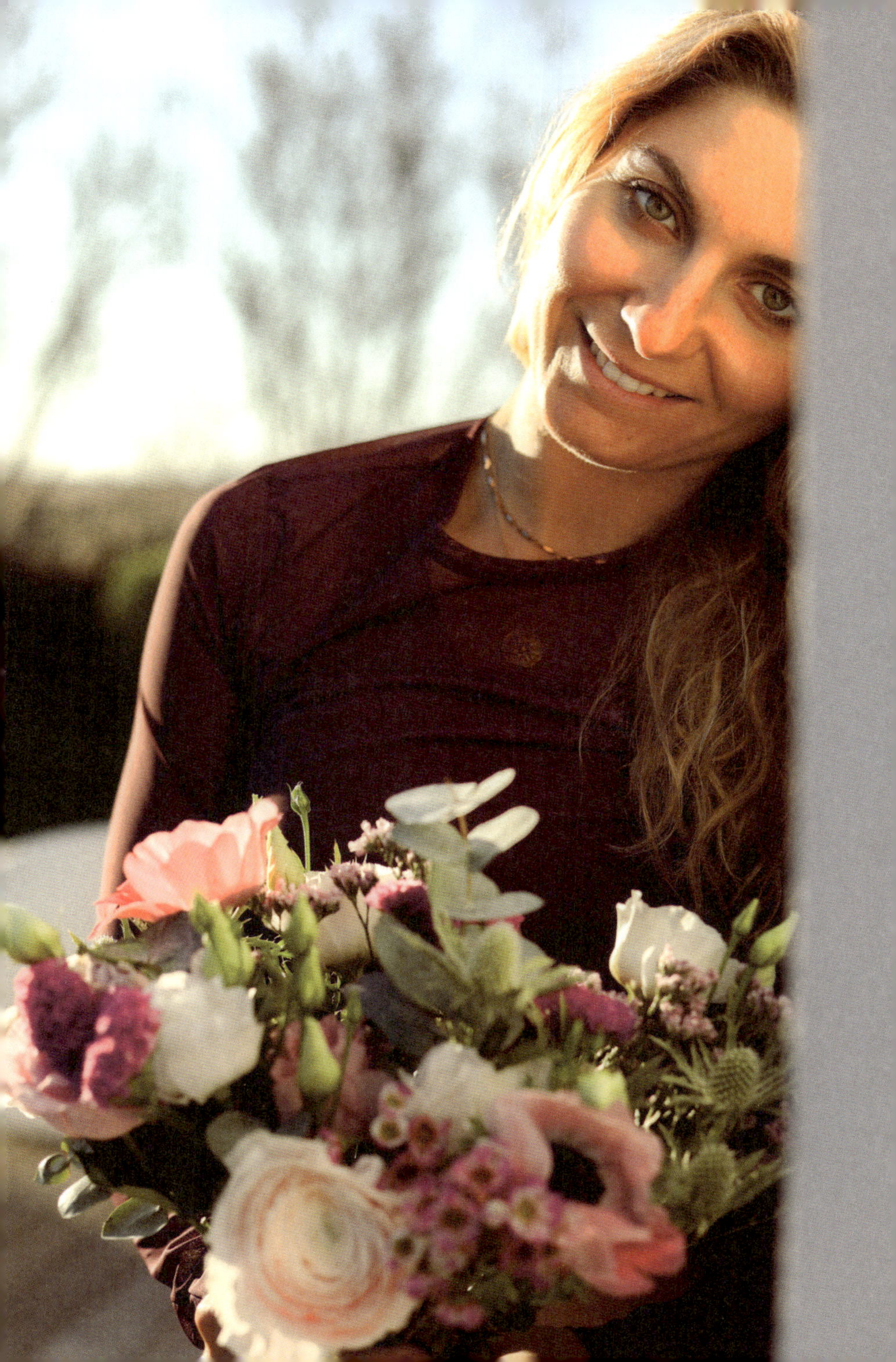

comme lui a appris à accepter les miens. Nous faisons avec, au quotidien. J'aime voir mon couple comme un bateau ou un train. Nous en sommes les capitaines, nous devons l'entretenir, communiquer entre nous, mais aussi avancer dans le même sens. Et si, d'aventure, cette synergie ne fonctionnait plus, il faudrait retourner au port ou à la gare afin de changer de destination, changer de train ou de bateau.

Aujourd'hui, je suis heureuse, même si tout n'est pas parfait, et c'est ce qui me plaît. Un regard vers Matthieu me suffit pour savoir que je l'aime profondément et que je n'imagine pas l'avenir sans lui. Ce n'est pas la passion électrique (maladroite, disons-le) de nos 18 ans, c'est une passion que nous entretenons, que nous enracinons par nos petites habitudes et nos petites (grandes) aventures sportives ou touristiques. Mais pour aimer longtemps, il faut s'aimer régulièrement, quotidiennement. L'amour que nous nous portons est unique et je n'ai pas de recettes magiques pour le vôtre, seulement l'expérience de mon couple. Comme une habitude, je cultive notre amour pour ne pas me réveiller un matin et m'apercevoir qu'il s'est évanoui.

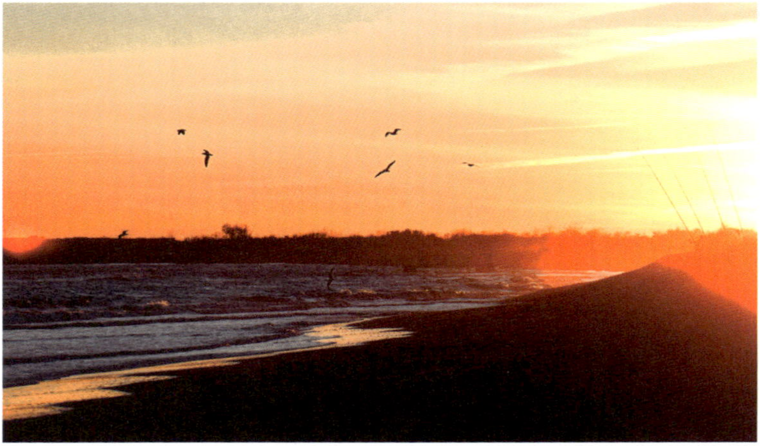

SPORT ET VOYAGE : *la surprise*

J'ai pris goût au voyage en même temps qu'au sport. J'ai appris à courir sous les palmiers de Los Angeles et, cette même année, je suis partie à la découverte des États-Unis. C'est une soif que l'on ne peut pas satisfaire une fois qu'on en a pris goût, d'autant plus lorsque l'on peut combiner ces deux passions : sport et voyage. Chaque choix de destination rime forcément avec du sport, voire des dossards. Je ne pourrais pas partir découvrir une région ou un pays sans amener des affaires de sport. Cela me permet de me connecter toute de suite avec l'endroit d'une manière unique, mais aussi magique. Le sport est un langage universel, pas besoin de rudiments d'anglais pour bouger, transpirer ou avaler des kilomètres. La course à pied est idéale en tout lieu. **Grâce à ce sport, j'ai pu découvrir des aspects différents et des itinéraires cachés des touristes habituels.**

Jusqu'à cette année, notre objectif était de voyager. Nous revenions pour préparer un autre voyage. Même si nous adorions notre maison, nous aimions encore plus partir à l'aventure, même le temps d'un week-end dans le département voisin. Le voyage a été et est toujours le sel de notre vie, même si c'est à présent plus difficile de partir. Le sport en extérieur apporte un dépaysement sans forcément partir à l'autre bout de la planète. Et c'est tant mieux, j'y reviendrai.

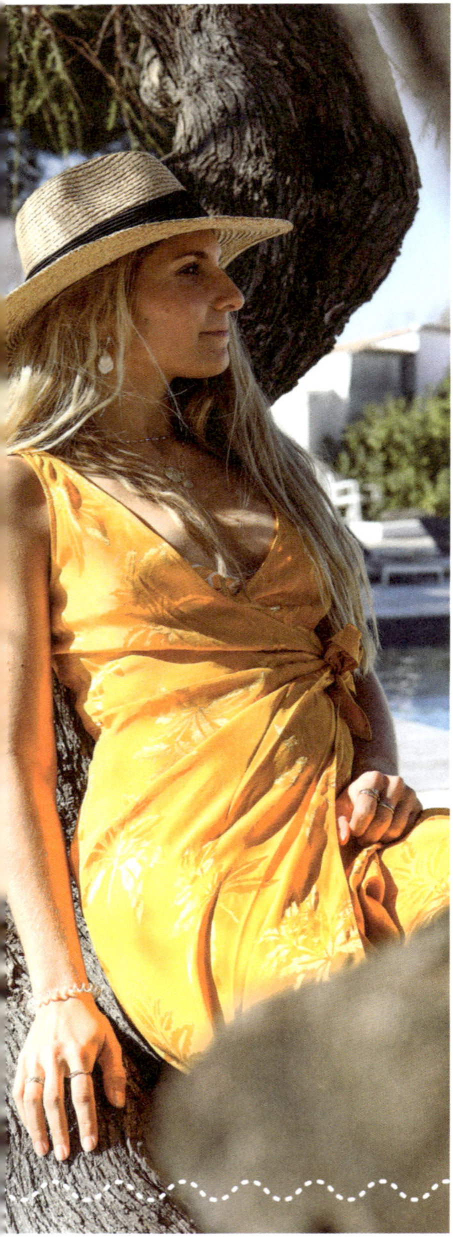

COMMENT COMBINER FACILEMENT SPORT ET VOYAGE

1. Participer à une course à l'étranger est une expérience unique, mais un peu complexe à organiser. Il faut d'abord croiser le lieu, la date et la compétition afin de trouver celle à laquelle vous souhaitez participer. Une fois la course trouvée, vous pourrez organiser votre voyage en fonction d'elle. Matthieu et moi adorions partir un week-end ou quelques jours pour participer à une course, puis découvrir la ville ou la région. Parfois, c'est à partir de votre destination et de la date de votre séjour que vous trouverez une course.

En 2015, je souhaitais visiter l'Écosse aux environs du mois de mai. Durant ce voyage, je voulais participer à une course. Je suis donc allée sur un calendrier sportif recensant les courses dans ce pays et à cette période, et j'ai trouvé, par chance, le semi-marathon d'Édimbourg. J'ai ensuite organisé mon voyage en fonction de cette date. Si vous avez une destination et une date en tête, croisez comme moi ces deux informations pour trouver une course. Dans 95 % des cas, vous serez chanceuse, vous trouverez une jolie course. Parfois, il faudra adapter la date et être plus flexible. Pensez également à vous y prendre très en amont pour anticiper la popularité d'une course (les dossards peuvent tous être pris en quelques minutes le jour des inscriptions).

2. Organiser un voyage : dès lors que votre inscription est validée (à faire le plus tôt possible une fois votre décision prise), n'attendez pas pour réserver l'hôtel et les transports. Pensez que vous allez certainement être plusieurs milliers à affluer au même endroit au même moment. Les prix vont rapidement augmenter et les places d'avion ou de train s'envoler. Si possible, choisissez un hôtel vous permettant de vous rendre facilement sur la ligne de départ. Vérifiez le parcours et le lieu d'arrivée pour savoir également comment rentrer.

3. Prendre connaissance des instructions de l'organisation : participer à une course chez soi est déjà stressant, imaginez à l'étranger, dans une ville inconnue, dans une langue peut-être pas ou mal comprise. Lisez bien TOUS les mails que l'organisation de la course vous envoie. Les heures de départ varient énormément. Veillez à bien prendre connaissance du brief d'avant-course. N'hésitez pas à poser vos questions à l'organisation si vous avez des doutes.

4. Anticiper les couacs : gardez tout votre équipement sportif avec vous, ne mettez jamais votre tenue et vos baskets en soute, par exemple. Ce serait bête de ne pas pouvoir participer à la course parce que vous avez égaré vos bagages ou de vous ruiner pour un nouvel équipement la veille d'une course.

BON À SAVOIR SUR LES COURSES À L'ÉTRANGER

- Les ravitaillements solides : après avoir participé à plusieurs courses à l'étranger, il faut le reconnaître, il n'y a quasiment qu'en France où nous bénéficions d'une si grande variété de ravitaillements (eau, sucre, fruits...). À l'étranger, c'est moins bon concernant les courses sur route. Vous avez de l'eau, parfois des boissons énergisantes ou des gels (en fonction du sponsor), et c'est tout. Bien sûr, il existe des exceptions, mais généralement, il faudra prévoir vos propres ravitaillements. J'inclus les morceaux de SUCRE ! Les États-Unis sont un cas à part, il y a littéralement trop de nourriture, et vous avez droit à tout, pas forcément très recommandable. Pour le trail et le triathlon, c'est différent, mais pour ces disciplines, il vaut mieux avoir vos propres ravitaillements.

- Les procédures de retrait de dossard : globalement, c'est comme en France. Carte d'identité ou passeport, mini-expo autour de la course à pied, dossard, petit tee-shirt (ou pas), échantillons... à quelques exceptions près. Par exemple, au Royaume-Uni, on vous propose de recevoir votre dossard par courrier. C'est le cas du semi-marathon d'Édimbourg auquel j'ai participé.

- Le certificat médical : hormis en France et en Italie, vous n'en avez pas besoin. Donc, n'obligez pas votre médecin à vous rédiger un certificat en anglais. Par contre, il arrive que des courses exigent des formulaires médicaux à faire remplir par votre médecin dans la langue de l'organisateur. Faites-y attention, car pour un trail dans les Dolomites en Italie, mon inscription a été rejetée 48 heures avant la course faute d'avoir fourni ce document.

COURIR SANS DOSSARD

Bien entendu, vous n'êtes pas obligée d'avoir un dossard pour explorer votre destination en courant. Vous pouvez rejoindre un guide-coureur qui vous accompagnera sur un parcours ou créer vous-même votre parcours sans guide. C'est généralement ce que je fais. J'utilise une application GPS ou sportive telle que Strava, qui me permet de repérer autour de mon hôtel où les coureurs ont l'habitude de courir. Je trace ensuite mon itinéraire que je peux consulter à tout moment durant la sortie. J'imagine que cela peut être un peu stressant de partir courir dans une ville inconnue, mais c'est aussi excitant de découvrir des quartiers ou des parcs très connus, seulement dans un temps plus court puisque l'on parcourt plus de distance. On s'aventure sur des sentiers qu'on n'aurait pas forcément faits à pied. En courant, vous pouvez davantage découvrir Central Park à New York qu'en vous y promenant, par exemple. N'est-ce pas fou de se dire que l'on réalise son run là ? C'est un peu un rêve, et on a en plus la sensation de partager un bout de la vie quotidienne des habitants du coin. Cela donne une autre perspective. Courir ne permet pas de tout voir ou de tout photographier. Une course touristique ne va pas remplacer 5 heures de visite avec un guide, mais elle a aussi ses avantages, surtout si vous êtes amoureuse de la course à pied.

VOYAGE ET ÉCOLOGIE

La découverte des trésors de nombreuses régions est possible grâce aux randonnées, aux treks ou à des trails sur une journée. Les vacances seront plus longues, plus complexes à organiser et engagées, mais tellement plus enrichissantes que de seulement faire des sauts de puce d'un lieu à un autre en voiture. Mon approche du voyage a beaucoup évolué, proportionnellement à ma prise de conscience écologique.

Voyager impacte gravement notre planète dès que l'on prend l'avion. Peu de voyageurs ont vraiment conscience de polluer, car le voyage est synonyme de rêves, de vacances, d'échappatoire. Je n'ai pas encore totalement renoncé à l'avion, mais la pandémie m'a fait réaliser à quel point j'avais été privilégiée de pouvoir autant voyager et de visiter des destinations lointaines. J'ai longtemps rejeté en bloc cette honte de prendre l'avion, car pour moi, cela revenait à rejeter aussi toutes les avancées technologiques.

Se priver du voyage, c'est se priver de richesses, de curiosités, d'expériences. Je répète souvent que mon année à l'étranger, à Los Angeles, et les voyages que j'ai pu réaliser en vivant là-bas ont fait la femme que je suis aujourd'hui. C'est donc facile pour moi d'y renoncer maintenant que j'en ai bien profité. Comment puis-je dire aux autres de ne pas voir de leurs propres yeux les merveilles des 4 coins de la planète ?

Prendre un aller-retour long courrier en avion annule littéralement tous les efforts écologiques que vous faites sur une année : végétarisme, trajets à vélo pour le travail... Pour un même trajet, l'avion émet en moyenne 125 fois plus de dioxyde de carbone qu'une voiture individuelle, un chiffre qui monte à 1 500 pour le train. L'avion est le moyen de transport le plus polluant par voyageur par kilomètre parcouru. Globalement, les transports, voiture, train et avion, représentent 30 % des émissions totales de CO_2 de l'Union européenne. Il y a urgence climatique, nous sommes appelés à mesurer nos déplacements. Certes, la pandémie nous y a forcés et a brutalement modifié nos habitudes de voyage, mais ne devons-nous pas rendre durables et faire nôtres ces nouvelles contraintes ?

Je n'ai pas de bonnes ou de mauvaises réponses à vous donner. Je vois mes voyages comme des privilèges et non comme des choses dues. Pour conserver ces privilèges, je m'impose des choix conscients. Je ne dis pas que je ne reprendrai pas l'avion, je choisis par contre des voyages ou des destinations me permettant de ne pas augmenter l'impact environnemental que j'ai déjà sur la planète. Je reste plus longtemps, je choisis ensuite le vélo, le train, des hébergements locaux et engagés. C'est moins confortable, plus complexe, mais ça vaut le coup. C'est à la mesure de ma prise de conscience.

Même si ce que je vous dis vous paraît extrême et que vous pensez qu'il y a plein d'autres actions à réaliser avant, sachez que c'est un tout, que je vous livre là mes longues réflexions. Si j'aime tant le sport, c'est pour cette connexion que je ressens avec la nature et cet émerveillement que je retrouve à chaque sortie. Ce n'est pas facile, mais je cherche dans ma démarche à ne pas abîmer mon terrain de jeu et à préserver cet environnement qui me rend heureuse.

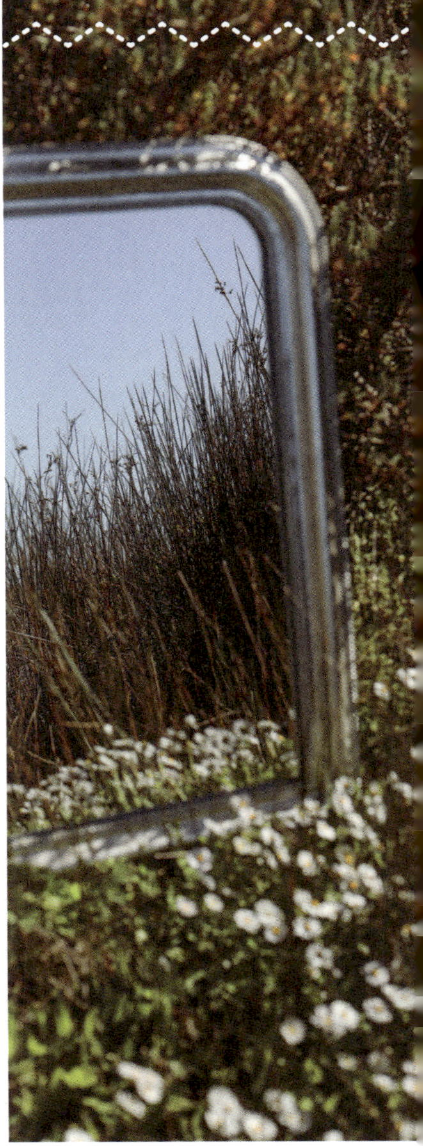

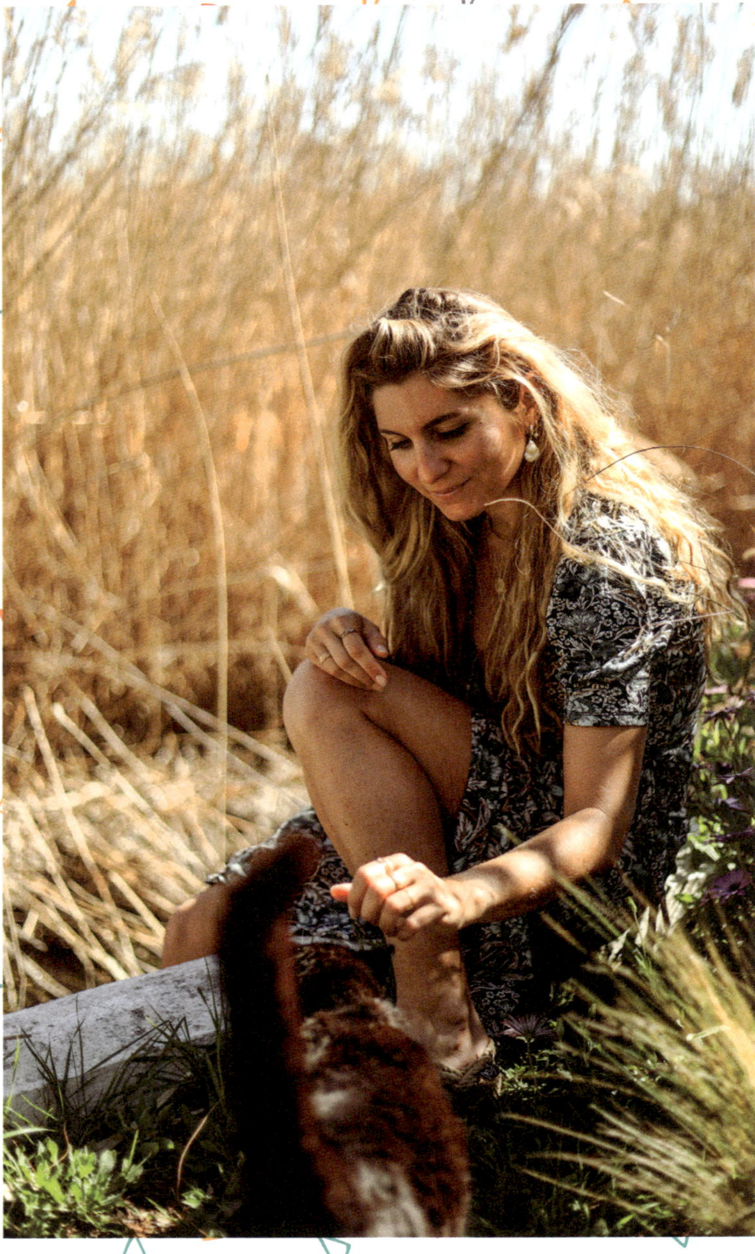

CONCLUSION

Se trouver et s'écouter n'a jamais été aussi difficile face à l'actualité qui bourdonne sans cesse sur nos écrans. Nous sommes emportées contre notre gré dans ce torrent. Les journées s'enchaînent et peuvent nous donner une sensation de perte de contrôle. Nous essayons toutes d'être heureuses et épanouies, comme si c'était le but unique à atteindre. Nous nous comparons souvent aux autres, ce qui gâte inévitablement nos petites joies.

Quelquefois, nous avons la force de prendre du recul afin de profiter de ce que nous avons déjà. D'autres fois, nous nous laissons happer par nos émotions. Et si, finalement, il ne s'agissait pas de lutter ni de viser la ligne d'arrivée, mais juste de savourer le chemin que nous parcourons ? Notre chemin, rien qu'à nous. Il n'est peut-être pas comme vous l'avez imaginé, mais vous avez appris au fil de ces pages à y découvrir tout ce dont vous avez besoin pour vous sentir pleines et entières. J'espère vous avoir transmis cette force de vous trouver et surtout de ne plus vous chercher. Et si jamais vous traversez un jour des moments de doute, revenez à ce guide qui saura vous accueillir et vous accompagner là où vous souhaitez aller, sans peut-être le savoir encore.

Parce que ce chemin, parce que votre corps, parce que votre pratique, parce que vos souhaits, parce que vos envies sont uniques. C'est cette originalité qui rend votre vie magique.

CRÉDITS PHOTOGRAPHIQUES
Toutes les photographies des pages intérieures de l'ouvrage
ont été prises par **© Osmany Tavares.**
Photo de la couverture en plat 1 : **© Anne Dubndidu.**
Photo en plat 4 : **© Osmany Tavares.**

Pour les dessins © Shutterstock.

Direction de la publication :
Isabelle Jeuge-Maynart et Ghislaine Stora
Direction éditoriale : Émilie Franc
Direction artistique : Géraldine Lamy
Édition : Laure Sérullaz
Lecture-correction : Laurence Alvado
Conception graphique et mise en page : Claire Morel Fatio
Couverture : Véronique Laporte
Fabrication : Émilie Latour

ISBN 978-2-03-598768-6

© Larousse 2021
Toute reproduction ou représentation intégrale ou partielle, par quelque procédé que ce soit, de la nomenclature et/ou du texte et des illustrations contenus dans le présent ouvrage, et qui sont la propriété de l'Éditeur, est strictement interdite.

PAPIER À BASE DE FIBRES CERTIFIÉES

LAROUSSE s'engage pour l'environnement en réduisant l'empreinte carbone de ses livres
Celle de cet exemplaire est de :
1,5 kg éq. CO_2
Rendez-vous sur
www.larousse-durable.fr

Les Éditions Larousse utilisent des papiers composés de fibres naturelles, renouvelables, recyclables et fabriquées à partir de bois issus de forêts qui adoptent un système d'aménagement durable. En outre, les Éditions Larousse attendent de leurs fournisseurs de papier qu'ils s'inscrivent dans une démarche de certification environnementale reconnue.

Photograveur : IGS
Imprimé en Espagne par GRAFO
Dépôt légal : mars 2021
325608/01 - 11043489 - janvier 2021